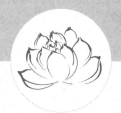

《傅青主女科》
临证解析

主　编　韩延华

副主编　陈学奇　王金权

编　委　（按姓氏笔画排序）

王雪莲　　朱小琳　　乔增毅　　刘小英

刘东阳　　张永强　　张雪芝　　陈光盛

沈　炜　　赵　雪　　韩延博　　徐晓庆

葛蓓芬　　蓝　丹

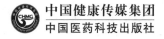

中国健康传媒集团

中国医药科技出版社

内 容 提 要

《傅青主女科》为清代傅山所著，是中医妇产科学代表性的专著，全书共 4 卷。其中女科上卷主要介绍了妇科常见病，包括带下、血崩、鬼胎、调经、种子等；下卷主要论述的是妊娠、小产、难产、正产、产后病。产后编上卷包括产后总论、产前后方症宜忌及产后诸症治法；下卷介绍了杂症的证治。

本书由原文、解析、心悟、医案诠释四部分组成，在对原文用中医的理论和通俗易懂的现代语言进行解析的基础上，提供了笔者对原著的独特理解以及临证心得，选择了一些与傅氏观点相同的实际医案，佐证傅氏的理论。本书对原著中的药物剂量，按照古代"一斤十六两"的换算方式以"g"为单位进行了换算，以便读者阅读和理解。

本书言简意赅，简便实用，是值得中医临床医师及广大中医学子学习和参考的中医妇科经典新解书籍。

图书在版编目（CIP）数据

《傅青主女科》临证解析／韩延华主编 . —北京：中国医药科技出版社，2016. 10
ISBN 978 - 7 - 5067 - 8711 - 6

Ⅰ. ①傅… Ⅱ. ①韩… Ⅲ. ①中医妇产科学 – 中国 – 清代 Ⅳ. ①R271

中国版本图书馆 CIP 数据核字（2016）第 224457 号

美术编辑　陈君杞
版式设计　麦和文化

出版　**中国健康传媒集团** | 中国医药科技出版社
地址　北京市海淀区文慧园北路甲 22 号
邮编　100082
电话　发行：010 - 62227427　邮购：010 - 62236938
网址　www. cmstp. com
规格　710 × 1000mm $\frac{1}{16}$
印张　20 ¼
字数　295 千字
版次　2016 年 10 月第 1 版
印次　2024 年 5 月第 9 次印刷
印刷　三河市万龙印装有限公司
经销　全国各地新华书店
书号　ISBN 978 - 7 - 5067 - 8711 - 6
定价　**39. 80 元**

获取新书信息、投稿、为图书纠错，请扫码联系我们。

傅山先生生活于公元 1607～1684 年，是清代中医学杰出的代表性人物，学识渊博，著述甚丰，他不仅有"医圣"之称，且精通史学、文学、诗词、歌赋、绘画，惯有"海学"之誉。清道光张凤翔诵傅山"既擅高韵，又饶精思，贤者不可测如是耶"。著名史学家全祖望以"思以济世之自见，而不屑空言"高度评价傅氏之作。《傅青主女科》为傅氏代表性著作，专为女科所设，书中所列带下血崩、调经种子、胎前产后之病皆为妇人所同，然证有虚实寒热之分，故傅氏详论精辨，方药具悉，论证不落古人之窠臼，用药不失古人之准绳，临床用之无不应手辄效。此书无论在理论或实践方面都影响甚大，数百年后依然脍炙人口，是妇产科临床工作者必读的经典之作。

　　中医学是中华民族的原创医学，在五千年的历史长河中，积累了丰富的实践经验。历代名医，无不通于经典，精于临证，中医药知识的继承与传播是中医学发展的重要载体，如何继承好先辈留下的宝贵经验，将中医的原创思维向全新思维过度，如何使其发扬光大，适应新时代的需要，中国工程院王永炎院士提出，中医理论和临床的诠释也是创新，对辐射推广与扩大学术影响力发挥着重要的作用。因此，整理与研究古代中医珍本，不仅具有史学价值，更具有临床实用意义。《〈傅青主女科〉临证解析》一书，是在诠释原文框架的基础上注入新的灵魂与时代的特征。本书涵盖原文、解析、心悟、医案诠释四部分。其特点体现在解读原文，延伸医理，不失文意，充分展现了《傅青主女科》的学术价值；心悟乃编者临证中应用心得，并结合现代医学对一些病证写出新的认识，以增强临床实用价值；医案诠释，节选了近现代名家名案或与傅氏观点相同的真实案例，以证实傅氏的理论观点和方药运用在临床上的实际意义。

《〈傅青主女科〉临证解析》一书，对于挖掘中医药史料中的方药资源，研究傅青主的学术思想，普及中医妇科的临床知识和促进中医学术的发展，将起到莫大的推进作用。它更将是一本具有相当学术价值和临床实用价值的古籍书注解，对从事中医工作者颇具参考价值。

本书由三位资深的全国学术流派的主要传人担任主编、副主编，该书即将付梓出版，堪称是医界快事，老朽甚感欣慰，让我看到了中医学传承发展与创新的又一亮点，故欣然为之作序以表祝贺。

首届国医大师　张琪

申酉年夏于哈

祖国医学源远流长，理法方药博大精深，在五千年的历史长河中，劳动人民在生产和生活中积累了与疾病作斗争的经验。经过长期反复的实践，逐步形成了中医学，以至于发展为金元四大家以后的传统中医多家医学流派。

　　古往今来，凡成大医者，无不熟读经典，勤于临床，只有继承好先辈留下的宝贵经验，方能有所建树。正所谓"厚积方能薄发，集腋方能成裘"，熟读经典、勤于思考才能成为名医。傅山字青主，明末清初山西阳曲（太原）人。精通医学、医术，从《傅青主女科》可见一斑，人称"医圣"。后世从事妇科者，多遵傅氏，临床疗效实乃应手辄效。傅氏之学乃中医妇科之圭臬，《傅青主女科》也是临床必读之一。为继承傅氏学术思想、临床经验，韩延华等编写了《〈傅青主女科〉临证解析》一书，该书为《傅青主女科》医学的普及读本，全书分女科上卷、女科下卷、产后编上卷、产后编下卷，每一节分为原文、解析、心悟、医案诠释四部分，书中的解析选择通俗易懂的语言，力求使不同层次的读者都能读懂，都能学有收获。书中眉批也附有解析，心悟为笔者临床体会。医案选取已公开发表的医案，可以成为互相印证的临床资料。

　　本书由全国首批中医学术流派项目负责人，龙江韩氏妇科流派韩延华医师、三晋王氏妇科流派王金权医师、浙江陈木扇女科流派陈学奇医师共同组织编写，为后学者提供又一部临床适用的《傅青主女科》解析读物，来弘扬传承傅氏女科学术思想，这是中医界的又一件幸事。应王金权医师所邀，欣然作序。

吕序

第二届国医大师　吕景山

2016 年 5 月 18 日

中医是站在宇宙上看人体，是调整人体与宇宙的和谐共振，这就是中医的阴阳平衡学说，"阴平阳秘，精神乃治"。

中医药学，是开启祖国优秀传统文化宝库的金钥匙，它积累了人类丰富的医疗、养生等方面的实践经验，以其独特的理论、显著的疗效，为华夏子孙的繁衍昌盛做出了卓越的贡献。

古代中医珍本，是祖国中医的精髓和奥秘所在，是历代医家留传给人类的宝贵资料和财富，也是中医药知识传播和继承的重要载体之一。整理与研究古代中医珍本，不仅具有重要的史学价值，更具有丰富的临床实用价值。

《傅青主女科》是一本对后世影响颇大，具有很高的医学成就和学术价值的古代中医珍本，存世版本有60余种，足见后人对该书的推崇和广泛流传。该书对妇产科的常见病症均有简要论述；对每一病种先论理，后列方剂，先叙常规论断，然后直抒己见，加以辨证；并对妇女的生理病理有独到的见解，辨证从肝、脾、肾三脏立论，处方以培补气血、理脾胃为主，善调奇经，理法严谨，辨证详明，方药简约，尤其主张标本兼治，寓驱邪与扶正之中，临床实用价值高。

傅山字青主，明末清初山西阳曲（今太原市）人，博学奇才，通哲学、医学、儒学、佛学、诗歌、书法、绘画、金石、武术、考据等。他与顾炎武、黄宗羲、王夫之、李颙、颜元被称为"清初六大师"，治学严谨，尤精医术，家居以医为业，治病不拘学派，施药不拘古方，有"医圣"之名，著有诸多医著，其中尤以《傅青主女科》流传广泛。

李序

知其要者，一言而终；不知其要，流散无穷。《傅青主女科》之要义，一字千金。为了繁荣中医学术，传承中医药知识，提高中医临床的诊治水平，让更多的年轻的中医从业者更好地学习前人丰富的临床经验和实用有效的方法，由全国首批中医流派传承工作室龙江韩氏妇科韩延华老师担任主编，浙江陈木扇女科的陈学奇老师、山西三晋王氏妇科王金权老师担任副主编，结合编者在临床运用中的理解和体会，对《傅青主女科》作了专门的解析，充分展示了《傅青主女科》的学术价值和文献价值。这一中医珍本的出版，对挖掘中医药史料中的方药资源，研究傅青主的学术思想，普及中医妇科的临床知识和促进中医学术的发展，将起到莫大的推进作用。

为了引领读者通过《〈傅青主女科〉临证解析》慧然通晓治病之方，编写者对原文进行逐句语译，对主要内容进行解析，对原著的临床运用体会和理解，并结合现代医学对一些疾病提出相应的注意点，同时附上相应的医案以帮助对原文的理解，使这一珍本内容通俗易懂，简便实用。因此《〈傅青主女科〉临证解析》不仅是一本具有相当学术价值和临床实用价值的古籍书注解，对从事中医工作者颇具参考价值，也适于中医临床医师及广大的中医药爱好者学习参考。

我们期待本书的出版，将以传承千年的医者洞见，积极推动中医的普及和促进中医学术的发展。故本人乐之为序。

中国工程院院士 李连娟

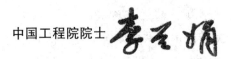

2016 年 6 月 15 日于杭州

李 序

中医学有着五千年以上的悠久历史，博大精深，它是在长期实践中不断完善发展起来的，具有独特的理论体系和独到的诊疗经验及临床疗效，是中国传统文化的重要组成部分，是中华民族璀璨的明珠，为人类的健康和疾病的预防做出了巨大的贡献。

中医的古典医籍是我国医学史上光彩夺目的丰碑，在中医学的发展过程中具有不可取代的学术地位。中医药学是前人实践经验的结晶，潜藏着巨大的能量。时至今日，中医的发展与创新仍然脱离不开经典知识。作为中医人，要肩负历史赋予的重任，就要总结前人，追溯源流，深入探析，正确理解，传承特色，在继承中发展创新，真正做到古为今用。此外，还要看到历史的局限性和疾病谱系的变化，使中医经典的传承发展能够适应时代的变化和人类的需要。

《傅青主女科》是由清代著名医家傅山所著，约成书于17世纪，至道光七年始见初刊本，是一部很有建树的妇产科专著。书中分女科上下卷，共有77条、80症、83方；产后编上卷，列有17症；产后编下卷列有26症；并附补集一章，列有5症。书中涉及的病证都为妇人所用，所用方药都专为女科所设。每一症都有论、有法、有方、有药，多抒己见，观点独特，体现了傅氏重视肝脾肾三脏立论的学术思想，从肝脾肾三者之间的生克制化关系，阐释妇人病症的发病机制。傅氏善用补气养血之法，认为气血旺盛、气机调畅是预防和治疗疾病的关键，提出正气充足而病自愈的观点，并言明产后病用药禁忌。该书体例新颖，条理清晰，文字朴实，简明扼要，理法严谨，方药精专，加减灵活，与其他妇科著作大不相同，对于临床具有重要的指导意义。因此，该书一直为后世医家所推崇，堪称妇科经典之作。为此，笔者不堪笔拙，斗胆承邀《〈傅青主女科〉临证解析》一书的主编，同时聘请全国首批中医学术流派传承项目负责人陈木扇女科的陈学奇教授和三晋王氏妇科的王金权教授担任副主编共同完成编写工作。整个编写过程对于我们来说也是一个很好的学习机会。期望本书的出版对于传承名家、名著，弘扬国学，培养中医妇科人才，发展中医妇科学，将会起到积极的推动作用。该书能够得以顺利出版，也要感谢全体参编人员辛勤的付出。

由于编者的水平有限，不妥之处还请读者提出宝贵意见，以便我们更好地为广大读者服务。

韩延华

2016 年初春于哈尔滨

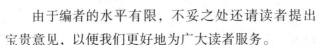

前言

女科上卷

种子 ·········· 72

女科下卷

妊娠 ·········· 101

产后编上卷

《傅青主女科》临证解析

产后编下卷

补　集

女科上卷

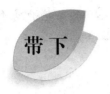

带 下

白带下（一）

【原文】

夫带下俱是湿症。而以"带"名者，因带脉不能约束，而有此病，故以名之。盖带脉通于任、督，任、督病而带脉始病。带脉者，所以约束胞胎之系也。带脉无力，则难以提系，必然胎胞不固。故曰：带弱则胎易坠，带伤则胎不牢。然而带脉之伤，非独跌闪挫气已也。或行房而放纵，或饮酒而颠狂，虽无疼痛之苦，而有暗耗之害，则气不能化经水，而反变为带病矣。故病带者，惟尼僧、寡妇、出嫁之女多有之，而在室女则少也。况加以脾气之虚，肝气之郁，湿气之侵，热气之逼，安得不成带下之病哉！故妇人有终年累月下流白物，如涕如唾，不能禁止，甚则臭秽者，所谓白带也。夫白带乃湿盛而火衰，肝郁而气弱，则脾土受伤，湿土之气下陷。是以脾精不守，不能化荣血以为经水，反变成白滑之物，由阴门直下，欲自禁而不可得也。治法宜大补脾胃之气，稍佐以舒肝之品，使风木不闭塞于地中，则地气自升腾于天上，脾气健而湿气消，自无白带之患矣。方用**完带汤**。

白术（一两，土炒） 山药（一两，炒） 人参（二钱） 白芍（五钱，酒炒） 车前子（三钱，酒炒） 苍术（三钱，制） 甘草（一钱） 陈皮（五分） 黑芥穗（五分） 柴胡（六分）

水煎服。二剂轻，四剂止，六剂则白带全愈。此方脾、胃、肝三经同治之法，寓补于散之中，寄消于升之内。开提肝木之气，则肝血不燥，何至下克脾土。补益脾土之元，则脾气不湿，何难分消水气。至于补脾而兼以补胃者，由里以及表也。脾非胃气之强，则脾之弱不能旺，是补胃正所以补脾耳。

【眉批：妇科一门，最属难治。不难于用方，难于辨证也。五带症辨之极明，立方极善。倘用之不效者，必其人经水不调，须于调经、种子二门参酌，治之无不见效。即如白带症，倘服药不效，其人必经水过期，少腹急迫，宜服宽带汤。余宜类参。方见三十三。】

【解析】

带下病主要是湿引起的疾病。用"带"作为病的名称，是由于带脉不能约束而致此病，所以用带下病命名。带脉环腰一周，有如束带，有约束诸脉的作用；督脉行于背中，有总督一身之阳经的作用；任脉行于腹前，能总任一身之阴经。带、督、任三脉相互交错联络，任督二脉发生病变势必累及带脉。所以说带脉是约束胞胎的。带脉的约束功能无力，就会导致升提维系失职，必然引起胞胎的不稳固，所以说带脉虚弱则容易堕胎，带脉损伤则胞胎不稳固。然而带脉的损伤，并不只是跌仆闪挫才造成的，或因房事不节纵欲过度或者饮酒过量致神志失常都可造成损伤，虽说暂时没有疼痛的疾苦，但却能造成经脉、脏腑的损害，日渐损耗精气，以致气不能转化为精血下注子宫成为月经，反而变为带下病。所以带下病的发生，以尼僧、寡妇、出嫁之女为多，而未婚少女相对发生较少。更何况由于脾虚肝郁，湿热下注，带脉损伤，怎么能不得带下病呢？妇人长年绵绵不断下流白物，如涕如唾，甚则气味臭秽，称之为白带。傅氏认为白带的产生是由于脾阳不足，水湿内停或肝气郁结、肝气乘脾，横克脾土以致脾气虚弱不能升举反而下陷，水湿下注，因此脾所运化的水谷精微就不能转化为气血，更不能将营血化为月经，反而变成白带流出，想要通过自己控制性欲来止带是无法做到的。治疗上宜大补脾胃之气，稍佐疏肝之品，使肝气得舒、郁结得开，那么脾气主升的功能恢复，脾气健旺后水湿就能正常运化，自然不再有带下之忧。方当用完带汤。

土炒白术 30g　炒山药 30g　人参 6g　酒炒白芍 15g　酒炒车前子 9g　制苍术 9g　甘草 3g　陈皮 1.5g　黑芥穗 1.5g　柴胡 1.8g

水煎服。服 2 剂可使白带症状减轻，服用 4 剂可使白带止，服用 6 剂就可以使白带症状全部消失而痊愈。此方为脾、胃、肝三经同治的方药，在益气健脾之药中加入疏肝运脾之药，在健胃助运的药中加疏肝解郁升发之药，使得肝气条达，清阳得升，肝血得柔，而不至于木旺而影响脾土的运化，益气培土，健脾助运，湿邪得化。本方脾胃同补，表里双调，脾没有胃气就不能运化，通过补脾可强胃气，通过健胃可助脾运化。

【眉批：妇科是一门很难治疗的疾病。不是难于用什么方，而是难于辨证。五带症辨证很容易，用什么方子就很简单。如果治疗没有效果，这个人肯定月经不正常，需要月经、种子两种病一起调理治疗，效果才好。就像白带这个病，如果吃药没有效果，这个人一定月经后期、少腹病，可以服用宽带汤。其余的病以此类推。方见妇科上卷种子下"少腹急迫不孕三十三"】。

【心悟】

傅氏在带下病的诊治中有独特的观点：注重湿邪，认为"带下俱是湿证"；注重奇经，认为带脉失约是带下病的主要病机；注重脏腑，认为造成带下之湿与脾、肝、肾功能的失调密切相关。白带在临床中最为常见，白带的产生与脾、肝关系密切，多因肝气郁结、湿盛火衰而致脾虚运化无权，则湿无出路，水湿内停，湿浊不化下注而为白带，故创完带汤治疗带下病，在化湿止带的同时补中健脾，注重肝、脾、胃三者之间失调对带下病的影响。

带下病，临床确以湿证为多见，辨证有虚实之分，实者湿热下注，虚者脾肾不固，总之是由于任带二脉失约所致。临床常根据虚则补之、实则泻之的方法用完带汤加减治疗本病。如肾阳虚者温补肾阳，常加紫石英、鹿角霜等药；肾阴虚者滋补肾阴，常加黄柏、龟甲等药；脾肾虚弱者加以水陆二仙丹；湿重于热者重在化湿，热重于湿者重在清热；如兼腰痛者，可加杜仲、续断等；腹痛者，可加艾叶、香附等；若病程日久，白带滑脱不禁者，可选加龙骨、牡蛎等。

【医案诠释】

曾某，女，46岁，1974年3月29日初诊。主诉：腰痛，白带量多2年余。现病史：两年来腰痛绵绵，遇冷更甚，少腹发胀，白带量多，色如蛋清。近几个月来腰痛加重，少腹发凉，纳少便溏。曾经妇科检查称两侧附件增厚，其余正常。舌象：舌淡体胖，苔薄白。脉象：沉缓。西医诊断：①慢性盆腔炎。②阴道滴虫？③腰骶韧带劳损？中医辨证：脾虚湿滞，寒湿带下。治法：健脾益气，温化寒湿。方药：党参9g、白术9g、山药15g、荆芥穗4.5g、白芍9g、车前子9g、柴胡4.5g、续断9g、桑寄生15g、鹿角霜15g、木香4.5g、干姜4.5g。

二诊（4月23日）：服药6剂后腰痛缓解，白带明显减少仍感腹胀，上方去柴胡、荆芥穗、干姜、鹿角霜，加乌药、制香附各9g，继服。

三诊（4月29日）：服上方6剂后，症状已除，继服3剂以巩固疗效。

（医案摘自：北京中医医院．刘奉五妇科经验集［M］．北京：人民卫生出版社，2006.）

青带下（二）

【原文】

妇人有带下而色青者，甚则绿如绿豆汁，稠黏不断，其气腥臭，所谓青带也。夫青带乃肝经之湿热。肝属木，木色属青，带下流如绿豆汁，明明是肝木之病矣。但肝木最喜水润，湿亦水之积，似湿非肝木之所恶，何以竟成青带之症？不知水为肝木之所喜，而湿实肝木之所恶，以湿为土之气故也。以所恶者合之所喜必有违者矣。肝之性既违，则肝之气必逆。气欲上升，而湿欲下降，两相牵掣，以停住于中焦之间，而走于带脉，遂从阴器而出。其色青绿者，正以其乘肝木之气化也。逆轻者，热必轻而色青；逆重者，热必重而色绿。似乎治青易而治绿难，然而均无所难也。解肝木之火，利膀胱之水，则青绿之带病均去矣。方用**加减逍遥散**。

茯苓（五钱）　白芍（酒炒，五钱）　甘草（生用，五钱）　柴胡（一钱）　茵陈（三钱）　陈皮（一钱）　栀子（三钱，炒）

水煎服。二剂而色淡，四剂而青绿之带绝，不必过剂矣。夫逍遥散之立法也，乃解肝郁之药耳，何以治青带若斯其神与？盖湿热留于肝经，因肝气之郁也。郁则必逆，逍遥散最能解肝之郁与逆。郁逆之气既解，则湿热难留，而又益之以茵陈之利湿，栀子之清热，肝气得清，而青绿之带又何自来！此方之所以奇而效捷也。倘仅以利湿清热治青带，而置肝气于不问，安有止带之日哉！

【眉批：脾土喜燥而恶湿，土病湿则木必乘之，木又为湿土之气所侮，故肝亦病。逍遥散减去当归，妙极。】

【解析】

妇女有患带下病以青色为主的，严重时流出的带下可像绿豆汁样，黏稠量多伴气味腥臭，这种带下称为青带。青带的发生机制是肝经湿热。肝属木，木色主青，而带下颜色像绿豆汁一样发青，当属于肝木的病变。但肝木最喜欢肾水来滋润，脾湿也是水，好像脾湿并非肝所厌恶的，怎么会成为青带的症状呢？其实肾水是肝木所喜欢的，而脾湿是肝木所厌恶的，因为脾土之气以湿为主，脾虚生湿是致病的原因之一。若将肝所恶的湿气当作所喜好的肾水，这必然违背了肝木的生理特性。肝失条达，则肝气上逆。气逆化火则上升，湿邪重浊则下注，湿热互结，停留在脾胃之间，湿邪下注于带脉，从阴道流出。带下颜色青绿者，其发病机制是乘肝木的病气转化而成。若肝气上逆化火征象轻的，带下色以青为主；若肝气上逆化火征象重的，则热势重而带下色以绿为主。好像治青带容易而治绿带难，其实都不难。治法应采用解肝经的郁火，清利下焦的湿热，使湿热之邪从膀胱随小便而出，那么青色或绿色的带下病症均可消除。选方当用加减逍遥散。

　　茯苓15g　酒炒白芍15g　生甘草15g　柴胡3g　茵陈9g　陈皮3g　炒栀子9g

　　水煎服。2剂服下，带下青绿色可变淡，服4剂后青绿之带下就会消除，不需要过多的服用此方。从逍遥散的立法上看，该方是解肝气郁逆的方，为何治青带也有如此神奇的效果？因为湿热留于肝经，是由于肝气郁结所引起的，肝气郁结过极就会引起气逆，逍遥散最能解肝郁和气逆。郁逆之气减除，则湿热难留，而又得益于茵陈利湿，栀子清热，肝气得清，青绿之带又从何而来！这就是此方为什么有奇效的原因。如果仅仅以利湿清热治青带，而不疏肝清肝，哪有止带之日！

　　【眉批：脾脏喜欢干燥讨厌湿气，脾被湿困，肝一定相克，肝又被湿气所困，所以肝也生病了，逍遥散减去当归，效果极好。】

【心悟】

　　傅氏认为青带，乃肝经湿热所致。因肝木被脾土湿气所侮，肝郁气机不利，水湿停于中焦，湿蕴化热，湿热下注，损伤带脉而成青带。治宜疏肝清热利湿，"解肝木之火，利膀胱之水"，从而达到"郁逆之气既解，则湿热难留"，方用加减逍遥散。方中柴胡条达郁滞之肝气，白芍养血柔肝，陈皮理气醒脾，茯苓健脾利湿，清利湿热，使湿热之邪下达膀胱而有出路，茵陈清热利湿，栀子、丹皮性寒，能清肝经之郁热，生甘草泻火解毒，与栀子相配，乃甘苦共用，使泻而不伤，行而不壅。

【医案诠释】

普某某，32 岁，1989 年 8 月 7 日初诊。带下量多已半年余，青色，质黏稠腥臭味，连绵不断，伴头晕，四肢疲乏，胸闷胁痛，舌质淡红，苔黄腻，脉弦数。方用逍遥散加减。柴胡 10g，栀子 1g，黄芩 10g，茵陈 15g，白术 15g，白芍 15g，茯苓 15g，当归 10g，甘草 5g。3 剂，水煎服，每日 1 剂。

二诊（8 月 12 日）：服上药 3 剂后，胸闷、胁痛减轻，继服原方 5 剂，带下及臭秽气大减，再守方 5 剂。先后服用 13 剂，诸症消失，恢复健康，经随访，未再复发。

（医案摘自：李增荣．治疗几种妇科病的经验［J］．江西中医药，1996. 第 2 期增刊：117－118.）

黄带下（三）

【原文】

妇人有带下而色黄者，宛如黄茶浓汁，其气腥秽，所谓黄带是也。夫黄带乃任脉之湿热也。任脉本不能容水，湿气安得而入，而化为黄带乎？不知带脉横生，通于任脉，任脉直上走于唇齿。唇齿之间，原有不断之泉，下贯于任脉以化精，使任脉无热气之绕，则口中之津液尽化为精，以入于肾矣。惟有热邪存于下焦之间，则津液不能化精，而反化湿也。夫湿者，土之气，实水之侵；热者，火之气，实木之生。水色本黑，火色本红，今湿与热合，欲化红而不能，欲返黑而不得，煎熬成汁，因变为黄色矣。此乃不从水火之化，而从湿化也。所以世之人有以黄带为脾之湿热，单去治脾而不得痊者，是不知真水、真火合成丹邪、元邪，绕于任脉、胞胎之间，而化此黔色也，单治脾何能痊乎！法宜补任脉之虚，而清肾火之炎，则庶几矣。方用**易黄汤**。

【眉批：丹邪、元邪四字未晰，拟易以真水真火为湿热之气所侵，绕于任脉，云云。较无语病。然原书究不可轻改，故仍之。按丹元指本体而言，湿热即水火不正之气，所以为邪合成者。如净银倾入铅铜，便不成正色矣。真水真火与邪混合为一则不但侵矣，所以色变。原书原无语病。】

山药（一两，炒）　芡实（一两，炒）　黄柏（二钱，盐水炒）　车前

子（一钱，酒炒）　白果（十枚，碎）

水煎。连服四剂，无不全愈。此不特治黄带方也，凡有带病者，均可治之。而治带之黄者，功更奇也。盖山药、芡实专补任脉之虚，又能利水，加白果引入任脉之中，更为便捷，所以奏功之速也。至于用黄柏清肾中之火也，肾与任脉相通以相济，解肾中之火，即解任脉之热矣。

【眉批：凡带症多系脾湿。初病无热，但补脾土兼理冲任之气，其病自愈。若湿久生热，必得清肾火而湿始有去路，方用黄柏、车前子妙。山药，芡实尤能清热生津。】

【解析】

妇女带下色黄，像泡的浓茶色一样，伴有异味难闻，这种带下称为黄带。黄带是任脉湿热所致。任脉原本不会容纳水湿，那么湿邪是怎么侵入任脉，进而形成黄带的呢？带脉环腰横行，其与任脉之纵行是相贯通的，任脉向上循行达于廉泉至承浆绕口唇之间，口中的津液会不断地贯注到任脉之中转化为阴精，使任脉所司的阴液充盛而没有内热产生，由任脉入于肾而归肾主藏之。若下焦有热邪存在，则任脉所司的津液不能化成阴精，进而反化为湿邪。湿是土的归属气化，是水蒸腾而成；热是火的归属气化，是木燃烧而化生火。水五色属黑，火五色属红，现在湿邪与热邪相合，就不能体现火的红色，也不能体现水的黑色，因此湿热煎熬，化生为黄色。这不是从水火来化生，而是根据湿性来化生的。所以大家都认为黄带是脾经湿热所化，如果单独治脾往往效果不佳，正因为不知道真水、真火合成了病邪，蛰伏于任脉、胞脉当中，而化成黄色，这样单独治脾怎么可能有疗效呢！治法宜补任脉的虚损，清肾中虚火，则药到病除，方用易黄汤。

【眉批：对于丹邪、元邪四个字不是很明白，如果说真水真火被湿热之气所侵犯，绕于任脉，这样说比较没有语病。但是原书不可轻易改动，所以一直还是这样。按丹元指自己本身的正气而言，湿热就是水火不正的邪气，所以可以说湿热是合成丹邪、无邪之物。就像干净的白银倒入铅铜，就不是原本的颜色了。真水真火与邪气混合被侵犯，所以颜色改变，原书原没有语病。】

炒山药30g　炒芡实30g　盐水炒黄柏6g　酒炒车前子3g　白果碎10枚

水煎。连服 4 剂，即可痊愈。易黄汤并不是专治黄带的方剂，但凡是带下病症的，均可用这个方剂治疗，只是用来治黄色带症，功效更佳。其中山药、芡实专门补任脉之虚，又能利水，加白果引药达于任脉之中，更为便捷，可使药效更快发挥作用。再用炒黄柏以清肾中之火，肾与任脉是相通相济的，解除了肾中之火，也就解除了任脉的热邪。

【眉批：带下病大多是由脾湿所引起的，发病之初没有热象，所以只要健脾益气兼顾调理冲、任二脉的气机，自然可以治愈。如果湿邪停滞时间长了，必然郁而化热，一定要通过清肾火才可以化湿邪，使湿有去路。所以处方中黄柏、车前子用得很巧妙，山药、芡实除了上述功效外，还有清热生津的作用。】

【心悟】

傅氏认为黄带是任脉湿热所致，方用易黄汤，治以"补任脉之虚，而清肾火之炎"。带下以黄色为主者，其证多见带下量多，色黄质稠黏，以脾虚湿郁化热为多，多系实热证，乃湿热并重，而本病重在湿热蕴于任脉，治疗重于补任脉之虚，清肾阴之热，化脾土之湿。湿热得化，任脉得固，带脉约束如常而病愈。

易黄汤为临床治带下病的常用方，方中药简而力专，功在调补任脉而清利湿热，如果这样治疗则湿热消除，任脉自安，黄带即止。

【医案诠释】

周某，女，25 岁，售货员。2011 年 8 月 15 日初诊。主诉：带下量多一年余，色黄质黏稠，伴小腹隐痛，胸闷，口苦而腻，纳食较差，小便黄、阴部湿痒，舌质红，苔黄腻，脉滑数。妇科检查为宫颈糜烂，阴道炎。湿热蕴积于下，损伤任带二脉，秽液下流，故带下量多，下腹隐痛，阴部湿痒；湿热内盛阻于中焦则胸闷，口苦而腻，纳食差，舌质红苔黄腻，脉滑数为湿热之象。诊断：带下病（湿热下注型）。治法：清热利湿止带。方用：易黄汤加味。山药 15g，芡实 15g，车前子 10g，盐水炒黄柏 10g，白果 10g，土茯苓 15g，薏苡仁 15g，椿皮 15g，苦参 10g，败酱草 15g，蒲公英 15g，赤芍 10g。5 剂，水煎服。

二诊（8 月 18 号）：白带明显减少，其他症状明显改善，再予上方 6 剂，诸症与白带基本消失，随访半年未见复发。

（医案摘自：潘敏．用易黄汤加减治疗 45 例带下病患者的临床体会 [J]．求医问药，2013.11（2）：337.）

黑带下（四）

【原文】

妇人有带下而色黑者，甚则如黑豆汁，其气亦腥，所谓黑带也。夫黑带者，火热之极也。或疑火色本红，何以成黑？谓为下寒之极或有之。殊不知火极似水，乃假象也。其症必腹中疼痛，小便时如刀刺，阴门必发肿，面色必发红，日久必黄瘦，饮食必兼人，口中必热渴，饮以凉水，少觉宽快。此胃火太旺，与命门、膀胱、三焦之火合而煎熬，所以熬干而变为炭色，断是火热之极之变，而非少有寒气也。此等之症，不至发狂者，全赖肾水与肺金无病，其生生不息之气，润心济胃以救之耳。所以但成黑带之症，是火结于下而不炎于上也。治法惟以泄火为主，火热退而湿自除矣。方用**利火汤**。

大黄（三钱） 白术（五钱，土炒） 茯苓（三钱） 车前子（三钱，酒炒） 王不留行（三钱） 黄连（三钱） 栀子（三钱，炒） 知母（二钱） 石膏（五钱，煅） 刘寄奴（三钱）

水煎服。一剂小便疼止而通利，二剂黑带变为白，三剂白亦少减，再三剂全愈矣。或谓此方过于迅利，殊不知火盛之时，用不得依违之法，譬如救火之焚，而少为迁缓，则火势延燃，不尽不止。今用黄连、石膏、栀子、知母，一派寒凉之品，入于大黄之中，则迅速扫除，而又得王不留行与刘寄奴之利湿甚急，则湿与热俱无停住之机。佐白术以辅土，茯苓以渗湿，车前以利水，则火退水进，便成既济之卦矣。

【眉批：病愈后当节饮食，戒辛热之物，调养脾土。若恃有此方，病发即服，必伤元气矣。慎之！】

【解析】

黑带是妇女阴道流出的黑色分泌物，有的黑如黑豆汁，其中夹杂腥臭的气味。黑带是因为下焦火热炽盛引起的，有人认为火的颜色是红的，但是这里为什么是黑色？或有人认为是妇人下焦寒到极点，却不知这是因为火热炽盛的假象。有黑带的病人往往兼有小腹疼痛、小便刺痛、外阴红肿、面色红赤，病久也会引起面黄肌瘦，饮食胃纳超过常人，口干欲冷饮，饮后马上觉得舒服，这是胃火太旺，与命门、膀胱、三焦的火相合煎熬所致，所以津液熬干而变成黑色，这就是火热之极所变，而不是所谓的寒气致病。这样的疾病而不造成癫狂的，完全是因为肺肾功能的健全，同时肺肾津液不断滋养，滋润了心，滋养了胃，因此不会造成发狂。因此，像黑带这样的病，主要是火热郁积于下焦，而不灼于上焦。治疗上只要清泄下焦之火即可，下焦之火得清，湿邪自然也就消除了。方用利火汤。

大黄9g　土炒白术15g　茯苓9g　酒炒车前子9g　王不留行9g　黄连9g　炒栀子9g　知母6g　煅石膏15g　刘寄奴9g

水煎服。服1剂后可使小便涩痛消失而通畅，服2剂后黑带转为白色带下，服3剂后带下量减少，再服3剂可获痊愈。有人认为这个方子通利之力太峻猛，但不知道火热炽盛的时候，如果治疗不按照这样的方法，就譬如救火这样的灾难，稍微缓慢一点，则火势就会蔓延，不烧光不停止。方中用黄连、石膏、栀子、知母这类寒凉的药中，再加入大黄，因此下焦之火能迅速清除，再加王不留行与刘寄奴通利下焦，所以湿热就化解了，同时再佐以白术健脾、茯苓渗湿、车前子利水，这就使下焦火热得清，津液得养，水火调和，阴阳平衡，所以身体安泰。

【眉批：病好以后需要适当饮食，戒掉辛辣食物，调养脾胃。如果认为有这个方子无所谓，发病就马上服用，长此以往一定会伤害身体元气，需谨慎对待！】

【心悟】

傅氏认为黑带为内热熏蒸所致，是胃火与命门、膀胱、三焦之火结于下，热极似阴，故治疗时应采用利火汤清热泻火利湿之法，更以栀子清泻三焦火热，以达到止带的效果。

临床上要注意两点，一要切忌望文生义，黑者属水，误以为寒凝而用温化之品，必定酿成大错。二者黑带要与崩漏相区别，黑带乃火热之极也，为胃火、三焦之火积于下焦，灼伤津液，煎熬而致黑色。治疗上重用寒凉清火，佐以健脾化湿，傅氏之"利火汤"遂成水火相济，阴阳平和，任、带二脉得以固摄的良方。

【医案诠释】

杨某某，女，20岁，未婚，2003年8月22日初诊。末次月经7月26

日来潮，3 天干净，至 8 月 18 日发现黑带，至今仍有。近日因工作不顺，性情烦躁，口干且苦，大便秘结，脉弦数带滑，舌红且干，苔薄黄。证属肝郁化火，煎熬阴津，治拟泻火为主。方用利火汤，药用：大黄（后下）9g，土炒白术 15g，车前子（包）9g，黄连 9g，王不留行 9g，茯苓 9g，栀子 9g，知母 6g，石膏（先煎）15g，3 剂。

二诊（8 月 26 日）：昨起黑带消失，脉弦不数，舌红且润，肝火已退，改用逍遥散调理。2 月后随访，黑带治愈，未见复发。

按：利火汤以黄连泻心火，大黄、石膏泻胃火，栀子清泄三焦之火，知母滋肾泻火，白术、茯苓、车前子健脾利湿，王不留行、刘寄奴活血化瘀。全方清热泻火为主，健脾化湿为辅，佐以活血化瘀，通利经血。或谓此方药力过于迅猛，殊不知火盛之时犹如救火之焚，稍一迟延则火热蔓延，症必难医。

（医案摘自：赵柏良. 利火汤治疗黑带验案 2 则［J］. 中医文献杂志，2004.22：5.）

赤带下（五）

【原文】

妇人有带下而色红者，似血非血，淋沥不断，所谓赤带也。夫赤带亦湿病，湿是土之气，宜见黄白之色，今不见黄白而见赤者，火热故也。火色赤，故带下亦赤耳。惟是带脉系于腰脐之间，近乎至阴之地，不宜有火。而今见火症，岂其路通于命门，而命门之火出而烧之耶？不知带脉通于肾，而肾气通于肝。妇人忧思伤脾，又加郁怒伤肝，于是肝经之郁火内炽，下克脾土，脾土不能运化，致湿热之气蕴于带脉之间。而肝不藏血，亦渗于带脉之内，皆由脾气受伤，运化无力，湿热之气随气下陷，同血俱下，所以似血非血之形象，现于其色也。其实血与湿不能两分，世人以赤带属之心火，误矣。治法须清肝火而扶脾气，则庶几可愈。方用清肝止淋汤。

白芍（一两，醋炒） 当归（一两，酒洗） 生地（五钱，酒炒） 阿胶（三钱，白面炒） 粉丹皮（三钱） 黄柏（二钱） 牛膝（二钱） 香附（一钱，酒炒） 红枣（十个） 小黑豆（一两）

水煎服。一剂少止，二剂又少止，四剂全愈，十剂不再发。此方但主补肝之血，全不利脾之湿者，以赤带之为病，火重而湿轻也。夫火之所以旺者，由于血之衰，补血即足以制火。且水与血合而成赤带之症，竟不能辨其是湿非湿，则湿亦尽化而为血矣。所以治血则湿亦除，又何必利湿之多事哉！此方之妙，妙在纯于治血，少加清火之味，故奏功独奇。倘一利其湿，反引火下行，转难遽效矣。或问曰：先生前言助其脾土之气，今但补其肝木之血何也？不知用芍药以平肝，则肝气得舒，肝气舒自不克土，脾不受克则脾土自旺，是平肝正所以扶脾耳。又何必加人参、白术之品，以致累事哉！

【眉批：不用参、术、苓，极妙。此症若误认为血漏，恐其久则成崩，用参、术、芪等药治之，多不见效，赤带反甚。若年逾四九，癸水将止，或频频见血，此崩症也。宜分别治之。

五带症古方极多，然有应有不应者，总属未得病原。此书揭透病原，故用无不效。】

【解析】

妇女有患带下病证而带色发赤的，像血又不是血，淋漓不断，这种带下称为赤带。赤带的发生也是湿邪所致。湿本是脾土虚产生的病气，带下应表现为黄色或白色，若表现出赤色带下，这是湿郁化热的缘故。火主赤色，因而热伤阴络后带下也就表现为赤色的。因为带脉运行于腰脐之间，这是极阴的地方，不应该有热邪。现在看到火热的症状，难道是带脉经过于命门，引出命门之火而出现的火热症状？带脉与肾经是相通的，而肾又与肝是同源。妇女若忧思过度会伤及脾，再加情志过激，肝郁化火，肝火内炽，则横逆克伐脾土，使脾虚而不能正常运化水谷精微及水湿，造成湿热之邪侵袭带脉；而肝郁化火，肝不藏血，使血行脉外而渗于带脉中，这些都是因为脾气受损，运化失常，湿热之邪随脾气下陷，带脉不能约束，津与血同下，造成有带有血，像血又不似血的赤带。事实上，血与带不能分离，有的医家把赤带误认为是心火亢盛，这是一种错误的判断。治宜清肝火而健脾气，这样很快就能获痊愈。方用清肝止淋汤。

醋炒白芍30g　酒洗当归30g　酒炒生地黄15g　白面炒阿胶9g　牡丹皮9g　黄柏6g　牛膝6g　酒炒香附3g　红枣10个　小黑豆30g

水煎服。服1剂后能减少带量，2剂服下又再次减少，服4剂能达到带止痊愈，若服10剂则能起到不再复发的效果。但此方以补肝养血药为主，而不全用利水健脾之药，是因为赤带这种病，是肝火旺而脾湿轻所致。肝

《傅青主女科》临证解析

火之所以旺盛，是因为肝阴血不足，阴血不足而不能制约肝火而造成火旺，这是脾湿和肝血相合而造成的赤带，所以在辨证中很难区分有湿还是无湿，因为湿邪已化为湿热而成血证，所以清血热则脾湿自化，又何必再多此一举地另加利湿药！清肝止淋汤的奥妙在于补肝血为主，少加清热凉血的药物，取得独特疗效。如果单用健脾利湿，反而会导致湿化气燥，助热下行而病情反复，难以痊愈。有的人问"前文有健脾助运的治法，但现在为什么只补肝血呢？"那是因为他们不知道用芍药柔肝养肝，使肝气得疏，木达则土运，肝舒而土自旺。脾气不受木克，则脾土得以运化，是抑木扶土的好方法，何必加人参、白术来健脾运土来增加麻烦呢！

【眉批：不用人参、白术、茯苓，非常好。这个病如果误认为是血漏，害怕病久了变成血崩，而用人参、白术、黄芪等药治疗，用这种方法治疗多不见效，赤带反而加重。如果年龄超过49岁，天癸将竭，经水将止，出现阴道多次出血，这才是血崩。应该区别治疗。

治疗五带症的古方特别多，有的有效果有的没有效果，总的原因是不知道病源所在。傅氏书中所论赤带是针对疾病发生的根源而用药治疗，所以效果极好。】

【心悟】

傅氏认为赤带为肝郁脾虚，湿热蕴于带脉所致，是火重而湿轻的病变，因肝木克伐脾土所致。治以滋阴平肝，补益脾气，清火止带。方用清肝止淋汤，方中重用白芍平肝，当归补血，血足火平，肝木条达，脾土不受抑，脾气健运而赤带自除。傅氏认为补血即是制火，此方之妙，妙在纯于治血，少加清火之味即可治愈赤带。

赤带在临床常有诊治者，其发病以更年期及育龄期妇女为多。更年期者一般为老年性阴道炎所致；育龄期者或因上节育环后引起，或因生殖系统炎症所致。依据其证候表现，常辨证有肝经郁热、湿热蕴结、阴虚血热等型。

傅氏所论的五种带下病，临床亦可因阴道炎、慢性宫颈炎或盆腔炎而引起，临证时需要详细检查予以对症治疗。若见带下脓血或气味恶臭者，应积极进行 TCT、阴道镜检查、宫颈活体组织检查等，以排除盆腔、生殖器官恶性肿瘤所致，以免贻误病情。预防带下病应从增强体质和预防感染入手。

赵某，女，33 岁，1990 年 3 月 20 号初诊。患赤带 4 年余，水血杂下，淋漓不绝，每当小便时并下红津。月经基本正常，某院查为宫颈糜烂Ⅱ度，除时有恶心外，饮食、二便调，舌边红，苔薄燥少津，脉细数而关弦。属肝经郁热，湿从火化，水血并下，合而为赤带之证。先拟丹栀逍遥散去术，加生地黄、橘皮、竹茹，水煎服。

二诊：病情小有改善，改用傅氏清肝止淋汤原方进服。服此方后赤带减少，思其久治不愈，盖因阴络受损，瘀滞不清之故，随加丝瓜络、桑叶、竹茹清泄通络之品，10 剂而愈。

按：傅氏认为赤带的成因是由于肝血不足而火炽，脾不健运而湿聚，湿从火化，水与血结而成赤带之证。在病机上形成肝急脾缓，热重湿轻之势，治疗上若以为"赤带亦湿病"，泥守"治湿不利其小便，非其治也"的成法，势必反增其害。因为在热重湿轻的情况下，"湿亦尽化而为血矣"，利湿亦即泄血，故傅氏提出"赤带禁利""治血湿亦除"的观点。治血的目的是使已生之血有所长养，已渗漏之血得归藏所，从而达到血气和平，在处方用药上务求滋而不燥，和而不亢，若以为治血就是止血，滥用大量炭剂或止血收涩之品，不仅达不到目的，反而血凝遗祸，这些都是傅氏非常宝贵的临床经验，值得效法。

（医案摘自：韩俊英，马建中．清肝止淋汤方证剖析［J］．山西中医，1993.9（4）：11 - 12.）

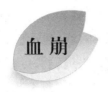

血崩

血崩昏暗（六）

【原文】

妇人有一时血崩，两目黑暗，昏晕在地，不省人事者。人莫不谓火盛动血也，然此火非实火，乃虚火耳。世人一见血崩，往往用止涩之品，虽亦能取效于一时，但不用补阴之药，则虚火易于冲击，恐随止随发，以致经年累月不能全愈者有之。是止崩之药，不可独用，必须于补阴之中行止崩之法。方用**固本止崩汤**。

大熟地（一两，九蒸） 白术（一两，土炒焦） 黄芪（三钱，生用）当归（五钱，酒洗） 黑姜（二钱） 人参（三钱）

水煎服。一剂崩止，十剂不再发。倘畏药味之重而减半，则力薄而不能止。方妙在全不去止血而惟补血，又不止补血而更补气，非惟补气而更补火。盖血崩而至于黑暗昏晕，则血已尽去，仅存一线之气，以为护持。若不急补其气以生血，而先补其血而遗气，则有形之血恐不能遽生，而无形之气必且至尽散，此所以不先补血而先补气也。然单补气则血又不易生，单补血而不补火则血又必凝滞，而不能随气而速生。况黑姜引血归经，是补中又有收敛之妙，所以同补气补血之药并用之耳。

【眉批：若血崩数日，血下数斗，六脉俱无，鼻中微微有息，不可遽服此方，恐气将脱不能受峻补也。有力者用辽人参（去芦）三钱煎成，冲贯众炭末一钱服之，待气息微旺，然后服此方，仍加贯众炭末一钱，无不见效。无力者用无灰黄酒冲贯众炭末三钱服之，待其气接神清始可服此方。人参以党参代之，临服亦加贯众炭末一钱冲入。】

【解析】

妇女忽然出现阴道大量出血，眼前漆黑什么也看不见，晕倒在地，意识不清，甚则不省人事，人们都以为是机体火热炽盛，热邪伤及冲任、胞脉，迫血妄行而引起血崩。傅氏认为，火有虚实之分，引起此病的火并不是实火，而是阴虚之火，虚火下注，扰动血室发为血崩。有些医生一看见阴道大量出血，便采用止血收涩的药物，这种方法虽然也能收到一时止血之效，但是由于没有辨明病因，方中没有与养血补阴药物同用，恐怕阴血难复，虚火随时都会引动造成血崩，即使血止也会随时再次复发，因此，导致本病长年累月反复发作不能痊愈。所以，止血之药不可单独使用，临证时必须在养阴药物之中运用止崩之法。方用固本止崩汤。

熟地黄30g　白术（土炒焦）30g　生黄芪9g　酒洗当归15g　炮姜炭6g　人参9g

以上药物用水煎服，一般服用1剂血崩可停止；服用10剂血崩不再复发。如果因为害怕固本止崩汤的药量过大而减半服用，就会因为药力不足而不能收到很好的止血效果。傅氏治疗血崩组方精妙之处不在于使用大剂量的止血药物，而是重在运用补血之法，该法不仅是单纯补血，也具有补气功效，补气也不是单纯的补气，还具有补火作用。因为血崩而致的两目漆黑，晕倒在地，是失血过多的缘故。血是气的载体，大量失血后，必然导致气随血脱，形成气血两亏。此时对仅存的一线之气，必须加以护之，若不急速补其气以求生血，而是先用补血之法，而不去益气，这样有形之血恐怕不能速生，而无形之气又会随血而去，所以应当急固无形之气，这就是不先补血而先补气的理由。如果单纯使用补气之药，则精血不易化生；若单独使用补血之品而不补火，那么血又必然凝滞，因而血不能随着气的生成而速生。方中炮姜炭有引血归经的作用，补气补血之药一起并用，既有补中又有收敛之妙。

【眉批：如果血崩日久不止，流血量多达到数斗，寸关尺六脉微细欲绝，呼吸微弱，这时不可速服固本止崩汤，恐怕是气虚欲离之象，不能一味妄投峻补之剂。对于脉象有力者，可用去芦的辽人参15克煎成药汁，冲贯众炭末5克服之，等待患者气息稍复后再给予固本止崩汤，仍然加贯众炭末5克，没有不见效的；若脉弱者用无灰黄酒冲贯众炭末15克服之，待患者气息恢复常态，神志清醒后，再开始服固本止崩汤。人参可以用党参代之，服用时也要加贯众炭末5克冲入。】

《傅青主女科》临证解析

【心悟】

傅氏认为本篇的血崩主要是虚火扰动而造成的，这与《内经》"阴虚阳搏谓之崩"的理论是一致的。傅氏治疗血崩的精妙之处不在于使用大量的止血药物，而是重在运用补血滋阴之法，方用固本止崩汤。对于暴崩，当以补气补血为要，在补气之药中酌加养血之品，气血同补方能使已去之血得以速生，离经之血得以固摄。多用于现代医学的子宫异常出血，或产后子宫收缩不良而引起的出血，中医辨证凡脾虚，气血不足所致月经不调、崩漏、胎漏、滑胎、恶露不绝等皆可用此方。

【医案诠释】

王某，女，52 岁，2006 年 6 月 8 日初诊。因反复阴道不规则出血半年余前来就诊。询问得知，患者产有 3 胎，流产 2 次。半年前突然月经量暴下如崩，或淋漓不净。曾在西医院就诊，行诊刮术后血止。病检提示"子宫内膜单纯性增生"。1 个月后无明显诱因，又见阴道不规则出血，量多如崩，挟有大血块，血红蛋白 62g/L，故前往中医就诊。患者自觉倦怠乏力，头晕腰酸，少腹时有疼痛；舌质淡红，苔薄；脉沉细而数。笔者根据四诊分析，证属气血虚脱，冲任不固。中医诊断为崩漏；西医诊断为更年期功能失调性子宫出血。首当急则治标，以益气固脱为先，使暴崩之血速生，将脱之气急固，以无形之气补有形之血，气血相生，为固本治崩之法也。处方：黄芪炭 10g，党参炭 10g，炒白术 15g，炒白芍 15g，当归炭 10g，海螵蛸 15g，熟地黄炭 10g，茜草炭 15g，阿胶珠 10g，紫石英 15g，花蕊石 15g，艾叶炭 6g，炮姜炭 10g，红枣 15g。

3 剂，服药后患者出血明显减少，但仍淋漓不净，伴头晕腰酸，潮热出汗，少腹时有不适，夜寐欠佳；舌淡，苔薄黄腻；脉弦细。继拟养阴清热、固本止血之法，以澄源、复旧引血归经。

按：本病因患者素体肾阴亏虚，且多胎产导致肾阴亏损，阴虚失守，虚火动血，迫血妄行，子宫藏泄无度，加之年近七七，肾气渐衰，天癸将竭，冲任失固，水不涵木，木火内生，扰动冲脉，不能制约经血遂致经崩。因流血量大、期长，阴损及阳，致脾肾阳虚，气阴两伤，故以益气健脾补肾固摄以急则治标，后重养阴清热以固本复旧，拟滋水涵木、凉血调冲。方中用黄芪炭、党参炭、炒白术健脾补中，益气生血固摄而统血，伍当归炭、熟地黄炭填精养血，治法着眼于培补气血，调理脾肾以扶正为主。连续治疗1个月后血止，继而巩固治疗2个月，病情未见反复。1年后回访，崩漏再未复发。

此案运用固本止崩汤加减，对于暴崩血竭当以补气补血为重要，于补气之中加养血之药，方能使已去之血得以速生，离经之血得以固摄。

年老血崩（七）

【原文】

妇人有年老血崩者，其症亦与前血崩昏暗者同，人以为老妇之虚耳，谁知是不慎房帏之故乎。夫妇人至五十岁之外，天癸匮乏，原宜闭关守寨，不宜出阵战争。苟或适兴，不过草草了事，尚不至肾火大动。倘兴酣浪战，亦如少年之好合，鲜不血室大开，崩决而坠矣！方用**加减当归补血汤**。

当归（一两，酒洗）　黄芪（一两，生用）　三七根末（三钱）　桑叶（十四片）

水煎服。二剂而血少止，四剂不再发。然必须断欲始除根，若再犯色欲，未有不重病者也。夫补血汤乃气血两补之神剂，三七根乃止血之圣药，加入桑叶者，所以滋肾之阴，又有收敛之妙耳。但老妇阴精既亏，用此方以止其暂时之漏，实有奇功，而不可责其永远之绩者，以补精之味尚少也。服此四剂后，再增入：

白术（五钱）　熟地（一两）　山药（四钱）　麦冬（三钱）　北五味（一钱）

服百剂，则崩漏之根可尽除矣。

【眉批：亦有孀妇年老血崩者，必系气冲血室，原方加杭芍炭三钱，贯众炭三钱，极效。】

【解析】

年届七七的妇女出现血崩的情况，其症状与前面的血崩昏暗相同，大家都以为是妇女年老体虚的缘故，哪知道是房劳过度而引起的。所以妇人到五十之外，肾精肾气匮乏，原应该禁止或减少房事，房事适度适量，以不至于肾火大动。如果还是和年轻人一样性事过度，很少有不血室大开、发为血崩的，还有可能因出血过多，而见昏厥晕倒，不省人事，势较危急。

处方用加减当归补血汤治疗。

酒洗当归30g　生黄芪30g　三七根末9g　桑叶14片

水煎服。服2剂出血减少，服4剂血止而血崩不再发生，但是要防病再发必须禁止房事，假若再纵欲过度，没有不重新犯病的。补血汤是气血双补的神剂，三七是止血的圣药，加桑叶可滋补肝肾之精血，又有收敛止血的效果。但是年届七七的妇女肝肾之精血本已亏损，用这个方剂只能起暂时补气摄血止漏的作用，但不能起到不复发的效果，因为方中滋补肾阴之药还不足。服完加减当归补血汤四剂后，还应当再加入以下几味中药同服：

白术15g　熟地黄30g　山药12g　麦冬9g　五味子3g

服百余剂，可使崩漏之病根除不再发生。

【眉批：也有寡妇年老发血崩的，应该是气冲胞宫，原方加杭白芍炭9g、贯众炭9g，效果很好。】

【心悟】

本篇所论述的年老血崩乃肝肾阴虚，相火偏旺，热扰冲任所导致的。傅氏在文中提出妇人到五十之外，肾精肾气匮乏，原应禁止或减少性生活，不宜过贪房事，这样才不至于引起肾火大动。如果还是和年轻人一样性事过度，很多人可能会发生血崩。傅氏用加减当归补血汤治疗此病。方中之药充分体现了"塞流、澄源、复旧"之法，傅氏认为该病难以速愈，好比炉火虽灭，尤恐死灰复燃，方用百剂才能使病根消除。但临床上如遇到此病，应注意结合现代医学检查，以明确诊断，排除恶性病变引起的出血。

【医案诠释】

秦某，女，48岁，2003年3月就诊。月经量多2年，近3个月月经过多。时间延长，持续不断。在市医院诊为"功能性子宫出血"，服宫血宁片半个月、凉血止血中药半个月，收效甚微。症见神疲头晕，肢倦，腰酸，面色晦暗，眼眶黑，舌淡红，苔白略腻，脉细沉迟。诊为脾肾气虚型崩漏。治以健脾补肾，益气止血为主。方用《傅青主女科》加味当归补血汤。药用黄芪30g，当归10g，桑叶30g，三七4g，巴戟天10g，炮姜炭5g，艾叶9g。水煎服，日1剂，分2次服。加减服用12剂后流血渐止。

按：患者为更年期功能性子宫出血反复发作2年，气血耗损已甚，神疲体倦，眼眶及面颊暗黑，舌质淡胖，脉细沉迟均属脾肾气虚之症，治当健脾补肾，益气摄血，兼固冲任。本方妙在桑叶一味入肝经，清肝凉血，以静血海。

（医案摘自：郝淑琴．加味当归补血汤治疗崩漏举隅［J］．实用中医药杂志，2008.24（3）：175.）

少妇血崩（八）

【原文】

有少妇甫娠三月，即便血崩，而胎亦随堕，人以为挫闪受伤而致，谁知是行房不慎之过哉。夫少妇行房，亦事之常耳，何使血崩？盖因元气衰弱，事难两愿，一经行房泄精，则妊娠无所依养，遂致崩而且堕。凡妇人之气衰，即不耐久战，若贪欢久战，则必泄精太甚，气每不能摄夫血矣。况气弱而又娠，再加以久战，内外之气皆动，而血又何能固哉！其崩而堕也，亦无怪其然也。治法自当以补气为主，而少佐以补血之品，斯为得之。方用**固气汤**。

人参（一两） 白术（五钱，土炒） 大熟地（五钱，九蒸） 当归（三钱，酒洗） 白茯苓（二钱） 甘草（一钱） 杜仲（三钱，炒黑） 山萸肉（二钱，蒸） 远志（一钱，去心） 五味子（十粒，炒）

水煎服。一剂而血止，连服十剂全愈。此方固气而兼补血。已去之血，可以速生，将脱之血，可以尽摄。凡气虚而崩漏者，此方最可通治，非仅治小产之崩。其最妙者，不去止血，而止血之味，含于补气之中也。

【眉批：妊娠宜避房事，不避者纵幸不至崩，往往堕胎，即不堕胎，生子亦难养。慎之！戒之！】

【解析】

少妇刚妊娠满3个月就发生血崩，胎随之而堕。大家以为这是跌仆损伤引起的，哪知是因房事太过所造成的。青年妇女行房事也是生活中的平常事，何至于发生血崩？究其起因，多由元气衰弱所致，一旦行房事伤了肾精，导致阴血损耗不能聚而养胎，胎失血养，于是造成血崩而堕胎。凡是气虚的妇女，都不可以房事过度，若房事不节，则伤肾泄精，导致气不摄血。而气虚者妊娠，再加上房事不节，内外之气皆虚，怎能摄血？因血崩而致堕胎，也就很自然了。治法当以补气为主，少佐补血之品，即可获效。

方用固气汤。

人参30g　土炒白术15g　熟地黄（九蒸）15g　当归9g　酒洗茯苓6g　甘草3g　杜仲（炒黑）9g　蒸山茱萸6g　远志（去心）3g　炒五味子10粒

水煎服。1剂服下就使血止，连服10剂则达痊愈。此方固气而兼补血，使已失之血能速生，将失之血则可统摄。大凡属气虚的崩中漏下，都可用这个方治疗，并非只用于小产堕胎后的大出血。这个方子组成的巧妙之处在于不单选止血药，止血之功也包含在所选补气摄血药物之中了。

【眉批：妊娠应避免房事，不避房事的，如果幸运一点不至于血崩，也常常流产，即使不流产，生下的孩子也很难养。妊娠应慎房事！切切记住！】

【心悟】

本节所论，虽名为少妇血崩，实为妊娠出血，按照现代中医妇科学对疾病的分类，此已不属崩漏的范畴，常归为胎漏，与现代医学的早期妊娠出血相关。傅氏提出妊娠期间房帏不慎是妊娠下血的主要原因，尤其是元气虚弱的妇女，一旦房事损伤肾精，使阴血损耗不能聚而养胎，胎失血养而堕，则容易发生血崩。方药以八珍汤为主，使胎气得养而固，胎脉得宁而血止。此方见血不止，而血自止，为治病求本之典范。

【医案诠释】

患者，女，20岁，2009年12月20日初诊患者阴道不规则出血，色红，量少，伴有腰部酸困，小腹下坠，有时疼痛。经我院B超检查示：子宫增大，大小与孕周相符，孕囊存在，可见胎心搏动，宫腔内有少量积液。患者精神紧张，小便调，大便因小腹下坠总有便意，但解之不下，睡眠差，因早孕恶心，纳食不香，舌红苔白，脉细滑。方用固气汤加味。处方：西洋参10g，白术15g，茯苓10g，当归15g，杜仲炭15g，远志10g，山茱萸30g，五味子9g，血余炭（包）10g，三七粉（冲）6g，荆芥炭9g，续断15g，狗脊15g，甘草3g。投上方2剂，嘱精神放松，卧床休息。服完药前来再诊。

次日复诊：诉血已止，大约有4小时未见血，小腹下坠疼痛消除，仍觉腰部酸困。余继续投上方2剂，另外3剂去血余炭、三七、荆芥炭以固疗效。患者妊娠11周来我院B超复查：子宫增大，探及孕囊，可见胎心搏动，宫腔内已无积液。后随访未有不适，足月分娩一男婴。

按：先兆流产属中医"胎漏""胞漏"范畴。傅青主归属少妇血崩，青主曰："有少妇甫妊三月，即便血崩，而胎亦随堕。"《妇科玉尺》言："凡有胎者贵冲任脉旺，元气充足，则饮食如常，身体健壮，色泽不衰，而无病相侵，血气充实，可保十月满足，分娩无忧。母子兼牢，何疾之有？"强调了气血充足，冲任脉旺，脾气健运，肾元固摄对妊娠的重要性。临床中胎漏较胎堕为轻，胎漏严重可发展为胎堕。固气汤是青主为治少妇血崩而设，然青主非仅指流产血崩，对胎漏而辨证属虚者均可治之。青主曰："此方固气而兼补血，已去之血，可以速生；将脱之血，可以尽摄。凡气虚而血崩者，此方最可通治，非仅治小产之血崩。其最妙者，不去止血，而止血之味，含于补气之中也，所以可通耳。"方中四君子汤补脾益气，增强摄血之力；杜仲炭、五味子、大量山茱萸补肾固涩，以塞其流；当归、熟地黄补血养血；远志安神定志，使患者放松精神；狗脊、续断加强补肾固摄之力；三七、血余炭活血止血，祛瘀新生；荆芥炭止血而引血归经。全方共奏大补气血、健脾固肾、祛瘀生新之功。

（医案摘自：蔡丽丽，王婧，傅博．固气汤加味治疗先兆流产 60 例[J]．中国中医药咨询，2010.29（2）：100.）

交感血出（九）

【原文】

妇人有一交合则流血不止者，虽不至于血崩之甚，而终年累月不得愈，未免血气两伤，久则恐有血枯经闭之忧。此等之病，成于经水正来之时，贪欢交合，精冲血管也。夫精冲血管，不过一时之伤，精出宜愈，何以久而流红？不知血管最娇嫩，断不可以精伤。凡妇人受孕，必于血管已净之时，方保无虞。倘经水正旺，彼欲涌出而精射之，则欲出之血反退而缩入，既不能受精而成胎，势必至集精而化血。交感之际，淫气触动其旧日之精，则两相感召，旧精欲出，而血亦随之而出。治法须通其胞胎之气，引旧日之集精外出，而益之以补气补精之药，则血管之伤，可以补完矣。方用**引精止血汤**。

人参（五钱）　白术（一两，土炒）　茯苓（三钱，去皮）　熟地（一两，九蒸）　山萸肉（五钱，蒸）　黑姜（一钱）　黄柏（五分）　芥穗（三

钱） 车前子（三钱，酒炒）

水煎。连服四剂愈，十剂不再发。此方用参、术以补气，用地、萸以补精，精气既旺，则血管流通。加入茯苓、车前以利水与窍，水利则血管亦利。又加黄柏为引，直入血管之中，而引凤精出于血管之外。芥穗引败血出于血管之内，黑姜以止血管之口。一方之中，实有调停曲折之妙，故能祛旧病而除沉疴。然必须慎房帏三月，破者始不至重伤，而补者始不至重损，否则不过取目前之效耳。其慎之哉，宜寡欲。

【眉批：欲种子者，必待落红后，即三十时辰，两日半也。经来之时，数足三十时辰，便可入房。一日男，二日女，三日男，四日女，五日男，六日女，七日男，过七日即不能受孕矣。】

【解析】

妇女有性交后而出血不止的，虽没有血崩这么厉害，但造成终年累月流血不止，难免会气血两伤，时间久了恐怕会导致冲任血海空虚而发生血枯经闭的可能。这种病，起于妇女经期未避房事，精液冲入子宫内血管造成的。精液冲入子宫内血管不过是一时的受伤，精液流出也就好了，为什么会造成长时间出血不止呢？不知血管是最娇嫩的，绝对不能够有什么外伤，包括房事精伤。大凡妇女要受孕，必然是在经净之后交合受孕，这才能保证无忧患可虑。倘若是经行之际，血正向外排出而男精又射入，就可使欲涌出的经血被冲退回血室，这种情况既不能达到精血相合受精成孕的目的，又必然会导致经血与败精互结而化成瘀血留滞。同房之时，新精促动其旧日之精，则两相感召，旧精欲出，而血亦随之而出。治法须采取通畅胞宫之气，引旧精外出，进而用补气补精之药，使冲任胞脉所受损伤血管逐渐修复，从而可以治愈。方用引精止血汤。

人参15g　土炒白术30g　茯苓（去皮）9g　熟地黄（九蒸）30g　蒸山茱萸15g　炮姜炭3g　黄柏1.5g　荆芥穗9g　酒炒车前子9g

用水煎服。连服4剂可使病愈，10剂则不再复发。方中用人参、白术以补气，用熟地黄、山茱萸以补精血，精与气俱旺盛，冲任二脉就通畅；再加上茯苓、车前子利水而通窍道，水道通利则脉道也利；又配黄柏可直入冲任胞宫，而引宿日之旧精于血管之外；荆芥穗入血分可引瘀血而出；炮姜炭以止血。一方之中，实际上有调停曲折之妙，故能祛旧病而除沉疴。治愈后必须忌房事3个月，才能使损伤之处不再重新受到伤害，刚补益的精气也不至于重新耗损，否则只能取效一时。谨慎点的话应该寡欲。

【眉批：想要怀孕的人，必须要等到月经过后，即 60 小时后，也是两天半后。月经来的时候开始计算 60 小时后即可同房。单数日为男，双数日为女，过 7 天就不能受孕了。】

【心悟】

本篇所论述的交感血出，因经期同房相火偏旺，灼伤脉络所致。方用引精止血汤，益气养血，固摄冲任，清泄相火，引邪外达而血止。方中所用荆芥穗为引药归经之品，透血中之郁热的良药。

现代医学认为发病原因多因于宫颈糜烂或慢性生殖器官炎症，如子宫内膜炎及子宫黏膜下肌瘤脱出宫颈口外等。存在这些病症时，若房事不节，甚至经期交合，则易致崩漏。临床应结合现代医学检查方法，排出以上原因引起的出血。

【医案诠释】

蔡某，女，35 岁。于 1996 年 3 月就诊。经事已净 3 日而行房事。性交后发现阴道出血，出血量约 10ml 左右，无痛感，但觉疲乏。次晨起头晕心慌，懒言气短，乏力，纳谷不香，上述症状持续 2～3 日而自行缓解。事隔 6 天后又行房事，再度出血约 15ml 左右，并伴有少腹隐痛而前来就诊。症见头晕心慌，面色无华，倦怠乏力，懒言气短，纳谷不香，夜寐不实，腰疼肢楚，小腹隐痛，二便尚正常。性交后出血淡红色，月经期正常。辨属心脾气虚，统摄失司。治法：健脾益气为法。方用傅氏女科引精止血汤加黄芪。药用：党参 30g，白术 30g，茯苓 12g，熟地黄 30g，山茱萸 15g，炮姜炭 6g，黄柏 3g，荆芥穗 10g，车前子（包）10g，黄芪 30g。水煎服，连服 8 剂而愈。至今未发。

按：《傅青主女科》曰："妇人有一交合则流血不止者，虽不至于血崩之甚，而终年累月不得愈，未免血气两伤，久则恐有血枯经闭之忧。"故以党参、白术、黄芪健脾益气，熟地黄、山茱萸补肾益精，茯苓、黄柏、车前子利水清热，炮姜炭、荆芥穗止血归经。全方共奏健脾补肾、止血利湿之功。对于脾肾虚损之交感出血，每有良效。

（医案摘自：陆雅芳．妇科杂症三则治验［J］．实用中医内科杂志，2002. 16（4）：234．）

郁结血崩（十）

【原文】

妇人有怀抱甚郁，口干舌渴，呕吐吞酸，而血下崩者。人皆以火治之，时而效，时而不效，其故何也？是不识为肝气之郁结也。夫肝主藏血，气结而血亦结，何以反至崩漏？盖肝之性急，气结则其急更甚，更急则血不能藏，故崩不免也。治法宜以开郁为主。若徒开其郁，而不知平肝，则肝气大开，肝火更炽，而血亦不能止矣。方用**平肝开郁止血汤**。

白芍（一两，醋炒） 白术（一两，土炒） 当归（一两，酒洗） 丹皮（三钱） 三七根（三钱，研末） 生地（三钱，酒炒） 甘草（二钱） 黑芥穗（二钱） 柴胡（一钱）

水煎服。一剂呕吐止，二剂干渴除，四剂血崩愈。方中妙在白芍之平肝，柴胡之开郁，白术利腰脐，则血无积住之虞；荆芥通经络，则血有归还之乐。丹皮又清骨髓之热，生地复清脏腑之炎，当归、三七于补血之中以行止血之法，自然郁结散而血崩止矣。

【眉批：此方入贯众炭三钱更妙。】

【解析】

妇女心中有抑郁，口干舌渴，呕吐吞酸，而出现血崩的，为郁结血崩。人们多按热证来治，有时有效，有时无效，为什么呢？这是未辨清其属肝气郁结引起的。肝主藏血又主疏泄，若肝气郁结，气机不畅则血亦凝滞，为何又能致崩漏发生？此因肝性喜条达，肝气不舒就会郁结而失于条达，气结则肝气更旺，肝气疏泄失司则血海不能正常藏血，故发展成崩漏。治法应以平肝开郁为主。若仅仅是开其郁，而不知平肝火，则肝气大开，肝火更甚，血也不能止了。方用平肝开郁止血汤。

醋炒白芍 30g 土炒白术 30g 酒洗当归 30g 丹皮 9g 三七根（研末）9g 酒炒生地黄 9g 甘草 6g 黑芥穗 6g 柴胡 3g

水煎服。1 剂可使呕吐停止，2 剂后干渴消除，4 剂血崩之症痊愈。方中奇妙之处在于用白芍酸敛来养肝平肝，柴胡疏肝解郁，白术健脾和胃以培土疏利肝木，肝气不郁则血也不会结滞。用黑芥穗入血分通经络，使血有归经。丹皮清泄骨髓之热，生地黄又能凉血清脏腑之热，当归、三七寓补血之中又能行祛瘀止血之法，自然使郁结散开，崩漏自止。

【眉批：此方加入贯众炭 9g 更妙。】

【心悟】

傅氏论述的郁结崩漏，其发病主要责于肝气郁结，郁久化火，热迫血行而引发的。其症虽有热象，但必有肝经郁热之候，如口苦咽干，心烦易怒，胸胁乳房胀痛，嗳气吞酸，脘腹胀闷等。很多医生治疗此病不知凉肝开郁，常按热证来治，如傅氏所言"时而效，时而不效"。傅氏治疗此病平肝开郁止血，独具匠心，非平肝无以凉血，非开郁无以藏血，可谓融塞流、澄源、复旧于一方。在临床上，凡血热所致崩漏，当仔细辨证，以区分阴虚血热，还是阳盛血热，或是肝郁血热，还可有湿热证型等，辨证施治才能获效。

本病属于现代医学无排卵性功能失调性子宫出血范畴，应结合妇科检查和超声、性激素六项等进行详细诊断，以提高疗效。

闪跌血崩（十一）

【原文】

妇人有升高坠落，或闪挫受伤，以致恶血下流，有如血崩之状者。若以崩治，非徒无益而又害之也。盖此症之状，必手按之而疼痛，久之则面色萎黄，形容枯槁，乃是瘀血作祟，并非血崩可比。倘不知解瘀而用补涩，则瘀血内攻，疼无止时，反致新血不得生，旧血无由化，死不能悟，岂不可伤哉！治法须行血以去瘀，活血以止疼，则血自止而愈矣。方用**逐瘀止血汤**。

生地（一两，酒炒）　大黄（三钱）　赤芍（三钱）　丹皮（一钱）　当归尾（五钱）　枳壳（五钱，炒）　龟板（三钱，醋炙）　桃仁（十粒，泡，炒，研）

水煎服。一剂疼轻，二剂疼止，三剂血亦全止，不必再服矣。此方之妙，妙于活血之中，佐以下滞之品，故逐瘀如扫，而止血如神。或疑跌闪升坠，是由外而伤内，虽不比内伤之重，而既已血崩，则内之所伤，亦不为轻，何以只治其瘀而不顾气也？殊不知跌闪升坠，非由内伤以及外伤者可比。盖本实，不拨去其标病可耳。故曰：急则治其标。

【眉批：凡跌打损伤致唾血、呕血，皆宜如此治法。若血聚胃中，宜加川厚朴一钱半（姜汁炒）。】

【解析】

妇人有因从高处坠落，或跌仆闪挫而受内外伤损，以致发生阴道流血，临床症状好似血崩证，如果按崩漏治疗，不但没有效果反而会加重病情。本病的临床症状，必在伤害部位用手触之疼痛，这是拒按的表现，亦即血瘀之征，久则面色萎黄，形瘦体弱，这是因为跌伤时间较长，血瘀内阻而成，不是血崩所致。临证若不知用活血化瘀法治疗而用收涩补血法，那么瘀血停留不化，疼痛就无止休，还可致新血不生、旧血不化而妄走，以至发生生命危险还不知其原因。治当活血祛瘀、活血止痛，则血可自止而获痊愈。方用逐瘀止血汤。

酒炒生地黄 30g　大黄 9g　赤芍 9g　丹皮 3g　当归尾 15g　炒枳壳 15g　醋炙龟甲 9g　桃仁（泡，炒，研）10 粒

水煎服，服 1 剂痛轻，服 2 剂痛止，服 3 剂血亦全止，不必再服矣。逐瘀止血汤意从桃红四物合桃核承气汤加减化裁而成，其妙处在于活血之中，佐以理气行滞之品，因而瘀血可除，止血效果也快。有的高处下跌，是由外伤引起的内伤，虽然不如内伤那样严重，但既然造成了血崩，说明引起内伤也是不轻的，为什么只化瘀而不扶正气？因为高处坠落跟一般的内伤和外伤不同，本来就是实证，标症不除，病是不会好的，所以说急则治其标。

【眉批：凡是所有的跌打损伤导致的吐血、呕血都应该用这样的方法治疗。如瘀血积聚胃中，应加川厚朴 4.5g，姜汁炒。】

【心悟】

傅氏在闪跌血崩中明确指出是因碰撞或闪跌而引起的阴道出血，不属现代所指的崩漏范畴，因而在病机与治法上也就不同于一般言及的崩漏。外伤闪跌，损及血络，导致脉络之血外溢，离经之血便成瘀血，活血祛瘀为治疗此病的要法。临证遇此患者，还应做详细的妇科检查，以明确是否有生殖道及子宫的创伤，如有应当及时缝合创面，以减少出血，并可起到迅速止血效果。

姜某，29 岁，2001 年 4 月 16 日初诊。主诉：阴道出血 20 余天。患者以往月经的期、量均正常，色暗红，时有血块。3 月 26 日上环后见有少量出血、腰酸、小腹隐痛，30 日因持重摔倒，即出现腰及小腹刺痛拒按，继则阴道出血量多，色暗红夹有紫血块。西医曾用安络血、维生素 E、当归片等药治疗半月余，效果不佳。症见阴道出血时多时少有紫血块，腰骶、小腹刺痛，面色萎黄，神疲，舌质淡暗有瘀斑，舌下脉络有迂曲，脉沉涩。方用逐瘀止血汤加减化裁：生地黄、当归、茜草根各 15g，赤芍、丹皮、龟甲、枳壳、元胡各 9g，制香附、大黄炭各 10g，桑寄生、续断各 12g，益母草 20g。3 剂，水煎分 2 次服。

二诊（4 月 20 日）：服上方后下紫血块不少，小腹酸痛有减。上方又服3 剂。

三诊（4 月 24 日）：服上方后出血量大减，腹也不痛，腰还稍酸，面白神疲。上方去赤芍、茜草根，加党参 12g，3 剂水煎服。服药后不再出血，以人参养荣丸善后调理。随访半年，月经期、量、色、质均已正常。

按：置环后不规则的阴道出血，是宫内节育器的主要副作用之一。患者在持重摔倒后出现腰及小腹刺痛拒按，继则阴道出血量多，色暗红夹有紫血块，又因异物创伤子宫脉络，兼有心理紧张、焦虑等情绪的干扰，肝郁化火，伤冲损胞，迫血妄行，加之异物阻滞，血不畅行，血滞成瘀，血不循常道而造成出血。而金疮所伤离经之瘀血又是造成出血的核心病机。所用方中生地黄、当归养血滋阴，活血调经；赤芍、丹皮、益母草逐瘀活血；大黄炭、茜草根活血化瘀、止血生新；龟甲养阴止血；枳壳、制香附行气散结，气行则血行。全方共奏活血化瘀、止血调经、凉血解毒之功效，令瘀血得活，脉络得通，血能归经，出血可止。

（医案摘自：郭涛荣，苏保华. 逐瘀止血汤治疗上环后阴道出血［J］. 四川中医，2004. 22（12）：61－62.）

血海太热血崩（十二）

【原文】

妇人有每行人道，经水即来，一如血崩。人以为胞胎有伤，触之以动其血也。谁知是子宫血海因太热而不固乎。夫子宫即在胞胎之下，而血海又在胞胎之上。血海者，冲脉也。冲脉太寒而血即亏，冲脉太热而血即沸。血崩之为病，正冲脉之太热也。然既由冲脉之热，则应常崩而无有止时，何以行人道而始来，果与肝木无羔耶？夫脾健则能摄血，肝平则能藏血。人未入房之时，君相二火寂然不动，虽冲脉独热，而血亦不至外驰。及有人道之感，则子宫大开，君相火动，以热招热，同气相求，翕然齐动，以鼓其精房，血海泛滥，有不能止遏之势，肝欲藏之而不能，脾欲摄之而不得，故经水随交感而至，若有声应之捷，是惟火之为病也。治法必须滋阴降火，以清血海而和子宫，则终身之病，可半载而除矣，然必绝欲三月而后可。方用**清海丸**。

大熟地（一斤，九蒸）　山萸（十两，蒸）　山药（十两，炒）　丹皮（十两）　北五味（二两，炒）　麦冬肉（十两）　白术（一斤，土炒）　白芍（一斤，酒炒）　龙骨（二两）　地骨皮（十两）　干桑叶（一斤）　元参（一斤）　沙参（十两）　石斛（十两）

上十四味，各为细末，合一处，炼蜜丸桐子大。早晚每服五钱，白滚水送下。半载全愈。此方补阴而无浮动之虑，缩血而无寒凉之苦，日计不足，月计有余，潜移默夺，子宫清凉，而血海自固。倘不揣其本而齐其末，徒以发灰、白矾、黄连炭、五倍子等药末，以外治其幽隐之处，山恐愈涩而愈流，终必至于败亡也。可不慎与！

【眉批：凡血崩症，最宜绝欲避房。无奈少年人彼此贪欢，故服药往往不效。若三月后崩止病愈，而房事仍无节制，病必复作，久则成劳。慎之！】

【解析】

有的妇女在每次行房事之后，月经就来潮，量多如血崩样。人们都以为这是冲任胞胎有伤，因触动而出血的。其实这主要是因子宫冲脉血海太热而不能固摄经血所引起的。子宫在胞胎的下面，而血海又在胞胎的上面。血海者，冲脉也。冲脉如果虚寒，血就会亏少，冲脉如果热盛，血就会沸腾，而血崩的形成，正是由于冲脉的热太盛了。然而，既然是由于冲脉太热，则应该是血崩不止，为什么在性生活后而来月经呢？难道肝木无病吗？正常情况下，脾气健旺就能摄血以循常道，肝气平和就能将血按时归藏。人在没有行交合之时，体内君火与相火是相互内守而不妄动的，虽冲脉热甚，而血也不至于外泄。到了有交合之情感时，就会使子宫的门户开放，使君相二火相互交织，以热招热，共同感应，引动君相两火一起行动，合而伏于冲脉胞宫，使冲脉所主之血沸腾，血海泛滥不宁静，有不能遏制的趋势，使肝不能藏血，脾不能摄血，使月经随房事而行，为什么发病会那么快呢？这就是火所造成的病因啊。治法必须滋阴降火，以清血海之热而使子宫平和，长期的病患可在半年内消除。但是必须节制房事3个月后才可以收到效果。方用清海丸。

熟地黄（九蒸）480g　蒸山茱萸300g　炒山药300g　丹皮300g　炒北五味60g　麦冬300g　土炒白术500g　酒炒白芍480g　龙骨60g　地骨皮300g　干桑叶480g　玄参480g　沙参300g　石斛300g

上面14味药，均磨为细末，放在一起，炼蜜为丸，如梧桐子大，早晚各服15g，白开水送下，连服半年便可痊愈。此方滋阴壮水使火无上炎之势，凉血清热而无苦寒滞血之弊，服数日药效不足，服数月即可达到病愈，起着潜移默化的效果，子宫无热而清凉平和，血海冲脉自然固摄有常。倘若不考虑疾病的根本而顾其表面症状，只是以发灰、白矾，黄连炭、五倍子等药末，以外治其幽隐之处，恐怕愈止愈出血，最终不能止血，应谨慎对待血崩！

【眉批：凡是血崩证，最好是禁止房事。无奈年轻人彼此贪欢，常常服药疗效欠佳。若是三个月后血止病愈，而房事仍无节制，疾病肯定要复发，时间久了就变成劳疾了。千万要谨慎！】

【心悟】

本节论述的血崩是热伏血海、君相火旺，热扰冲任，血海沸腾所致，在发病诱因上与前面的交感出血有相似之处，都是性生活而引起的阴道出血，不同表现为出血量的多少。交感出血谓之经行时交合而致，久而流红，终年累月，出血量不一定多，"不至于血崩之甚"，而本节出血为经净后由性生活而引发，量多，"一如血崩"。方药以清血海之热为主，方中重用地骨皮、干桑叶，此乃凉血而不伤阴，清火而不留瘀，为凉血治崩之良药。结合临床表现，此类情况似月经先期伴经量过多，而傅氏在篇中也直呼为经水即来。因而诊治时在排除某些生殖器的器质性病变后，可按月经不调辨证论治。

陈某，女，48 岁，工人，1978 年 5 月 29 日初诊：血热肝旺，木火内扰，经行早期，色鲜腹痛，量多如崩，平日烦躁腰酸无力。际此行经第 3 日，血海沸溢，宜塞流澄源，凉血清肝，方傅青主清海汤加减。桑叶 15g，玄参炭 15g，菊花炭 5g，旱莲草 15g，丹皮 12g，生白芍 30g，仙鹤草 30g，黄芩炭 9g，藕节炭 15g，槐花炭 18g，竹茹 9g，炙甘草 5g，3 剂。叠投清海丸两个月而愈。

按： 本案年近七七，岁再更年。经云"女子七七天癸竭"，肝肾已亏，水涸火炎，血海为之沸腾，而致妄行。何师首诊选用桑叶、丹皮、菊花、槐花、黄芩等清肝凉血，宁静血海，抑沸溢之势；复以仙鹤草、旱莲草、藕节炭、玄参炭等凉血止血，仿《傅青主女科》清海丸"补阴而无浮动之虑，缩血而无寒凉之苦"，使子宫清凉而血活自固。炒白芍大剂量应用，是宁波大奉化一已故老中医的经验，取其酸收入肝，炒黑重用，更增敛阴塞流之效，攻专力著，效果颇为满意。经几个周期的治疗，崩止痛缓，经来转正。但因久崩血去气耗，几番转手养血、滋养、益气、扶正、生新，以固守堤防，也为巩固善后之举。

（医案摘自：何嘉琳．何子淮女科［M］．科学出版社，2013）

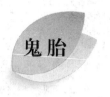

鬼胎

妇人鬼胎（十三）

【原文】

妇人有腹似怀妊，终年不产，甚至二三年不生者，此鬼胎也。其人必面色黄瘦，肌肤消削，腹大如斗。厥所由来，必素与鬼交，或入神庙而兴云雨之思，或游山林而起交感之念，皆能召祟成胎。幸其人不至淫荡，见祟而有惊惶，遇合而生愧恶，则鬼祟不能久恋，一交媾即远去。然淫妖之气已结于腹，遂成鬼胎。其先尚未觉，迨后渐渐腹大，经水不行，内外相色，一如怀胎之状，有似血臌之形，其实是鬼胎而非臌也。治法必须以逐秽为主。然人至怀胎数年不产，即非鬼胎，亦必气血衰微。况此非真妊，则邪气必旺，正不敌邪，其虚弱之状，必有可掬。乌可纯用迅利之药以祛荡乎！必于补中逐之为的也。方用**荡鬼汤**。

人参（一两）　当归（一两）　大黄（一两）　雷丸（三钱）　川牛膝（三钱）　红花（三钱）　丹皮（三钱）　枳壳（一钱）　厚朴（一钱）　小桃仁（三十粒）

水煎服。一剂腹必大鸣，可泻恶物半桶。再服一剂，又泻恶物而愈矣。断不可复用三剂也。盖虽补中用逐，未免迅利，多用恐伤损元气。此方用雷丸以祛秽，又得大黄之扫除，且佐以厚朴、红花、桃仁等味，皆善行善攻之品，何邪之尚能留腹中而不尽逐下也哉！尤妙在用参、归以补气血，则邪去而正不伤。若单用雷丸、大黄以迅下，必有气脱血崩之患矣。倘或知是鬼胎，如室女寡妇辈，邪气虽盛而真气未漓，可用岐天师亲传**红花霹雳散**：红花半斤、大黄五两、雷丸三两，水煎服，亦能下鬼胎。然未免太于迅利，过伤气血，不若荡鬼汤之有益无损为愈也。在人临症时斟酌而善用之耳。

【眉批：鬼祟之事，儒者弗道，然城市乡曲往往有是症，不可不察。甚

勿以此言为荒唐也。】

【解析】

　　妇人患有鬼胎，表现为腹部增大，好像似怀孕的样子，经过一年却不见生产，甚至二三年仍不能生产，傅氏把这种现象称为"鬼胎"。这类病人大多是面色萎黄无泽，形体瘦弱无力，肚子大得像是斗一样扣在腹部，傅氏认为引起这种疾病的起因，可能是由于女子素体虚弱，邪气乘虚侵入机体，或有许多难言的事情积念心头，忧思不解，或在游山玩水之时起交欢之情，这几种现象都可能导致发生鬼胎。幸好这种人不是淫荡之人，见了鬼神作祟，便心中惊惶不安，而且遇到交合之事后，又心生惭愧憎恶之情，所以鬼邪不能久恋，一次交媾便远离而去。但是淫妖邪气已结于腹内，因而形成鬼胎。患病初期一般是没有什么感觉，慢慢地腹部变大，出现月经不行，所表现出的症状就好像真的怀孕一样，腹部的形状就像血臌，其实这是鬼胎所为，并非是血臌之病。治疗方法必须以逐瘀、祛逐恶血为主。但由于患病日久，甚则长达数年，即使不是鬼胎，也必然会导致病人气血衰微。何况这种病并非是真的妊娠，而是属邪气过盛，正气衰退不能抵御外邪，病人已经非常虚弱，到了可用手拎起来的程度。不能单纯用迅猛利下的药物来祛瘀荡邪！必须在补养正气之中行逐秽之法。方用荡鬼汤。

　　人参30g　当归30g　大黄30g　雷丸9g　川牛膝9g　红花9g　丹皮9g　枳壳3g　厚朴3g　小桃仁30粒

　　以上药物用水煎服。一般1剂之后就会出现腹中鸣响，并泻下污浊之血半桶，再服1剂，又会排出恶血，大多数可使疾病痊愈，千万不能再服用第3剂。因为本方剂虽然是在补益之中行攻邪逐瘀之法，但也不免药性迅猛峻利，过量服用恐怕也会损伤正气。方中用雷丸的毒性来攻逐恶血，又配大黄以助荡涤瘀浊，并且佐以厚朴、红花、桃仁等药味，这些药物都是活血行滞之品，还有什么邪气能停留在腹中而不被驱除呢？本方之妙在于方中用人参、当归以补气养血扶正，使其攻邪而正不伤。如果单用雷丸、大黄一类药性迅猛攻伐的药物，势必会引起气随血脱而发生血崩病患。假如知道是属于鬼胎，像未婚女子、寡妇这样的患者，往往是邪气虽盛，但真气还没有离散，便可采用岐天师所传授的红花霹雳散：红花180g，大黄150g，雷丸90g。水煎服，也可以治疗鬼胎。但难免药性太过于迅猛峻利，损伤气血太过，不像荡鬼汤那样祛逐邪气正气不受损伤而疾病痊愈。人们在诊治用药时当根据临床症候表现细细斟酌、妥善运用才行。

【眉批：关于鬼祟致病，一般的读书人不曾知道有此病症，但是这个病无论是在城市或乡村还是可以见到的，医者不可不察觉，更不要认为这样的言论是荒唐的。】

【心悟】

傅氏认为本病的发生应归结于鬼神作祟，淫妖之气结于腹部所致，显然这些论述是不够科学的。文中重点强调了邪气过盛、正气衰弱是本病发生的关键所在。《景岳全书·妇人规》论及"鬼胎"，认为"妇人有鬼胎之说，……此不过由本妇之气质，盖或以邪思蓄注，血随气结而不散，或以冲任滞逆，脉道壅瘀而不行，是皆内因之病，而必非外来之邪，盖即血气痕之类耳，……又凡鬼胎之病，必以血气不足而兼凝滞者多有之"，此观点与傅氏对于本病的论述颇有相似之处。对于本病的治疗傅氏提出应虚实并进，方中大黄与人参等量更是体现出祛邪与扶正兼顾的治疗思想，针对使用猛烈的药性而言，要遵循"中病即止"的原则。若病势大体已去，就要停止用药，或用他药予以调理。

傅氏笔下所言"妇人鬼胎"病症，常见于西医结核性腹膜炎、巨大卵巢囊肿；中医单腹胀、癥瘕等疾病之中，临床上此病症可利用超声检查明确诊断，认真鉴别，方不至于误诊误治。

室女鬼胎（十四）

【原文】

女子有在家未嫁，月经忽断，腹大如妊，面色乍赤乍白，六脉乍大乍小。人以为血结经闭也，谁知是灵鬼凭身乎！夫人之身正，则诸邪不敢侵；其身不正，则诸邪自来犯。或精神恍惚而梦里求亲，或眼目昏花而对面相狎，或假托亲属而暗处贪欢，或明言仙人而静地取乐，其始则惊诧为奇遇而不肯告人，其后则羞报为淫亵而不敢告人。日久年深，腹大如斗，有如怀妊之状。一身之精血，仅足以供腹中之邪，则邪日旺而正日衰，势必至经闭而血枯。后欲导其经，而邪据其腹，则经亦难通。欲生其血而邪食其精，则血实难长。医以为胎，而实非真胎。又以为痕，而亦非痕病。往往因循等待，非因羞愤而亡其生，即成劳瘵而终不起。至死不悟，不重可悲哉！治法似宜补正以祛邪，然邪不先祛，补正亦无益也。必须先祛邪而后补正，斯为得之。方用**荡邪散**。

【眉批：此方阴骘大矣。见有因此病羞愤而蹈于非命，劳疲而丧于妙年，深为可悯。若服此方不应，宜服**桂香平胃散**，无不见效。愈后宜调养气血，节饮食。肉桂（去粗皮）一钱，麝香一钱，以上二味共研细末，开水为丸如桐子大，空心开水下。服后半日时煎平胃散一剂服之。苍术（米泔炒）三钱，厚朴二钱（姜汁炒），广皮一钱，枳实二钱（土炒），全当归三钱（酒洗），川芎一钱（酒洗）。服后必下恶物。若不见下恶物，次日再服平胃散，不用桂香。】

雷丸（六钱）　桃仁（六十粒）　当归（一两）　丹皮（一两）　甘草（四钱）

水煎服。一剂必下恶物半桶，再服**调正汤**治之。

白术（五钱）　苍术（五钱）　茯苓（三钱）　陈皮（一钱）　贝母（一钱）　薏米（五钱）

水煎。连服四剂则脾胃之气转，而经水渐行矣。前方荡邪，后方补正，实有次第。或疑身怀鬼胎，必大伤其血，所以经闭。今既坠其鬼胎矣，自当大补其血，乃不补血而反补胃气，何故？盖鬼胎中人，其正气大虚可知，气虚则血必不能骤生，欲补血先补气，是补气而血自然生也。用二术以补胃阳，阳气旺则阴气难犯，尤善后之妙法也。倘重用补阴之品，则以阴招阴，吾恐鬼胎虽下，而鬼气未必不再侵，故必以补阳为上策，而血自随气而生也。

【解析】

没有出嫁的女子，月经突然停闭不来，腹部增大像怀孕的样子，面色忽红忽白，诊其脉象六脉忽大忽小，人们以为是血结而形成经闭，谁知是鬼邪之气缠身造成！如果人的身体气血旺盛，所有的外邪就不能侵犯机体；如果身体气血不足，那么各种邪气自然就会侵害到机体而引起疾病。正如《内经》所言："正气存内，邪不可干；邪之所凑，其气必虚"。患此病的女子会表现出精神恍惚不定，梦中求亲近，或眼神昏花，相对而坐而想要亲近，有时假借亲属关系而暗地贪欲，或有的明说自己是神仙而就地取欢。患此病的人初起还惊奇的认为是一种奇特遭遇不肯告诉别人，待日久腹大后认为是自己的淫秽行为所造成，因羞愧而不敢告诉别人。年久日长，腹部大得像斗样，好像怀孕的状态，全身的精血只能供腹中邪气的消耗，邪气日渐旺盛而正气却日渐衰退，势必发展成血枯经闭。日后虽然想采用通经的方法，但邪气停聚在腹内不去，冲任阻滞则经水也难以通下，又想采用养血生血的方法，但是邪气仍在消耗精血，新血实在难以速生。有些医者以为这种现象是怀孕，其实这并不是真的怀孕；也有医者认为是瘕病，但也不是瘕病，往往按着老办法等待下去，最后患者不是因为羞愧悲愤而死去，就是病情发展到虚损重症成为痨瘵病而一病不起，直到死也不清楚所患的是什么病，这是多么可悲的事情啊！这种疾病似乎应该采取补益正气，祛除邪气的治疗方法，但是邪气不先祛除，单纯用补益的药物也是没有用的。首先应采用祛邪的方药，而后再用扶正的药物，这样才是正确的治法。方用荡邪散。

【眉批：这个方子功能作用很大。见到有因为这个病羞愧愤怒而死于非命的，劳神伤身而年轻时就丧命的，真的是很可怜啊。如果服用这个方子没有反应，应该服用桂香平胃散，没有不见效的。治愈后应调养气血，注意饮食。肉桂3g，麝香3g，这两味药一起研成细末，用开水制成梧桐子大小的丸剂，用温开水送服。服药后半天，煎1剂平胃散服下。平胃散组成为：苍术（米泔炒过）15g，厚朴（姜汁制）10g，陈皮3g，枳实（生炒）10g，酒洗当归15g，酒洗川芎3g。服药后一般会有污物排出。如果见不到污物排出，第2天再服平胃散，不用肉桂、麝香。】

雷丸18g　桃仁60粒　当归30g　丹皮30g　甘草12g

以上药物用水煎服。1剂服后便会排下半桶恶秽的败血，这时接着服调正汤治疗。

白术15g　苍术15g　茯苓9g　陈皮3g　贝母3g　薏苡仁15g

以上药物水煎，连续服用4剂则脾胃功能就会好转，经水也逐渐来潮。前方以荡邪为主，后方以健脾胃、扶正气为主，确实有分先后次序的必要。如果怀疑是腹中怀有鬼胎，那么必然会大伤病人的精血，所以导致了闭经。如今既然用荡邪散攻逐其鬼胎，自然应当大补其气血，可是为什么不用补血药而反用补胃气药呢？傅氏认为患鬼胎病的人，正气太虚，气血相生，气虚必然影响血的生成，想要补血，必须先补其气，气旺自然可以促进血的生成。正所谓"有形之血不能速生，无形之气所当急固"。所以用苍术、白术补胃气，使脾胃之气健运，气血生化有源，气血旺盛邪气也就难以侵犯机体，尤其是善后这一治法实在为妙法。如果先重用补阴血的药物，就容易导致阴血与邪气相搏结，恐怕鬼胎虽逐下，但鬼邪之气可能会再侵袭，因此应以补益脾胃之阳气为上策，血则随气而自生，阴得阳助而生化无穷。

【心悟】

"室女"即未婚嫁的女子。对于室女鬼胎，《黄帝内经灵枢·水胀篇》记载，曰："石瘕生于胞中，寒气客于子门，子门闭塞，气不得通，恶血当下不下，衃以停止，日以益大，状如怀子，月事不以时下，皆生于女子，可导而下。"此病的发生原因，并非如傅氏所说的皆与鬼交有关，这种说法显然带有封建迷信色彩。文中提到患此病可发展成"痨瘵而终不起"，这种认识与现代医学的某些疾病是相符合的，例如西医学的卵巢浆液性囊腺癌、黏液性囊腺癌及卵巢子宫内膜样肿瘤等；中医学中的石瘕、肠覃等等。医者临床中应予以明确的诊断，对于恶性肿瘤建议采取手术等方法进行治疗，以免延误病情。

调经

经水先期（十五）

【原文】

妇人有先期经来者，其经甚多，人以为血热之极也，谁知是肾中水火太旺乎。夫火太旺则血热，水太旺则血多，此有余之病，非不足之症也。似宜不药，有喜。但过于有余则子宫太热，亦难受孕，更恐有烁干男精之虑。过者损之，谓非既济之道乎！然而火不可任其有余，而水断不可使之不足。治之法但少清其热，不必泄其水也。方用**清经散**。

丹皮（三钱）　地骨皮（五钱）　白芍（三钱，酒炒）　大熟地（三钱，九蒸）　青蒿（二钱）　白茯苓（一钱）　黄柏（五分，盐水浸炒）

水煎服。二剂而火自平。此方虽是清火之品，然仍是滋水之味，火泄而水不与俱泄，损而益也。

【眉批：妇科调经尤难，盖经调则无病，不调则百病丛生。治法宜详察其病原，细审其所以不调之故，然后用药，始能见效。此书虽有先期、后期、无定期之分，然须与种子、带下门参看，临症时自有进境。】

又有先期经来只一二点者，人以为血热之极也，谁知肾中火旺而阴水亏乎？夫同是先期之来，何以分虚实之异？盖妇人之经最难调，苟不分别细微，用药鲜克有效。先期者火气之冲，多寡者水气之验。故先期而来多者，火热而水有余也；先期而来少者，火热而水不足也。倘一见先期之来，俱以为有余之热，但泄火而不补水，或水火两泄之，有不更增其病者乎！治之法不必泄火，只专补水，水既足而火自消矣，亦既济之道也。方用**两地汤**。

大生地（一两，酒炒）　元参（一两）　白芍药（五钱，酒炒）　麦冬肉（五钱）　地骨皮（三钱）　阿胶（三钱）

水煎服。四剂而经调矣。此方之用地骨、生地，能清骨中之热。骨中之热，由于肾经之热，清其骨髓，则肾气自清，而又不损伤胃气，此治之巧也。况所用诸药，又纯是补水之味，水盛而火自平理也。此条与上条参观，断无误治先期之病矣。

【解析】

有的妇女月经常提前而至，并且月经量很多，一般的医生都以为是血热太盛所致，哪里知道是由于肾中水火太旺的缘故而引发的啊！火太旺，则血就会热，水太旺，则血量就会多，这属于实热证，而不是虚热证，似乎应该是不用服药就可以怀孕。但是肾中之水火太过旺盛，子宫就容易太热，这种情况也就难以怀孕了，并且恐怕还有灼干男子精液的后顾之忧。对于宫内的实热，应该设法消退，这难道不是符合《易经》既济卦的道理吗？不过，对于人体肾火不能听任它旺盛的太过，对于肾水也不能让它不够人体所需，所以治疗的方法应适当清除肾中之热，而不需要泄利肾中之水。处方用清经散。

丹皮 9g　地骨皮 15g　酒炒白芍 9g　熟地黄（九蒸）9g　青蒿 6g　茯苓 3g　盐水炒黄柏 1.5g

用水煎服。服用 2 剂药以后，肾中之火自然可以平息。这个方虽然使用了清火的药物，但是仍以滋补肾水的药物为主，以达到能清除邪火而致体内的肾水不同时损失，使用清利之法达到补益的目的。

【眉批：妇科调理月经尤为艰难，如果月经规律则不会衍生其他疾病，月经不调则会引发许多疾病。治疗的方法应该仔细审查引起月经不调的病因，然后用药才能见到疗效。这本书虽然记录了月经先期、月经后期、月经先后无定期的区别，但是必须与种子、带下门的有关条目前后联系的看，在治病的时候疗效自然会提高的。】

又有的妇女月经期提前只有少量点滴经血的，人们以为这是血热很重的缘故，又哪里知道是由于肾火旺盛而阴水亏虚所造成的啊！同样是月经提前，怎么还区别虚和实的不同呢？这是因为妇女的月经最难调理，假如不仔细分辨症状的微小差别，用药就很少会有效果。经期提前是火气旺盛的表现，经量多少是肾水状况的验证。因此妇女经期提前而且月经量多的，说明妇女体内火气太旺而肾水有余；经期提前而月经量少的，则说明妇女体内火气太旺而肾水不足。假如一见病人经期提前来到，便一律认为是由体内火太旺，便采用只是泻火而不补肾水的办法，或是采用对水火都泄利的方法，又哪里不加重病情呢？治疗的方法不需要泻火，只需要专门滋补肾水，肾水充足，火旺之症便自然消退了，这也符合即济卦的道理。处方用两地汤。

酒炒生地黄30g　玄参30g　酒炒白芍15g　麦冬15g　地骨皮9g　阿胶9g

用水煎服。服用上方4剂药月经便正常了。处方中用地骨皮、生地能清骨中的热邪。骨中的热邪，是由于肾经的热引起的，只要清解骨中的邪热，肾气就不受干扰，而且还不会损伤胃气，这样的治疗实在巧妙。何况上方中所使用的各种药物，又全部是滋补肾水的药，津液充足火热自然就平息。将这一段与前一段内容互相参照体会，就绝不会对月经提前的病证做出错误的判断了。

【心悟】

本节傅氏阐述了肾火旺盛引起经水先期而致的发病机制，治以损其有余，方用清经散。肾火又有虚火实火之分，临证时要注意辨证，不可一见先期不予以辨证，一概按热证治之。若虚火者，当以滋阴降火，方用两地汤。

【医案诠释】

张某，女，39岁，孕1产1。2013年8月13日初诊。月经先期量少1年。患者平素月经规律，近1年月经提前7~10天，经期规律，量少，色暗红，伴有手足心热，眠差。末次月经2013年8月1日，上次月经2013年7月10日，患者咽干口燥，心烦失眠，两颧潮红，二便可，舌质红，苔少，脉细数。妇科检查未见异常，B超提示未见异常。中医诊断：月经先期量少；证属阴虚血热型；治以养阴清热调经；处方：生地黄15g，地骨皮10g，玄参15g，麦冬30g，白芍20g，女贞子30g，墨旱莲15g，山茱萸20g，黄芩10g，黄柏10g，茯神30g，夜交藤30g，7剂，水煎服，1剂/天。8月21日二诊，患者自诉睡眠症状得到改善，处方：生地黄15g，地骨皮10g，玄参15g，麦冬30g，白芍20g，茯神30g，夜交藤30g，7剂，水煎服，1剂/天。8月29日三诊：月经第1天，服桃红四物汤加减。处方：桃仁12g，红花15g，当归15g，川芎15g，鸡血藤15g，广木香6g，香附10g，丹参10g，赤芍20g，川牛膝12g，甘草3g，4剂，水煎服，1剂/天。9月3日四诊：患者诉现月经已净，此次月经周期为 28 天，月经量比之前稍增多，遂处方为：生地黄 15g，地骨皮 10g，玄参 15g，麦冬 30g，白芍 20g，女贞子 30g，墨旱莲 15g，山茱萸 20g。服 15 剂。下次月经第 1 ~ 4 天服用桃红四物汤加减，经净后服 15 剂两地汤加减。治疗 6 个月，后随访 3 个月，患者月经 25 ~ 28 天一潮，月经量基本恢复正常。

按：两地汤来源于《傅青主女科》，功效是清热凉血、滋肾养阴、调经止血，在用于治疗月经先期量少方面有显著的临床效果。两地汤适用于肾阴不足、阴虚火旺，傅氏云："又有先期经来只一二点者，人以为血热之极也，谁知肾中火旺而阴水亏乎……先期而来少者，火热而水不足也……治之法不必泄火，只专补水，水既足而火自消矣，亦即济之道也。方用两地汤。"指出了月经先期量少的病因病机，不是实热，而是阴水不足、虚热内生。因此在治疗上毋须用泻火药，而是用滋水药，即益水之源以制阳光之意。方中生地、地骨皮能清骨中之热，骨中之热由于肾经之热而发，清其骨髓则肾气自清而又不损伤胃气。生地黄滋阴清热而不腻，玄参补肾水降虚火二者可补肾经，"壮水之主，以制阳光"，为方中主药；地骨皮清骨中之热，固肾生髓，为臣药；麦冬养阴增液，清心除烦；白芍养血敛阴；阿胶补血滋阴，三药共为佐药，可滋阴清热，以达到培本清源之目的。诸药合用，共奏滋阴清热、凉血调经之功。故此方专为阴虚血热的月经先期量少而设。

（医案摘自：范道艳，张晓丹．张晓丹教授运用两地汤治疗月经先期量少的临床经验［J］．中医临床研究，2014.6（23）．89 – 90.）

经水后期（十六）

【原文】

妇人有经水后期而来多者，人以为血虚之病也，谁知非血虚乎。盖后期之多少，实有不同，不可执一而论。盖后期而来少，血寒而不足；后期而来多，血寒而有余。夫经本于肾，而其流五脏六腑之血皆归之。故经来而诸经之血尽来附益，以经水行而门启不遑迅阖，诸经之血乘其隙而皆出也。但血既出矣，则成不足。治法宜于补中温散之，不得曰：后期者俱不足也。方用**温经摄血汤**。

大熟地（一两，九蒸）　白芍（一两，酒炒）　川芎（五钱，酒洗）

白术（五钱，土炒） 柴胡（五分） 五味子（三分） 肉桂（五分，去粗，研） 续断（一钱）

水煎服。三剂而经调矣。此方大补肝、肾、脾之精与血。加肉桂以祛其寒，柴胡以解其郁，是补中有散，而散不耗气；补中有泄，而泄不损阴，所以补之有益，而温之收功。此调经之妙药也，而摄血之仙丹也。凡经来后期者，俱可用。倘元气不足，加人参一二钱亦可。

【解析】

有的妇女月经周期推迟而月经量又多的，一般医生认为这是血虚引起的疾病，又哪里知道这不是血虚所致的病啊！同属于妇女月经周期推迟，病人月经量的多或少，这本质上说明病情不相同，不可以按同一病证来看待。妇人月经周期推迟而月经量少的，属虚寒证，月经周期推迟而血量多的，属实寒证。月经的来潮是以肾气的充足为前提条件的，而流行于五脏六腑中的血液都归藏于肾。当月经来潮时，其他经脉的血也都来补充，由于经水行时，有如房门开启，不会立即关门，其他各经脉的血液也都会趁此机会而都溢出。这样血液既然溢出来，经血化源不足，因此病人经血量亦就不足。治疗的方法应该在补益中温经散寒，不能说月经推迟都是血虚引起的，处方用温经摄血汤。

熟地黄（九蒸）30g 酒炒白芍30g 酒洗川芎15g 土炒白术15g 柴胡1.5g 五味子0.9g 肉桂（去粗，研）1.5g 续断3g

用水煎服。服用3剂，月经便可以正常了。此方是大补肝、肾、脾三脏的精气和精血的药方。加上肉桂能温经散寒，加柴胡能解除肝之郁结，本方是补中有疏散，而疏散不能使精气耗伤；补中又有泄利，但泄利不会损伤阴血，所以采用补法是有益人体的，而温经又能收到良好的功效。这才是调经的妙药，而且是统摄精血的仙丹。凡是月经推迟的病人，都可以服用。如果患者元气不足，加上人参3～6g也是可以的。

【心悟】

傅氏本节阐述了月经后期的发病机制是由于寒邪客于血脉所致。经本于肾，寒在下焦，冲任首受其寒，寒伤冲脉，则经期退后。临证中常有血虚、气郁、肾虚、痰阻等证，治疗上不可一概而论，墨守成规死守一方，恐有误也。

李某，女，28 岁，教师，2004 年 12 月 20 日初诊。结婚同居 4 年，始终未孕。16 岁初潮月经即不规律，40～90 天来潮一次，偶尔使用黄体酮转经，基础体温单相，末次月经 2004 年 12 月 8 日，经来 1 周干净，经量少，色淡暗，伴血块，痛经较剧。经来时怕冷、无力，经前 1 周乳房胀痛。体格检查：双侧乳房发育正常，无小叶增生，无泌乳。妇科检查：外阴已婚式，阴道畅、乳白色分泌物，量不多无异味。宫颈光滑，无举痛，子宫平位正常大小，活动度好，双侧附件未触及异常。性腺轴六项检查正常，外院输卵管造影示双侧通畅。患者就诊，时恰值月经周期第 12 天，做阴道 B 超示子宫大小 48mm×44mm×32mm，内膜厚 3mm，左侧卵巢 30mm×17mm×16mm，右侧卵巢 25mm×22mm×12mm，双侧卵巢均未发现有发育卵泡。根据患者临床症状，诊断：①原发性不孕；②月经后期；③宫寒不孕，肝郁血瘀。治以温经暖宫，扶阳育阴，疏肝理气，调补冲任，活血调经。予温经摄血汤早晚空腹服，连服 20 天，并嘱思想放松，解除顾虑，保持良好的心态，每周 2 次性生活配合治疗。

二诊（2005 年 3 月 31 日）：服药后至今已 113 天，月经未来潮，晨起恶心，食欲减退，双侧乳房发胀，乳晕加宽加深，尿妊娠试验阳性，又做 B 超确定，子宫增大如孕 80 天状，宫腔内妊娠，囊内可见胎儿形体，原始心管搏动好。孕期经过顺利，于 2005 年 9 月 15 日足月顺娩一男性婴儿，体重 3500g。

按：中医认为不孕源之于肾，冲任二脉皆起于小腹，冲任虚寒，血瘀气滞故小腹冷痛，月经不调，后期闭经。这与西医的下丘脑－垂体－卵巢轴调节有类似之处，而充盛的肾精是实现排卵的物质基础，药理实验证明补肾的中药如熟地黄、续断、白术、白芍等有促卵泡发育、提高雌激素水平，增加子宫内膜受体作用。通过临床验证，在月经不调和不孕症的治疗中西医虽有见效快、作用明显的优势，但用药局限，如：治疗月经不调除雌孕激素序贯治疗外，其他没有什么药可用，而中药调经可全方位调理，标本同治。用温经摄血汤治疗月经后期或闭经引起的不孕，其主要功效是行气活血化瘀，对本症中医的治疗原则是：温肾养肝，调和气血，固摄冲任。方中熟地黄养血滋阴，补益精髓，温肾调经；川芎、白芍活血化瘀，养血调经；柴胡疏肝升阳；五味子固肾；白术、续断补肝肾，通行血脉。

因此，此方补益肝、肾、脾之精与血，加肉桂以祛其寒，柴胡以解其郁，补中有散，而散不耗气，补中有泻，而泻不损阳，所以补之有益，而散之有功。对月经后期引起的不孕症，尤有良效。

（医案摘自：杜竹枝，史亚菲．温经摄血汤治疗不孕症76例［J］．河南中医，2007.27（4）.53.）

经水先后无定期（十七）

【原文】

妇人有经来断续，或前或后无定期。人以为气血之虚也，谁知是肝气之郁结乎。夫经水出诸肾，而肝为肾之子，肝郁则肾亦郁矣。肾郁而气必不宣，前后之或断或续，正肾之或通或闭耳。或曰：肝气郁而肾气不应，未必至于如此。殊不知子母关切，子病而母必有顾复之情，肝郁而肾不无缱绻之谊，肝气之或开或闭，即肾气之或去或留，相因而致，又何疑焉。治法宜舒肝之郁，即开肾之郁也。肝肾之郁既开，而经水自有一定之期矣。方用**定经汤**。

菟丝子（一两，酒炒）　白芍（一两，酒炒）　当归（一两，酒洗）大熟地（五钱，九蒸）　山药（五钱，炒）　白茯苓（三钱）　芥穗（二钱，炒黑）　柴胡（五分）

水煎服。二剂而经水净，四剂而经期定矣。此方舒肝肾之气，非通经之药也；补肝肾之精，非利水之品也。肝肾之气舒而精通，肝肾之精旺而水利。不治之治，正妙于治也。

【眉批：以上调经三条，辨论明晰，立方微妙，但恐临时或有外感、内伤不能见效。有外感者宜加苏叶一钱，有内伤者宜加神曲二钱（炒），有因肉食积滞者再加东山楂肉二钱（炒），临症须酌用之。若肝气郁抑又当以逍遥散为主，有热加栀炭、丹皮，即加味逍遥散。】

【解析】

有的妇女月经来潮时断时续，或者提前或者推后，没有固定的周期规律。一般医生认为这是由于气血亏虚造成的，谁知道是因为肝气郁结引起的啊。月经来源于肾，而肾与肝是母子关系。肝木是靠肾水来滋养的，如果肝气郁结的话，肾气也郁结。肾气郁结，气机必定不能通畅，经期提前

《傅青主女科》临证解析

推后，时断时续，正是因为肾气有时通有时闭的缘故。有的医生说，肝气郁结而肾气不会相呼应，未必会发展到肝肾同病的地步。这是因为不明白肝与肾之间子与母的关系极为密切的原因，儿子生病，母必有牵挂之情，肝气郁结，肾必定有所顾虑，肝气疏泄失常，就会导致肾气的开阖失职，这是相互造成的，还有什么不明白的呢。治疗的方法应该是疏肝气之郁结，这样肾气的郁结也就解除了，肝肾的郁结既然解除，月经便自然有一定的周期了。处方用定经汤。

酒炒菟丝子30g　酒炒白芍30g　酒洗当归30g　熟地黄（九蒸）15g 炒山药15g　茯苓9g　黑芥穗6g　柴胡1.5g

用水煎服。服用2剂月经就干净了，服用4剂经期就规律了。这个方子在于疏达肝肾之郁气，而不用通利经水的药物；采用补肝肾精血的方法，却不属通经活血一类。肝肾的气机舒畅了，精气就通顺了，肝肾的精血旺了，月经就通利了，没有刻意的治疗，胜过专门的治疗。

【眉批：上面关于调理月经的三个条目，辨证准确，处方很有见地，但是临时出现感冒、内伤疾病可能会影响效果。有感冒的话可以加苏叶3g，如果由于内伤面食积滞引起消化不良，可以加炒神曲6g，如果因为摄入肉食而消化不良可以，加山东产的焦山楂6g，临证时针对病情可以考虑使用。如果肝气郁结应该以逍遥散为主，肝郁化火则加栀子炭、丹皮，也就是加味逍遥散。】

【心悟】

本节阐述了肝郁及肾，致肝肾并郁，母子同病，疏泄失司，血海失调，导致经血来潮先后不定，病情发展严重时，可转化为崩漏或闭经。因此这类疾病大多病情复杂，每肝、脾、肾三脏俱病，精、气、血失调，虚实夹杂，寒热互见。在临床上选方应注意辨证而施。

【医案诠释】

王某，女，30岁。患者平素体健，月经正常。近半年来因夫妻不和而郁怒悲伤，月经或提前行，或过期不行，甚为其苦，曾服疏肝理气之剂30余剂，病不舒，经行前小腹胀痛，月经色黑，夹有血块，胸中懊恼不舒，喜叹息，心烦失眠，大便干结难行，二三日一次，舌紫暗，苔薄白，脉弦。此肝肾之气郁滞，气病及血，气滞血瘀之证。治法宜疏肝肾之气，兼活血调经。以傅氏定经汤加减。菟丝子 30g，白芍 30g，当归 30g，熟地黄 15g，山药 15g，茯苓 12g，荆芥 10g，柴胡 10g，枳实 12g，香附 12g，桃仁 10g，红花 10g，益母草 15g，决明子 30g，生甘草 5g。水煎服，每日 1 剂。

服药 6 剂后，腰胁已舒，心情较为畅快，大便已通，每日 1 次。为巩固疗效，前方续服 12 剂，以后月经每月如期而行。

（医案摘自：马东. 定经汤临床应用举例［J］. 世界中医药，2009. 4.6：318.）

经水数月一行（十八）

【原文】

妇人有数月一行经者，每以为常，亦无或先或后之异，亦无或多或少之殊。人莫不以为异，而不知非异也。盖无病之人，气血两不亏损耳。夫气血既不亏损，何以数月而一行经也？妇人之中，亦有天生仙骨者，经水必一季一行。盖以季为数，而不以月为盈虚也。真气内藏，则坎中之真阳不损，倘加以炼形之法，一年之内，便易飞腾。无如世人不知，见经水不应月来，误认为病，妄用药饵，本无病而治之成病，是治反不如其不治也。山闻异人之教，特为阐扬，使世人见此等行经，不必妄行治疗，万勿疑为气血之不足，而轻一试也。虽然天生仙骨之妇人，世固不少。而嗜欲损天之人，亦复甚多，又不可不立一疗救之方以辅之，方名**助仙丹**。

白茯苓（五钱）　陈皮（五钱）　白术（三钱，土炒）　白芍（三钱，酒炒）　山药（三钱，炒）　菟丝子（二钱，酒炒）　杜仲（一钱，炒黑）甘草（一钱）

河水煎服。四剂而仍如其旧，不可再服也。此方平补之中，实有妙理。健脾益肾而不滞，解郁清痰而不泄，不损天然之气血，便是调经之大法，何得用他药以冀通经哉！

【眉批：曾见妇人一年一行经，身健无恙。妊娠后反月月俱行经，或至五月至七月经止，不等。育男皆成，人或以为异，或亦仙骨之所致乎？亦造化令人不测耶！**】**

【解析】

有的妇女几个月才行经一次，经常这样，也没有提前或推后的不同，月经量也没有时多时少的差异。一般医生都认为这是不正常的，却不知道这并不是异常病态。这样的妇女并没有疾病，气血两个方面都不亏虚啊。既然气血不亏损，为什么好几个月才行一次月经呢？妇女中也有个体差异的人，属天生仙骨，月经一个季度行一次。因为以季度来计算，所以不以月来计算。阳气存于内，则肾中元阳不亏损，如果再加上注意身体锻炼，一年之内便可以神轻气爽。而世上的一般医生不知道，见月经不按月来，错误地认为是疾病，乱用药物，本来没有病反倒会治出病来的，那样的话治疗还不如观望。我经过高人的指点知道有这种情况，特意宣讲，使世人知道这种几月一行的月经也是正常的，万万不可因怀疑气血不足而轻易用药。虽然经水数月一行的妇人世上也不少，但房劳过度耗伤精血导致经水数月一行的也很多见，这就有必要拟定一个处方以辅助治疗，方名为助仙丹。

茯苓15g　陈皮15g　土炒白术9g　酒炒白芍9g　炒山药9g　酒炒菟丝子6g　杜仲（炒黑）3g　甘草3g

用流动的河水煎服。服用上方4剂之后，如果经水来潮仍跟原来一样，就不要再服用了。这个处方在平和的滋补中，其实藏有深刻的道理。本方有健脾益肾的功效，使用起来还补而不滞腻，有解郁清痰的作用，同时又不泄利。不会损伤人体的气血，这是调经的好方法，哪里还需要用通导的药物希望通经呢！

【眉批：曾经见到一位妇女一年行一次月经，身体健康，怀孕后反而每月都来月经，或者怀孕五到七个月的时候停止等情况。这种女性能正常的生育子女，人们都觉得不同寻常，或者说是神仙造化？所以说，人的个体差异真是难以想象！】

【心悟】

女子经水一月一行乃为生理之常，但亦有两个月一行，或三个月一行者，但身体无任何不适，傅氏认为这是天生仙骨之妇人，无需医治。但也指出由于劳倦过度伤脾，或房劳过度耗伤精血导致经水数月一行者，此为病理之变，必用药物治疗，方用"助仙丹"以健脾益肾，先后两天同补，以助精气化源，冲任调畅。

临床见到此类病证时不妨在四诊辨证的同时，结合现代医学进一步做性激素六项和妇科超声检查，辨病和辨证相结合，进一步明确诊断以提高疗效。

张某，女，23岁。患者服用避孕药2年，停药后两个月未来月经，症见面色㿠白、头晕腰痛，纳呆便溏，脉弦细，舌淡，边有齿痕，苔薄。因恐惧打针要求服用药物治疗，给予孕妇调经片口服1周未见效果，再次复诊辨证为脾肾不足，气血两虚，给予茯苓15g、陈皮15g、炒白术10g、酒炒白芍10g、炒山药10g、酒炒菟丝子6g、焦杜仲3g、甘草3g。3剂，河水煎服。

服用1剂第2天来月经。随访两个月月经正常，未再复发。

（病案摘自：李芬．应用助仙丹治疗闭经的体会[J]．中外妇儿健康，2011.19（8）：298）

年老经水复行（十九）

【原文】

妇人有年五十外，或六七十岁忽然行经者，或下紫血块，或如红血淋。人或谓老妇行经，是还少之象，谁知是血崩之渐乎。夫妇人至七七之外，天癸已竭，又不服济阴补阳之药，如何能精满化经，一如少妇。然经不宜行而行者，乃肝不藏、脾不统之故也。非精过泄而动命门之火，即气郁甚而发龙雷之炎，二火交发，而血乃奔矣，有似行经而实非经也。此等之症，非大补肝脾之气血，而血安能骤止。方用**安老汤**。

人参（一两） 黄芪（一两，生用） 大熟地（一两，九蒸） 白术（五钱，土炒） 当归（五钱，酒洗） 山萸（五钱，蒸） 阿胶（一钱，蛤粉炒） 黑芥穗（一钱） 甘草（一钱） 香附（五分，酒炒） 木耳炭（一钱）

水煎服。一剂减，二剂尤减，四剂全减，十剂愈。此方补益肝脾之气，气足自能生血而摄血。尤妙大补肾水，水足而肝气自舒，肝舒而脾自得养，肝藏之而脾统之，又安有泄漏者，又何虑其血崩哉！

【眉批：加贯众炭一钱，研细末，以药冲服，尤妙。】

【解析】

妇女年龄到五十多岁或者是六七十岁时，忽然又有月经来潮，有的人是血里带有紫色血块，有的血鲜红淋漓不净，一般医生认为年老妇女来月经，这是回到了年轻时候的现象，可谁知道这是妇女将要发生血崩的开始啊。妇女到了四十九岁以后，经水的来源已经枯竭，又没有口服滋阴壮阳的药品，怎么能使肾精充满化成经水，像年轻的少妇一样呢。不应该来月经却又有来月经的现象，实际是因为肝不能藏血、脾不能统血的原因吧。不是因为肾精过于疏泄而触动命门之火，就是由于肝气郁结过甚而引发肝、肾的虚火，两种相火交相发作，而使血暴奔而下形成了这种类似行经而实际并不是行经的症状。这样的症状，不采取大补肝脾的气血，那怎么能立即止了血呢？方用安老汤。

人参 30g　生黄芪 30g　熟地黄（九蒸）30g　土炒白术 15g　酒洗当归 15g　蒸山茱萸 15g　蛤粉炒阿胶 3g　黑芥穗 3g　甘草 3g　酒炒香附 1.5g　木耳炭 3g

用水煎服，服用 1 剂药出血症状改善，服用 2 剂药则好转，服用 4 剂药各种症候全部消失，服用 10 剂药病人痊愈。此方补益肝脾之气，肝脾气盛则血化源充足，血能得到统摄。奥妙在于大补肾水，肾水充足，肝气自然条达，肝气疏则脾自然能得到滋养。肝能藏血，脾能统血，哪里会有出血呢，又有何担忧发生血崩之病呢！

【眉批：加贯众炭 3g，研成细粉，用煎好的药液冲了以后服用效果会更好。】

【心悟】

本节所论的年老经水复行或由于脾气素弱，或忧思伤脾，或肝气郁结，或房事不节而触动肝肾之火，使肝、脾、肾三脏功能失调，气血失和，冲任受损所致，方用安老汤来治疗。

在现代医学中，针对经断复来的患者要给予高度的重视，必须通过一系列检查手段，例如妇检，妇科超声，子宫内膜诊刮，宫颈 TCT、HC2 筛查等等，以明确出血原因排除恶性病变，进行针对性治疗。

【医案诠释】

杨某，61 岁，绝经 11 年，感腰酸痛 1 月后，继之阴道出血，量似月经，伴头晕，心慌，乏力，纳差，脉细数。B 超：双侧附件中子宫未见异常，妇检无异常。诊断：宫腔积血，属中医学气血虚弱，肝脾失统藏。治法宜补益肝脾、引血归源。处方：黄芪 30g，党参 30g，熟地黄 30g，当归 10g，白术（粉）10g，山茱萸 10g，阿胶（烊化）20g，黑芥穗 6g，酒炒香附 10g，白芍（粉）20g，甘草 3g。体验：妇人年近花甲，劳伤肝脾，气血失却统摄，冲任不固，必致经水复来。证治在止血同时，必须补益肝脾，引血归源。方中重用黄芪、党参、熟地黄补气填精以止血，辅以白术、当归、山茱萸、阿胶养血健脾，黑芥穗止血归经之妙品，酒香附可以疏肝解郁，甘草助参、术补脾益气。总观全方，此方补益肝脾之气，气足自能生血摄血。本方尤妙在大补肾水，水足而肝气自疏，肝疏而脾自得养，肝藏之而脾统之，又安有泄漏者，又何虑其血崩哉！

（医案摘自：王平．从肝脾论治绝经后阴道出血 48 例［J］．按摩与康复医学，2010．2（5）：88．）

经水忽来忽断时疼时止（二十）

【原文】

　　妇人有经水忽来忽断，时疼时止，寒热往来者。人以为血之凝也，谁知是肝气不舒乎。夫肝属木而藏血，最恶风寒。妇人当行经之际，腠理大开，适逢风之吹，寒之袭，则肝气为之闭塞，而经水之道路亦随之而俱闭。由是腠理经络，各皆不宣，而寒热之作，由是而起。其气行于阳分则生热，其气行于阴分则生寒，然此犹感之轻者也。倘外感之风寒更甚，则内应之热气益深，往往有热入血室，而变为如狂之症，一似遇鬼之状者。若但往来寒热，是风寒未甚而热未深耳。治法宜补肝中之血，通其郁而散其风，则病随手而效。所谓治风先治血，血和风自灭。此其一也。方用**加味四物汤**。

　　大熟地（一两，九蒸）　白芍（五钱，酒炒）　当归（五钱，酒洗）　川芎（三钱，酒洗）　白术（五钱，土炒）　粉丹皮（三钱）　元胡（一钱，酒炒）　甘草（一钱）　柴胡（一钱）

　　水煎服。此方用四物以滋脾胃之阴血；用柴胡、白芍、丹皮以宣肝经之风郁；用甘草、白术、元胡以利腰脐而和腹疼，入于表里之间，通乎经络之内。用之得宜，自奏功如响也。

　　【眉批：加荆芥穗（炒黑）一钱，尤妙。】

【解析】

　　有的妇女行经有时行，有时停，有时腹痛，有时不痛，并且伴随有寒热交替发作的症状。一般医生认为这是由于血脉瘀滞引起的，哪里知道是因为肝气不疏所造成的呢。肝属木，主藏精血，最怕感受风寒。当妇女正在行经的时候，皮肤腠理大开，正遇风寒的侵袭，肝气随之郁闭，而行经之脉道也闭塞。由于全身腠理和经络，到处都不能宣泄发散，故而引发寒热交替发作的症状。其引起的原因是肝气行窜到太阳经就会发生热症，肝气行窜到太阴经就会发生寒症，不过这还是较轻的外感症状。假若受到外感风寒非常严重时，那么体内引起的热症也更加严重，往往可以出现热入血室，而变成狂语胡言，像发狂一样的病症。如果出现寒热交替的症状，即是受风寒的程度较轻、热症还不是太重的表现。治疗的方法更宜于滋补肝血，疏散其肝郁，驱散风邪，疾病也就手到病除。这就是所说的要想去风邪必须先养血和血，血和则风邪自然驱散的道理。方用加味四物汤。

熟地黄（九蒸）30g　酒炒白芍15g　酒洗当归15g　酒洗川芎9g　土炒白术15g　丹皮9g　酒炒元胡3g　甘草3g　柴胡3g

用水煎服。这个处方用四物汤来滋补脾胃的阴血；用柴胡、白芍、丹皮来宣散肝经的风邪郁结；用甘草、白术、元胡调理腰脐缓和腹痛，进入全身肌肉使周身腠理之间经络畅通。本病只要用药恰当合理，自然能取得十分明显的功效。

【眉批：加黑芥穗3g，疗效会提高的。】

【心悟】

本段傅氏主要论述了经水忽来忽断、时痛时止的发病机制和治法。其病因病机为经行之际，风寒侵袭，肝气郁滞，经脉闭塞而致时疼时止，风邪走窜，热入阳经，又外感寒邪，邪入血室，易致狂言谵语。傅氏提出治疗本病要在补肝血之中，通其郁而散其风，方用四物汤。这样才能收到好的效果。

临证时应结合超声等检查有无子宫内膜异位症、子宫内膜炎、盆腔炎性疾病引起阴道不规则流血和时痛时止病证，亦可中西并用。

【医案诠释】

刘某，女，18岁，2007年4月9日诊。剧烈腹痛，呻吟不已，伴有呕吐，痛苦之情难以名状，前医以止痛对症治疗下，腹痛剧烈，寒热互作，腰酸乏力，舌暗红，苔薄白，脉弦紧。治以调经活血止痛。当归尾15g，赤芍9g，元胡8g，香附6g，木香6g，青皮6g，桂枝5g，乳香6g，柴胡6g，半夏6g，川牛膝9g。每日1剂，水煎服。服2剂后腹痛减轻，未呕吐尚能进食。考虑本病成因为经期受风寒，经水道路不畅，授以《傅青主女科》加味四物汤。当归15g，川芎9g，炒白芍15g，熟地黄30g，焦白术15g，丹皮9g，柴胡3g，元胡3g，甘草3g。5剂，水煎服，嘱其隔日服药1剂，并外避风寒内禁寒凉饮食，随访再无痛经发生。

（病案摘自：肖承悰，吴熙．中医名家经验心悟·傅方珍医案［M］．人民卫生出版社，2009.）

经水未来腹先疼（二十一）

【原文】

妇人有经前腹疼数日，而后经水行者，其经来多是紫黑块。人以为寒极而然也，谁知是热极而火不化乎。夫肝属木，其中有火，舒则通畅，郁则不扬。经欲行而肝不应，则抑拂其气而疼生。然经满则不能内藏，而肝中之郁火焚烧，内逼经出，则其火亦因之而怒泄。其紫黑者，水火两战之象也；其成块者，火煎成形之状也。经失其为经者，正郁火内夺其权耳。治法似宜大泄肝中之火。然泄肝之火，而不解肝之郁，则热之标可去，而热之本未除也，其何能益！方用**宣郁通经汤**。

白芍（五钱，酒炒） 当归（五钱，酒洗） 丹皮（五钱） 山栀子（三钱，炒） 白芥子（二钱，炒，研） 柴胡（一钱） 香附（一钱，酒炒） 川郁金（一钱，醋炒） 黄芩（一钱，酒炒） 生甘草（一钱）

水煎。连服四剂，下月断不先腹疼而后行经矣。此方补肝之血而解肝之郁，利肝之气而降肝之火，所以奏功之速。

【解析】

有的妇女在月经来前腹部疼痛好几天之后才来月经，所来的月经质地大多是紫黑色的血块。一般医生都认为是寒邪侵袭人体非常严重所造成的，可哪知道其实是热邪郁结引起的啊！肝性属于木，木能生火，肝气舒则气机就能通畅，肝气郁则气机就不能升发疏泄。经水要下行，而肝气不能疏泄，体内之气受到压抑逆乱就会发生疼痛。然而经水过满就不能藏于肝，在肝中郁结之火的作用下，从内部逼迫月经妄行，由此肝之邪火也猛烈地向外发泄。月经中的紫色血块便是经水与肝火交争而生成的，它之所以成为块状，就因为是肝火煎熬而成的形状。经水之所以不正常，就是因为肝火郁结使肝气失去正常功能而已。治疗的大法应该大清泄肝中的邪火。倘若只考虑清泄肝中的郁火，却不去疏散肝中郁结之气，那么就会出现热邪的表症去掉，而热邪的根本没有消除的问题，这样又有什么益处？处方用宣郁通经汤。

酒炒白芍15g　酒洗当归15g　丹皮15g　炒栀子9g　炒白芥子（研）6g　柴胡3g　酒炒香附3g　醋炒郁金3g　酒炒黄芩3g　生甘草3g

用水煎服。连续服用4剂药，到下个月一定不会在行经之前再出现腹痛了。这个处方用于补肝之血，解肝之郁结，通利肝气，又能降肝之邪火，所以疗效才会迅速。

【心悟】

本节的经水未来腹先疼的病因是由于素日情志不畅肝气抑郁，郁而化火所致。其病机是气随血行，气滞则血瘀而流行不畅，故经水未来之前而出现腹痛。临床治疗可以在清肝火、补肝血、解肝郁的基础上，增加活血化瘀之品，疗效更佳。

本病应与现代医学的痛经相鉴别。如继发性痛经的盆腔炎性疼痛，子宫内膜异位症，或由于女性激素分泌不协调，亦可发生子宫痉挛性收缩而出现剧烈的经行腹痛，必要时要做相关的妇科检查。

【医案诠释】

患者薛某，女，30岁，已婚未育，2002年10月初诊。主诉：2002年7月发现左卵巢有4cm×5cm囊实性肿物，连续3个月于月经后检查左附件均有4cm×5cm，性交痛，小腹冷痛，结婚6年未孕。月经周期规律，经量较多，暗红色，有血块，经前心烦易怒，口渴喜冷饮，乳房胀痛。妇科检查：子宫前位，正常大小，质中，子宫后壁有结节，触痛明显，骶韧带有触痛；左附件囊性肿物有压痛，活动欠佳，右附件（一）。舌边红，脉薄黄，脉弦数。给予"宣郁通经汤"，于每次月经前7天口服，连服半年。以后每3个月复查B超1次，监测左附件囊肿。服药后痛经明显减轻，5个月痛经缓解，性交痛消失。2003年1月复查左附件囊肿缩小。2003年4月复查左卵巢囊肿消失。以后继续每3个月复查，至今未复发。

女科上卷

按：随着经济的发展，以及人们饮食习惯和生活方式的改变。食积化火、气郁化火的患者越来越多。现在痛经的患者多有热象，临证可见经前小腹胀痛拒按，或伴腰骶部胀痛，或有小腹灼热感。患者自述小腹冷痛，但细问病史，经期多喜冷饮，经色暗红，质稠有块，有热烫感，舌红，苔黄或腻，脉弦数或者滑数，实乃热证。如采用温经活血止痛之法则会使热象更甚，易犯实实之误。肝郁有热，不得外达，故小腹冷痛实为表象。通过临床实践笔者认为，即使是辨证热象不显的病例，适当佐以清热疏肝之品，往往也能收到很好的效果。另外，痛经的治疗若仅在经期用药很难根治，但连续服药 3～6 个月患者又难以坚持。故于经前 7～10 天开始用药，坚持 3～6 个月便能达到满意的疗效。

（医案摘自：林彤，程慕溪．对傅青主"宣郁通经汤"治疗痛经的认识与应用［J］．北京中医药，2008.27（7）：519－520）

行经后少腹疼痛（二十二）

【原文】

妇人有少腹疼于行经之后者，人以为气血之虚也，谁知是肾气之涸乎。夫经水者，乃天一之真水也，满则溢而虚则闭，亦其常耳。何以虚能作疼哉？盖肾水一虚，则水不能生木，而肝木必克脾土，木土相争，则气必逆，故尔作疼。治法必须以舒肝气为主，而益之以补肾之味，则水足而肝气益安，肝气安而逆气自顺，又何疼痛之有哉！方用**调肝汤**。

山药（五钱，炒）　阿胶（三钱，白面炒）　当归（三钱，酒洗）　白芍（三钱，酒炒）　山萸肉（三钱，蒸熟）　巴戟（一钱，盐水浸）　甘草（一钱）

水煎服。此方平调肝气，既能转逆气，又善止郁疼。经后之症，以此方调理最佳。不特治经后腹疼之症也。

【眉批：经前、经后腹痛二方极妙，不可加减。若有别症，亦宜此方为主，另加药味治之。原方不可减去一味。】

【解析】

有的妇人在行经后出现少腹疼痛，一般的医生认为这是气血亏虚引起的。有谁知道这是肾气枯涸的原因啊！月经是肾中阴精所化生，肾精充足可使血海按时满溢，肾精亏少则血海不足，月经就会停闭，这也是正常的情况。为什么亏虚也能引起小腹疼痛呢？一旦肾水亏虚，就会出现水不涵木，而肝木就会克伐脾土，木土相争，就会引起气逆，气逆就会引起疼痛。治疗方法必须以疏肝理气为主，而且要增加补肾阴的药物，肾水充足则肝气平和，肝气平和则上逆之气自然条达，又有什么原因会疼痛呢！方用调肝汤。

炒山药 15g　白面炒阿胶 9g　酒洗当归 9g　酒洗白芍 9g　蒸山茱萸 9g　盐水浸巴戟天 3g　甘草 3g

以上药物用水煎服。本方具有平调肝气的功能，既能降上逆之气，又善于解郁止痛。月经后的各种病症，用调肝汤来调理都是最好的，本方不仅仅是专门治疗经后腹痛病的药方。

【眉批：经前、经后腹痛所创立的两个处方很好，使用时不要随意加减，如果出现经行腹痛的兼症，应该以这两个处方为主，另加药味来治疗，原方药物一味也不可减去。】

【心悟】

本条阐述了妇人行经后少腹疼痛的发病机制，重点强调是由于肾水亏虚，肝气横逆所致。治以补肾阴养血柔肝为法，达到疏肝理气之效。应用调肝汤，治疗经后少腹痛疗效显著，但切实把握辨证才可，否则会有虚虚实实之戒。

临床一般将痛经分为原发性和继发性，前者主要与子宫内膜分泌的前列腺素有关，后者则多见于有明显器质性病变：如子宫内膜异位症、生殖器肿瘤等。

【医案诠释】

章某，女，34 岁，诉 3 个月来每次月经将净时，小腹绵绵作痛，直至经净 1 周方止，经量偏多，色红夹块，5 日自净。腹痛时纳谷不香，大便溏薄，日行 1~2 次，舌淡边尖红，脉细弦。当时考虑为经后气血亏虚，脾运不健，故予八珍汤合参苓白术散加减 7 剂。1 个月后患者来复诊，又值经净 1 天，腹痛又作，诸症如前。诉上次服药后，纳谷有增，大便已实，但腹痛未减。予做妇科检查及盆腔 B 超，均未发现异常。细问其因及伴随症状：近几月来，工作压力大，情志不畅，经前 1 周起两乳作胀，心烦易怒，经行后两乳仍微胀不适，至经净 10 余天方消。想起《傅青主女科》经后腹痛以调肝汤为主治之，予山药 10g，阿胶珠 10g，山茱萸 10g，制黄精 10g，炒当归 10g，炒白芍 20g，醋柴胡 6g，炒白术 10g，茯苓 10g，巴戟天 10g，共 7 剂，并嘱服完后要复诊。1 周后患者复诊时诉：服药 3 剂后腹痛已止，乳胀也消，大便渐实，纳谷有增。

（医案摘自：周惠芳.《傅青主女科》调经方临床应用拾得 [J]. 辽宁中医杂志，2008.2（5）：665.）

经前腹疼吐血（二十三）

【原文】

妇人有经未行之前一二日忽然腹疼而吐血。人以为火热之极也，谁知是肝气之逆乎。夫肝之性最急，宜顺而不宜逆。顺则气安，逆则气动。血随气为行止，气安则血安，气动则血动，亦勿怪其然也。或谓经逆在肾不在肝，何以随血妄行，竟至从口上出也，是肝不藏血之故乎？抑肾不纳气而然乎？殊不知少阴之火急如奔马，得肝火直冲而上，其势最捷，反经而为血，亦至便也，正不必肝不藏血，始成吐血之症。但此等吐血与各经之吐血有不同者，盖各经之吐血，由内伤而成；经逆而吐血，乃内溢而激之使然也。其症有绝异，而其气逆则一也。治法似宜平肝以顺气，而不必益精以补肾矣。虽然经逆而吐血，虽不大损夫血，而反复颠倒，未免太伤肾气，必须于补肾之中，用顺气之法，始为得当。方用**顺经汤**。

当归（五钱，酒洗）　大熟地（五钱，九蒸）　白芍（二钱，酒炒）丹皮（五钱）　白茯苓（三钱）　沙参（三钱）　黑芥穗（三钱）

水煎服。一剂而吐血止，二剂而经顺，十剂不再发。此方于补肾调经之中，而用引血归经之品，是和血之法，实寓顺气之法也。肝不逆而肾气自顺，肾气既顺，又何经逆之有哉！

【眉批：妇人年壮吐血，往往有之，不可作劳症治。若认为劳症，必至肝气愈逆，非劳反成劳矣。方加茜草一钱，怀牛膝八分，尤妙。】

【解析】

妇女在月经来潮前一二天突然出现腹疼，并伴有吐血。一般的医生认为是火热太旺盛引起的原因，谁知道由于肝气上逆引起的啊！肝的性情最急，宜顺达而不宜逆行。肝气顺达则平和，肝气上逆则疏泄失司妄动。血是随着气运行或停止的，气平则血安，气乱则血动，不要觉得是什么奇怪的事。有的认为逆经的发生因于肾而不在于肝，那为什么血要妄行，并从口中而出呢？是肝不藏血的原因？还是肾不纳气的原因呢？却不知道肾阴不足则相火偏旺，相火上炎再加肝火随冲气上逆，血随气逆而急上，则月经不从下行而变为吐血。经血逆行形成的非常快，正是不一定要肝不藏血才能引起吐血症状。但是这种吐血与其他病变引起的吐血是有不同的，其他病变引起的吐血，是由于内伤引起；经脉逆乱而吐血是血从经脉中溢出而吐血。其症状有绝对的不同，但是气机逆乱是一样的。这种病治疗方法宜平肝阳，疏肝气，而不用补益肾精的方法来补肾。虽然月经上逆吐血，不至于大损精血，但是反复颠来倒去，也会大大伤及肾气的，必须在补肾益精的药中，用疏达肝气的方法才更为妥当。方用顺经汤。

酒洗当归 15g　熟地黄（九蒸）15g　酒炒白芍 6g　丹皮 15g　茯苓 9g　沙参 9g　黑芥穗 9g

上药用水煎服。1 剂后吐血停止，2 剂后经水调顺，10 剂后不再复发。此方在补肾调经之药物中，使用引血归经的药物，是和血的方法，实际上又有顺气降气的作用。肝气不上逆则肾气顺畅，肾气既然顺畅了，怎么还会有经水逆乱的病证出现呢！

【眉批：青壮年妇女吐血，是常见的状况，不可武断地以肺结核来治疗。如果以肺结核来治疗，必然导致肝气更加横逆，那样的话不是肺结核病反倒会被误治成像肺结核一样的重疾。处方中加茜草 3g，怀牛膝 2.4g，效果会更好。】

【心悟】

傅氏认为，经行吐血或衄血的病因是由于情志不畅、肝气上逆所致，本条所用方剂顺经汤中巧妙应用黑芥穗引血归经、疏肝顺气的功效，已达到平肝逆，滋肾阴，调肝血的疗效；若加入引血下行之牛膝，凉血止血之茜草，临床疗效更为显著。

临床遇到经行吐衄者应排除是否有鼻腔的器质性病变，为准确辨证提供依据。

【医案诠释】

郑某，女，15 岁，1996 年 4 月 14 日初诊。该患者 13 岁初潮，月经周期不规则，月经量或多或少，有少量血块，伴有轻微腹痛，性格内向。与1995年11月月经期前，鼻口出血，每天多次，且出血较多，月经量少，同时兼见头痛、口干、口苦、口渴等症。此后，每逢月经期均见上述症状，历时半年之久而来我院门诊就医。查：颜面潮红，舌质红，舌苔微黄而干，脉见弦滑。脉症合参，证属逆经，予以清热凉血，引血下行，佐以疏肝清肝。方用顺经汤加味：生地黄10g，白芍15g，丹皮10g，牛膝15g。头痛加栀子10g，天麻7.5g，黄芩15g；口干苦、口渴加龙胆草10g，柴胡10g，沙参10g。3剂，水煎服，凉服，忌食辛辣之品。以后每月经期用3剂。半年后，诸症消失，随访至今未复发。

（医案摘自：李成芳．顺经汤加减治疗逆经1例［J］．吉林医药，1999.（3）：31.）

经水将来脐下先疼痛（二十四）

【原文】

妇人有经水将来三五日前而脐下作疼，状如刀刺者，或寒热交作，所下如黑豆汁，人莫不以为血热之极，谁知是下焦寒湿相争之故乎。夫寒湿乃邪气也。妇人有冲任之脉，居于下焦。冲为血海，任主胞胎，为血室，均喜正气相通，最恶邪气相犯。经水由二经而外出，而寒湿满二经而内乱，两相争而作疼痛。邪愈盛而正气日衰，寒气生浊，而下如豆汁之黑者，见北方寒水之象也。治法利其湿而温其寒，使冲任无邪气之乱，脐下自无疼痛之疚矣。方用**温脐化湿汤**。

白术（一两，土炒）　白茯苓（三钱）　山药（五钱，炒）　巴戟肉（五钱，盐水浸）　扁豆（炒，捣，三钱）　白果（十枚，捣碎）　建莲子（三十枚，不去心）

水煎服。然必须经未来前十日服之。四剂而邪气去，经水调，兼可种子。此方君白术以利腰脐之气，用巴戟、白果以通任脉，扁豆、山药、莲子以卫冲脉，所以寒湿扫除而经水自调，可受妊矣。倘疑腹疼为热疾，妄用寒凉，则冲任虚冷，血海变为冰海，血室反成冰室，无论难于生育，而疼痛之止，又安有日哉！

【眉批：冲任之气宜通不宜降，故化湿不用苍术，薏仁。余宜类参。】

【解析】

有的妇女在经水将要来潮前三五天出现脐下小腹疼痛，痛的性质如同刀刺一样，或者伴有寒热交替发作的症状，所排出的血像黑豆汁一样，一般的医生都认为是血热过极引起的，谁知是冲任血海感受寒湿之邪的缘故。寒邪和湿邪都是引起疾病的邪气，妇女病与冲任二脉关系密切。冲任二脉同居于下焦。冲为血海，任主胞胎，共为血室，都喜欢气血旺盛经气流通以互资，都不喜邪气相干。月经要靠冲、任二脉由满而溢才能形成，然而寒、湿之邪入于冲任，就会引起冲任二脉的功能紊乱，正气和邪气相互交争产生疼痛。邪气愈盛则正气日渐衰退，寒盛易伤阳气，血不得从阳而化，经血来时就如黑豆汁样，表现出北方主寒水之象。治疗方法应该利湿温经散寒，使得冲任二脉免除邪气的侵袭，脐下小腹疼痛的疾苦自然也就能消除。方用温脐化湿汤。

土炒白术 30g　茯苓 9g　炒山药 15g　盐水浸巴戟天 15g　炒白扁豆 9g　白果（捣碎）10 枚　莲子（不去心）30 枚

以上药物用水煎服。但必须在经水来潮前 10 天开始服用。服用 4 剂，就可使邪气散去，经水调和，并有促进受孕的功能。温脐化湿汤以白术为君药，能够通利腰脐之气，用巴戟和白果来通利任脉，用白扁豆、山药和莲子来护卫冲脉，诸药合用，能够使得寒湿清除，则经水自可以调畅，并可促进受孕。如果误以为腹痛属于热性疾患，而乱用寒凉的药物治疗，就可致冲任虚寒，血海变为像冰海一样了无生机，血室反成为冰室一样不能种子育胎，不仅仅是难于生育，而疼痛缓解的时日也会遥遥无期。

【眉批：调理冲脉和任脉的经气适宜用温通的方法，而不宜用降气的方法，所以化湿不用苍术、薏苡仁。医学道理都是相通的，可以相互类比，举一反三。】

【心悟】

傅氏在本节主要阐述了经前腹痛的发病机制是由于寒湿邪气侵入冲任二脉所致。临床上贪食生冷而引起的寒湿凝滞型痛经最为多见，在治疗上应在温经散寒除湿的基础上配伍活血行气之品，选方以少腹逐瘀汤、温经汤为多，同时也可应用外治法治疗本病，如针灸、艾灸等。

李某，女，29 岁，2006 年 3 月初诊。结婚 5 年未孕，月经 17 岁初潮，数月一行，每值经期腹痛剧烈，素日白带清稀量多，诸医诊治皆以宫寒不孕。给服艾附暖宫丸 10 余盒效不佳，现正值经期，痛苦面容，四肢不温，少腹冷痛，经行紫黑有小块，舌暗，苔白，脉沉涩，证属寒湿凝滞，冲任不固。处方以傅氏温脐化湿汤加减，焦白术 30g，巴戟天 15g，白扁豆 10g，炒山药 15g，茯苓 10g，白果仁 5g，莲子 15g，元胡 9g，桂枝 6g。水煎服，日 1 剂。服 4 剂后复诊，精神好转，已无肢冷，痛经明显减轻，舌质红，苔薄白，脉滑有力，继以原方再服 5 剂，3 个月后来诊，经期 35 天而至，已无痛经。治以调冲任、养肝肾以促其孕，方用四物衍宗汤加减。当归 15g，川芎 5g，炒白芍 12g，熟地黄 18g，覆盆子 10g，山茱萸 12g，车前子 12g，沙苑子 10g，枸杞子 12g，女贞子 12g，五味子 6g，菟丝子 10g，香附 6g，甘草 5g。该方养血和冲任，并取以子种子之意，嘱其每月经后服药 5 剂，1 年后顺产一女婴。

（医案摘自：王金亮，侯红霞，武振亨.《傅青主女科》痛经辨治临床体会［J］. 实用中医药杂志，2009.25（4）：252－253.）

经水过多（二十五）

【原文】

妇人有经水过多，行后复行，面色萎黄，身体倦怠，而困乏愈甚者。人以为血热有余之故，谁知是血虚而不归经乎。夫血旺始经多，血虚当经缩，今日血虚而反经多，是何言与？殊不知血归于经，虽旺而经亦不多；血不归经，虽衰而经亦不少。世之人见经水过多，谓是血之旺也，此治之所以多错耳。倘经多果是血旺，自是健壮之体，须当一行即止，精力如常，何至一行后而再行，而困乏无力耶？惟经多是血之虚，故再行而不胜其困乏，血损精散，骨中髓空，所以不能色华于面也。治法宜大补血而引之归经，又安有行后复行之病哉！方用**加减四物汤**。

大熟地（一两，九蒸）　白芍（三钱，酒炒）　当归（五钱，酒洗）川芎（二钱，酒洗）　白术（五钱，土炒）　黑芥穗（三钱）　山萸（三钱，蒸）　续断（一钱）　甘草（一钱）

水煎服。四剂而血归经矣。十剂之后，加人参三钱，再服十剂，下月行经，适可而止矣。夫四物汤乃补血之神品。加白术、荆芥，补中有利；加山萸、续断，止中有行；加甘草以调和诸品，使之各得其宜。所以血足而归经，归经而血自静矣。

【眉批：荆芥穗炭能引血归经。方妙极，不可轻易加减。】

【解析】

妇女有表现月经来潮量过多，经行之后间隔数日又再来，面色萎黄，全身倦怠无力，困乏逐渐加重。有些医生认为是血热太盛导致的，谁知道是血虚胞脉失养而血不能归经造成的。应该说血气旺盛经来量多，血气虚弱经来量少，如今却说血虚反而经量增多，这是什么道理呢？要知道正常生理情况下，血是循于经脉而不妄溢，虽然血气旺盛经量也不会增多；如果发生血不循经外溢时，血虽亏虚经量也不会少。有经验的医生见经量增多，就认为是血气旺盛引起的，按此治疗所以错治的就多。如果经量增多果真是血气旺盛的人，自然当是健壮的体质，肯定月经一行几日就停止，精力和平时一样，怎么会出现行经后又出现再次行经，并且疲乏无力的现象呢？只能是血虚造成的经量增多，因而多次损血致机体失于濡养而全身困倦无力，血液亏虚，精气耗散，骨髓中空，不能上荣色华于面，所以头晕耳鸣、面色萎黄无华。治法宜大补精血而引血归经，就不会有经行后数日再行的病症了！方用加减四物汤。

熟地黄（九蒸）30g　酒炒白芍9g　酒洗当归15g　酒洗川芎6g　土炒白术15g　黑芥穗9g　蒸山茱萸9g　续断3g　甘草3g

以上药物用水煎服。4剂可使血归于经而经量减少。10剂后，加人参9g，再服10剂，下次月经来潮，经量就会适可而止。四物汤是补血的最好药物。加白术、黑芥穗，可健脾益气引血归经；加山茱萸、续断，补精血而止血行血；加甘草调和诸药，使药物发挥各自的效用，这样血气旺盛而归于经脉之中，血入经脉血海自然宁静无恙。

【眉批：荆芥穗炭能引血归经。处方配伍的太好了，不可轻易加减。】

【心悟】

傅氏本节阐述了经水过多的发病机制是血虚不能归经。气为血帅，血为气母，气辅血行，血虚亦可至气虚，气不摄血亦不归经，导致经水过多难止。故采用补血固摄，健脾益肾之法，方用加味四物汤来治疗。现代医学的功能失调性子宫出血，可参照此法进行治疗。

【医案诠释】

李某，女，40岁，工程师，已婚。2003年4月10日初诊。诉月经量多12年，加重6个月。患者12年前因放置节育环致月经量多且淋漓，被迫取环后，虽经漏消失，然经量仍不减。近半年病情加重，经期量多如涌，且血块大而多，经色暗淡，每次用纸3~4包。经期小腹疼痛，块下痛减，经后头晕心悸，周期尚准，行经7天。末次月经2003年3月15日。诊见面色萎黄，手指及指甲淡白，唇色白，头晕乏力，舌淡暗，苔薄白，脉细弱。2002年12月16日曾行诊刮，病理报告：子宫内膜呈高度分泌。予西药治疗，效果不显。实验室检查，血红蛋白65g/L，血小板130×10^9/L，出、凝血时间正常。妇科检查、B超检查提示：前位子宫、正常大小、双附件（－）。证属血虚血瘀，血不归经。拟先补血行瘀，引血归经。处方：熟地黄30g，白芍15g，当归15g，川芎6g，炒白术15g，荆芥穗3g，山茱萸15g，续断12g，甘草6g，炒蒲黄9g，五灵脂12g。7剂，1剂/天，水煎服。

按： 本组病例以血虚血瘀，血虚气亏，血不归经，以致经多为主要机制，故以傅青主加减四物汤为基本方，取得较好疗效。方中以熟地黄为主药，配伍当归、白芍、川芎，补血、行血以调经。白术、山茱萸、续断健脾益肾益气以调摄经血。加荆芥穗引血归经，甘草调和诸药。全方补中寓行，行中蕴调，调中有引，使之各得其宜，终致"血足而归经，归经而自静矣"。

（医案摘自：宋卓敏. 加减四物汤治疗血虚型月经过多32例［J］. 天津中医药，2005.22（2）：133.）

经前泄水（二十六）

【原文】

妇人有经未来之前，泄水三日，而后行经者。人以为血旺之故，谁知是脾气之虚乎。夫脾统血，脾虚则不能摄血矣。且脾属湿土，脾虚则土不实，土不实而湿更甚，所以经水将动，而脾先不固。脾经所统之血，欲流注于血海，而湿气乘之，所以先泄水而后行经也。调经之法，不在先治其水，而在先治其血。抑不在先治其血，而在先补其气。盖气旺而血自能生，

《傅青主女科》临证解析

抑气旺而湿自能除，且气旺而经自能调矣。方用**健固汤**。

人参（五钱）　白茯苓（三钱）　白术（一两，土炒）　巴戟（五钱，盐水浸）　薏苡仁（三钱，炒）

水煎。连服十剂，经前不泄水矣。此方补脾气以固脾血，则血摄于气之中，脾气日盛，自能运化其湿，湿既化为乌有，自然经水调和，又何至经前泄水哉。

【眉批：与胖人不孕参看，自得立方之妙。】

【解析】

有的妇女在经水没来以前，先出现泻下水样便三天，然后月经才来。人们以为这是血气旺盛的缘故，谁知道是脾气亏虚所导致的。脾主统血，脾气不足就不能统摄血液。而且脾为太阴湿土，脾气亏虚则脾主运化水湿的功能降低，脾运不健则水湿内停，所以在经水即将要来潮的时候，由于脾气先不能固摄，脾经所统摄的血液，在即将流注血海之时，湿浊之气乘虚侵犯，所以出现先便水样便而后才能行经。调理月经的方法，不在于先治疗水样便，而应该首先治疗经血。或者说也不在于先治疗经血，而在于先补脾阳之气。脾气旺则血自然能够化生，或者说脾气健旺，湿浊之气自然能够清除，并且脾气健旺，月经自然能够调畅。方用健固汤。

人参15g　茯苓9g　土炒白术30g　盐水浸巴戟天15g　炒薏苡仁9g

用水煎服。连服10剂，月经来潮之前就不会出现泄水的现象了。健固汤方补益脾气而固摄精血，则血自然摄于气之中，脾气日益旺盛，自然能够运化停聚的湿浊，湿浊被运化消散，月经自然就会调和，又怎么还会有经前泄水的现象呢。

【眉批：与胖人不孕的条目对比的看，便不难看出这个处方配伍的奥妙。】

【心悟】

本条阐述了经前泄水的发病机制是脾气不振，运化无权，不能摄精制水，故而使运化与制水两所失司，出现精微不化，制水无权，导致经前泄水之证。故而投入健固汤，重用人参、白术健脾益气达治疗目的。

经前泄水指"经行泄泻"一证与月经周期有密切关系，与现代医学所

女科上卷

讲的"经前期紧张综合征"相当。

【医案诠释】

黄某，女，40岁，诉近7年来，每遇经行前3～5天，大便溏薄，便前小腹隐痛，神疲乏力，始以为受凉，近2个月经前便如稀水，经量中等，色红无块，5日自净，经期大便日行2～3次，自觉怕冷，现正值经前期，诸症正作，纳谷一般，舌质淡，苔薄，脉沉细，予温肾健脾，健固汤加味，药用：党参10g，白术10g，茯苓10g，山药10g，薏苡仁20g，炒白扁豆20g，煨木香6g，砂仁（后下）3g，巴戟天15g，菟丝子15g，续断15g，桔梗5g。共7剂。嘱经行不停药，经净后复诊。2周后患者复诊，诉服上药5剂后，大便渐实，腹痛亦除，经行时大便偏软，余无特殊。遂上方续进14剂，诸症均除。

按：傅青主在"经前泄水"中指出其病机为"人以为血旺之故，谁知是脾气之虚乎。夫脾统血，脾虚则不能摄血矣。且脾属湿土，脾虚则土不实，土不实而湿更盛，所以经水将动，而脾先不固"，并明确指出"调经之法，不在先治其水，而在先治其血。抑不在先治其血，而在先补其气。盖气旺而血自能生，抑气旺而湿自能除，且气旺而经自能调矣。方用健固汤"。方用人参、白术、茯苓、薏苡仁补气健脾、利水除湿，佐以一味巴戟天温肾暖脾，补先天以固后天，则脾气日渐旺盛，自能运化水湿，湿邪既化，则经水自然调和，经前泄水自除。

（医案摘自：周惠芳.《傅青主女科》调经方临床应用拾得［J］.辽宁中医杂志，2008.35（5）：665－666.）

经前大便下血（二十七）

【原文】

妇人有行经之前一日大便先出血者。人以为血崩之症，谁知是经流于大肠乎。夫大肠与行经之路，各有分别，何以能入乎其中？不知胞胎之系，上通心而下通肾，心肾不交，则胞胎之血两无所归，而心肾二经之气不来照摄，听其自便，所以血不走小肠而走大肠也。治法若单止大肠之血，则愈止而愈多。若击动三焦之气，则更拂乱而不可止。盖经水之妄行，原因心肾之不交，今不使水火之既济，而徒治其胞胎，则胞胎之气无所归，而血安有归经之日？故必大补其心与肾，使心肾之气交，而胞胎之气自不散，则大肠之血自不妄行，而经自顺矣。方用**顺经两安汤**。

当归（五钱，酒洗）　白芍（五钱，酒炒）　大熟地（五钱，九蒸）山萸肉（二钱，蒸）　人参（三钱）　白术（五钱，土炒）　麦冬（五钱，去心）　黑芥穗（二钱）　巴戟肉（一钱，盐水浸）　升麻（四分）

水煎服。二剂大肠血止，而经从前阴出矣；三剂经止，而兼可受妊矣。此方乃大补心、肝、肾三经之药，全不去顾胞胎，而胞胎有所归者，以心肾之气交也。盖心肾虚则其气两分，心肾足则其气两合，心与肾不离，而胞胎之气听命于二经之摄，又安有妄动之形哉？然则心肾不交，补心肾可也，又何兼补夫肝木耶？不知肝乃肾之子、心之母也，补肝则肝气往来于心肾之间，自然上引心而下入于肾，下引肾而上入于心，不啻介绍之助也。此使心肾相交之一大法门，不特调经而然也，学者其深思诸。

【眉批：若大便下血过多，精神短少，人愈消瘦，必系肝气不舒，久郁伤脾，脾伤不能统血，又当分别治之。方用**补血汤**：嫩黄芪二两（生熟各半），归身四钱（酒洗，炒黑），杭芍炭二钱，焦白术五钱（土炒），杜仲二钱（炒断丝），荆芥炭二钱，姜炭二钱，引用贯众炭一钱冲入服之，四剂必获愈，愈后减半再服二剂。经入大肠，必当行经之际而大便下血也，初病血虽错行，精神必照常，若脾不统血，精神即不能照常矣。用者辨之。】

【解析】

妇女中有表现为月经来潮前一天先大便出血。一般的医生认为是血崩之症，谁知道是月经流入大肠所致。大肠与行经各自路径不同，怎么月经能流入大肠呢？这是不清楚胞脉的循行是上通于心而下通于肾，若心肾不交，那么胞宫的血在心肾都无所主，心肾二经之气，不能固摄经血，由其自便，所以血不听从心所主而错行于大肠。治法如果单纯止大肠的血，就会越止越多。假若再扰动三焦之气，三焦外腑之气逆乱就会使经血更加错行不能停止。经水不按正常经脉循行，原因在于心肾不交，如不能使肾水心火相互既济，反而只去治疗胞胎，胞宫的气血不能安行，血也不会有归经的时候？所以必须大补心肾，使心肾之气相交，胞宫气血自然固摄不散，那么经血也不会妄行入大肠，月经自然调顺。方用顺经两安汤。

酒洗当归15g　酒炒白芍15g　熟地黄（九蒸）15g　蒸山茱萸6g　人参9g　土炒白术15g　麦冬（去心）15g　黑芥穗6g　盐水浸巴戟天3g

升麻 1.2g

以上药物用水煎服，服 2 剂便血止，经水从前阴泄出，3 剂经血止，并且可以促进受孕。此方是补益心、肝、肾三经的药物，完全没有考虑顾护胞宫，而胞宫的血能归于血室中，在于心肾之气相交。心肾两虚的话，其心气、肾气不能同时到达于胞宫；心肾之气充足的话，其心主血脉、肾系胞宫同力相助，心与肾的作用不能分离，胞宫的气血能在二经的固摄下溢泄成为月经，又哪里会有妄动而错行的症状呢！然而心肾不交补心肾就可以了，为什么要兼补肝木呢？这是不知道肝为肾之子，又是心之母，补肝可使肝气通达于心肾之间，自然在上可引心气下于肾，在下可引肾水上于心。这是治疗心肾相交的一种治法学问，不专门用在调经是这样，学习的人应深入探究其中道理。

【眉批：如果大便出血过多，精神减少，人变得越来越瘦，必然原因是肝气不舒，肝气郁结过久便会伤及脾气，脾气虚则不能统摄血液，应该分别治疗。方用补血汤：嫩黄芪（生熟各半）60g，当归（酒洗，炒黑）12g，白芍炭 6g，土炒白术 15g，炒杜仲 6g，荆芥炭 6g，炮姜炭 6g，引经药用贯仲炭 3g（药液冲服），服 4 剂后必然没有症状，无症状后减半再服 2 剂。经血流入大肠必然应当月经来潮而大便出血，发病初期虽然这样，精神还不受影响，如果脾气虚无法统摄血液，精神状态也会不如往常的。医生临证应该仔细辨证。】

【心悟】

傅氏在本节将经前大便下血责之于心肾不交，经流大肠而致，治疗以交通心肾为主，方用补血汤。临床医家对此病症争议较多，若因大肠伏热，日久便血，应详细辨证施治。同时要注意排除外痔、肛裂、直肠息肉、肠癌等。

【医案诠释】

何某，女，成年，1974 年 6 月 9 日就诊，每月行经前 2~3 天大便下血，血色鲜红量多。诊见：神疲肢倦，心悸气短，腰酸耳鸣，舌淡苔薄白，脉细弱。证属肝脾肾俱虚所致。治以补肾、益肝、健脾之法。方选顺经两安汤：当归、白芍、山茱萸、麦门冬、巴戟天、荆芥各 10g，熟地黄、党参各 30g、白术 15g、升麻 4g，服 3 剂便血止，又连服 12 剂善后，随访 2 年未再复发。

（医案摘自：刘长天.经期杂证治验举隅［J］.广西中医药，1986.9（2）：28.）

年未老经水断（二十八）

【原文】

经云：女子七七而天癸绝。有年未至七七而经水先断者。人以为血枯经闭也，谁知是心肝脾之气郁乎。使其血枯，安能久延于人世。医见其经水不行，妄谓之血枯耳。其实非血之枯，乃经之闭也。且经原非血也，乃天一之水，出自肾中，是至阴之精而有至阳之气，故其色赤红似血，而实非血，所以谓之天癸。世人以经为血，此千古之误，牢不可破。倘果是血，何不名之曰血水，而曰经水乎？古昔贤圣创乎经水之名者，原以水出于肾，乃癸干之化，故以名之。无如世人沿袭而不深思其旨，皆以血视之。然则经水早断，似乎肾水衰涸，吾以为心肝脾气之郁者。盖以肾水之生，原不由于心肝脾；而肾水之化，实有关于心肝脾。使水位之下无土气以承之，则水溢灭火，肾气不能化；火位之下无水气以承之，则火炎铄金，肾气无所生；木位之下无金气以承之，则木妄破土，肾气无以成。倘心肝脾有一经之郁，则其气不能入于肾中，肾之气即郁而不宣矣。况心肝脾俱郁，即肾气真足而无亏，尚有茹而难吐之势。矧肾气本虚，又何能盈满而化经水外泄耶！经曰：亢则害。此之谓也。此经之所以闭塞，有似乎血枯，而实非血枯耳。治法必须散心肝脾之郁，而大补其肾水，仍大补其心肝脾之气，则精溢而经水自通矣。方用**益经汤**。

大熟地（一两，九蒸）　白术（一两，土炒）　山药（五钱，炒）　当归（五钱，酒洗）　白芍（三钱，酒炒）　生枣仁（三钱，捣碎）　丹皮（二钱）　沙参（三钱）　柴胡（一钱）　杜仲（一钱，炒黑）　人参（二钱）

水煎。连服八剂而经通矣，服三十剂而经不再闭，兼可受孕。此方心肝脾肾四经同治药也，妙在补以通之，散以开之。倘徒补则郁不开而生火，徒散则气益衰而耗精。设或用攻坚之剂，辛热之品，则非徒无益而又害之矣。

【眉批：善医者，只用眼前纯和之品，而大病尽除。不善医者，立异矜奇，不惟无效，反致百病丛生。凡用药杂乱，假金石为上品者，戒之戒之！】

《内经》上说：女子七七四十九岁，"月经"就绝了。有的年龄未到四十九，月经就提前断了。一般医生认为是阴血耗伤太多而致血枯经闭，谁知道是心肝脾之气郁滞的原因。如果是血枯，又怎么能久活于人世。一般医生见到病人经血不行，就随意的认为是血枯。其实不是阴血枯竭，而是月经闭止了。况且月经原来不是血，而是肾中的癸水，来源于肾，由肾中的阴精及肾中的命火相结合，所以经色赤红像是血一样，其实不是血，所以称之为"天癸"。世人以为月经是血，这是千古留下来的错误，牢不可破。如果真的是血，为什么不称之为血水，而名叫经水呢？古代贤圣之人创立经水这个名称，原来因为这水出于肾，是肾精所化，所以这样命名的。一般人沿袭以往的名称而不深思其中的含义，皆都以血来看待。但是经水早断之症，看起来是肾水衰少干枯的缘故，但我认为是心、肝、脾三脏之气郁闭造成的。因为肾水的生成，不在于心肝脾，而肾水的化生，却是有关于心肝脾。假如肾水没有脾土来承制，那么水无制就会泛滥克火，心火不能下交于肾水，肾水则不能独化；心火没有肾水以制约，则火旺灼烧肺金，使肾气无所化生；肝木没有肺金与其制约，那么木无制就会反侮土，脾土不足则后天之精无以化源，则肾气不能充养。假如心肝脾中有一经产生郁滞，则其气不能输送到肾中，肾之气即郁而不通畅。更何况心肝脾都郁滞呢？即使肾气充足没有亏损，也还是会有那种吃进去而难吐出来的郁滞情况存在。况且肾气本来就亏虚，又怎么能化生经血向外宣泄呢！《内经》上说："事情过了头就会造成害处"，就是这个道理。这种闭经的原因有类似血枯那样的临床表现，而实际上不是血枯的原因引起的。治疗必须先散心肝脾之郁滞，然后补其肾水，再补其心肝脾之气，就会使肾精充足溢于血海，而经水自然通利来潮。方用益经汤。

熟地黄（九蒸）30g　土炒白术30g　炒山药15g　酒洗当归15g　酒炒白芍9g　生枣仁（捣碎）9g　丹皮6g　沙参9g　柴胡3g　杜仲（炒黑）3g　人参6g

用水煎服。连服8剂药而月经通畅，服30剂月经不再闭经了，并且能够受孕。这个处方是心、肝、脾、肾四经同治的药，其妙处在于补是为了消散、为了开通。假如单纯用补法则会郁不能解反而会化火，只用散法则元气渐衰而消耗精气。假如加入用攻坚散瘀之剂、辛热之品，那么非但没有益处，反而造成了危害了。

【眉批：善于诊治的医生，只用很平常的药物，而能治疗大多数以及严重的疾病。不善于诊治的医生，用不常用的方法和药物，不但无效，反倒会治出许多病来。但凡用药杂乱，例如将矿物药作为常用药的，应该减少使用为好！】

【心悟】

傅氏对年未老经水断一病不但强调了月经的产生与肾的关系密切，而且还明确地指出应从疏散心肝脾之郁滞入手，所创之方益经汤的用药到配伍甚具特色，本方除治疗本病外亦能治疗月经量少、绝经前后诸证以及肾虚、肝郁、脾虚型不孕症。

临床上凡遇年未满40岁而经水先断，应考虑进行内分泌、超声、X线、甲状腺功能等检查，采用中西医结合进行诊疗效果更佳。

【医案诠释】

华某，38岁，1999年2月17日初诊。患者闭经2年，曾行西药人工周期疗法治疗半年，虽有月经来潮，但经量不多，停药后月经不能自行恢复。行内分泌激素检查：促卵泡激素（FSH）≥25IU/L。B超检查示：子宫略小于正常。卵泡形态学观察，最大卵泡直径在6mm以下。妇检：阴毛稀少，外阴皮肤弹性较差，阴道分泌物少。伴潮热汗出，烦躁易怒，腰酸腿软，性欲淡漠，头晕耳鸣，纳食不香，神疲乏力，舌淡暗、苔薄白，脉弦细沉。诊断：闭经，证属肾虚血瘀、肝郁脾虚，治以补肾活血、疏肝健脾。方用益经汤加减。处方：党参、鸡血藤、熟地黄各18g，白术、当归各15g，白芍、酸枣仁、沙参、杜仲、肉苁蓉、丹参各12g，柴胡、鸡内金、甘草各6g，丹皮9g，山药30g。每天1剂，水煎，分3次服，每次150mL。服36剂后，月经来潮，量不多，持续4天干净。坚持服药6月余，月经恢复正常，周期为34～37天，经量为既往正常量，余症消失。

按：闭经病因复杂，病机不外虚、实两端。主要病位在冲任、胞宫及肾、肝、脾功能失调。本例病机肾虚血瘀为主，肝郁脾虚为次。用益经汤酌加少量补肾、养血、活血之品，以滋补肾水、调养冲任，使经水得以调畅，而诸症消失。

（医案摘自：颜建敏，徐慧军，付曙光．益经汤加减治疗妇科杂病验案4则［J］．新中医，2007.29（2）：63.）

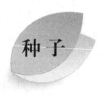

种 子

身瘦不孕（二十九）

【原文】

妇人有瘦怯身躯，久不孕育，一交男子，即卧病终朝。人以为气虚之故，谁知是血虚之故乎。或谓血藏于肝，精涵于肾，交感乃泄肾之精，与血虚何与？殊不知肝气不开，则精不能泄，肾精既泄，则肝气亦不能舒。以肾为肝之母，母既泄精，不能分润以养其子，则木燥乏水，而火且暗动以铄精，则肾愈虚矣。况瘦人多火，而又泄其精，则水益少而火益炽，水虽制火，而肾精空乏，无力以济，成火在水上之卦，所以倦怠而卧也。此等之妇，偏易动火。然此火因贪欲而出于肝木之中，又是偏燥之火，绝非真火也。且不交合则已，交合又偏易走泄，此阴虚火旺不能受孕。即偶尔受孕，必致逼干男子之精，随种而随消者有之。治法必须大补肾水而平肝木，水旺则血旺，血旺则火消，便成水在火上之卦。方用**养精种玉汤**。

大熟地（一两，九蒸）　当归（五钱，酒洗）　白芍（五钱，酒洗）山萸肉（五钱，蒸熟）

水煎服。三月便可身健受孕，断可种子。此方之用，不特补血而纯于填精，精满则子宫易于摄精，血足则子宫易于容物，皆有子之道也。惟是贪欲者多，节欲者少，往往不验。服此者果能节欲三月，心静神清，自无不孕之理。否则不过身体健壮而已，勿咎方之不灵也。

【眉批：服药三月后不受孕，仍照原方加杜仲二钱（炒断丝），续断二钱，白术五钱（土炒焦），云苓三钱，服数剂后必受孕。】

【解析】

妇女中有的素来身体瘦弱，婚后很久不能受孕，一行房事就整天卧床不起，人们往往认为这是气虚的缘故，有谁又知道这是血虚的原因呢！有人说血藏于肝，精藏于肾，行房事是泄肾之精，这与血虚有什么关系？他们哪里知道肝气不畅，肾精就不能宣泄，若肾精已经泄出，肝气也不能保持舒畅。这是因为肾为肝之母，母体既然受损，阴精亏少，就不能来涵养其子，这样肝木就会缺乏濡润便容易化燥生火，肝火妄动又可伤及阴精，那样肾精就更加亏虚了。况且瘦人多易生火，再加以房事暗耗其阴精，这就使肾水更亏，虚火更旺，虽然说水能制火，但由于肾精已空虚，无力以救济，导致肾水不能滋养肝木，形成了肝木乏润而化燥生火的病理现象，这也是身瘦不孕妇女之所以出现倦怠乏力、喜卧的原因。这类妇女，又偏偏情绪容易烦躁、发火，这种火是因房事不节、肝气不舒而来，属于阴虚的燥火，绝不是人体正常的命门之火。若不行房事还罢，一行房事就容易耗伤肾精，这是阴虚火旺不能受孕的原因。即使偶然受孕，也是在男子之精不壮之时，随时都有发生堕胎、小产的危险。治法应当大补肾精及滋养肝血，肾之精旺则可化血养肝，肝血充足则可使肝气平，肝火不生，故用"滋水涵木"法，方用养精种玉汤。

熟地黄（九蒸）30g　酒洗当归15g　酒洗白芍15g　蒸山茱萸15g

用水来煎服。服药3个月后便可恢复身体健康而试着受孕，停药后就可以怀孕生子。此方的功用，不是专门补血，而是以益肾填精为主。精气充盛后子宫就容易摄精，血气充足后子宫也容易纳精，这都是受孕的基本条件。只是贪欲的人多，节欲的人少，往往出现用药后疗效不明显。服用此药的人如果能够做到节欲3个月，清心寡欲，神情不乱，自然没有不孕的道理。否则只能达到身体健壮的效果，而不要责怪方子的不灵验。

【眉批：服药3个月后仍不受孕，照原方加杜仲（炒断丝）6g，续断6g，白术（土炒焦）15g，茯苓9g，服药数剂后受孕概率必大大增加。】

【心悟】

本段指出妇人身瘦不孕的病因，是由于贪欲房事而致肝肾精血不足，制火无权。傅氏治疗本病提出："大补肾水而平肝木之法"，水旺则血旺，血旺则火消。用药之妙不在于补血而重在填精，其理是精血互生之故也，精满则子宫易于摄精，血足则子宫易于容物，皆为有子之道也。笔者认为肾为先天之本，元气之根，关乎生殖，封藏固秘，疏泄以时；肝司血海，以疏泄为用；肝肾功能正常，胞宫才能蓄溢有常，经事如期，从而达到摄精成孕。临证中常以韩百灵教授"肝肾学说"的理论为指导，运用其所创的经验方"百灵育阴汤"加减化裁，临床疗效显著，这与傅氏的理论有异曲同工之妙。

【医案诠释】

崔某，33岁。黑龙江省大庆市人。6年前怀孕生有一子，发现是脑瘫患儿。这四五年之间辗转全国各地寻找名院、名医为其儿医治，精力已极度疲惫。近一年又生怀孕念头，但一直未孕，曾到医院检查，未找出影响受孕的原因。2008年8月，来我院来就诊。望其形体瘦小，面色无华。自诉近2年月经推迟，量少，常觉胸中烦闷，两眼干涩，手脚心热，面颊潮红，腰酸痛，失眠多梦；舌体偏小，少苔；脉沉细而数。证属肝肾精血匮乏，冲任失养，不能摄精受孕。治以：滋补肝肾，养血调冲。方用养精种玉汤加减：熟地黄15g，生地黄15g，当归15g，酒炒白芍20g，山茱萸15g，狗脊15g，合欢花15g，地骨皮15g，生甘草10g。10剂，水煎服。10日后再诊时，患者手足心热、腰痛大减，睡眠较前好转。按此方加减服用3月余，诸证悉除。告知患者改服育阴丸，服药期间无需避孕，2009年1月发现怀孕，并无所苦，所以告知停药。患者于2009年10月顺利生产一健康女婴。

按：笔者认为本案患者，是由于儿病使其常年劳其神而伤其精，致肝郁不舒，日久子病累母，致肝肾精血匮乏，冲任、胞脉失于濡养则求子不孕。当以母子同治，大补精血。滋水以涵木，精血旺则肝气易舒，冲任易畅，胞脉得养则孕育有望。傅氏养精种玉汤，即是四物汤去川芎辛燥走窜之品，以补血养血为要；配山茱萸补肝肾、涩精气，再加合欢花安神解郁；生地黄、地骨皮清热凉血、退虚热。古有汤急丸缓之说，由于患者病势已除，所以不可久服汤剂，因此改服育阴丸。育阴丸是韩百灵教授的经验方，80年代即成为院内制剂，用于因肝肾阴虚引起的诸多病症，疗效显著，应用广泛，是一剂有效良方。

胸满不思食不孕（三十）

【原文】

妇人有饮食少思，胸膈满闷，终日倦怠思睡。一经房事，呻吟不已。人以为脾胃之气虚也，谁知是肾气不足乎。夫气宜升腾，不宜消降。升腾于上焦则脾胃易于分运，降陷于下焦则脾胃难于运化。人乏水谷之养，则精神自尔倦怠，脾胃之气可升而不可降也明甚。然则脾胃之气虽充于脾胃之中，实生于两肾之内。无肾中之水气，则胃之气不能腾；无肾中之火气，则脾之气不能化。惟有肾之水火二气，而脾胃之气始能升腾而不降也。然则补脾胃之气，可不急补肾中水火之气乎？治法必以补肾气为主，但补肾而不兼补脾胃之品，则肾之水火二气不能提于至阳之上也。方用**并提汤**。

大熟地（一两，九蒸）　巴戟（一两，盐水浸）　白术（一两，土炒）人参（五钱）　黄芪（五钱，生用）　山萸肉（三钱，蒸）　枸杞（二钱）柴胡（五分）

水煎服。三月而肾气大旺。再服一月，未有不能受孕者。此方补气之药多于补精，似乎以补脾胃为主矣。孰知脾胃健而生精自易，是脾胃之气与血，正所以补肾之精与水也。又益以补精之味，则阴气自足，阳气易升，自尔腾越于上焦矣。阳气不下陷，则无非大地阳春，随遇皆是化生之机，安有不受孕之理与！

【眉批：胸满不孕，人每误为脾胃虚寒，不能克食。用扶脾消导之药，肾气愈虚，何能受孕。妙在立方不峻补肾火，所以不用桂附等药，但专补肾气，使脾胃之气不复下陷，则带脉气充，胞胎气暖，自然受孕无难矣。】

【解析】

有的妇人不想进食，常觉胸膈满闷，整日困倦乏力，精神萎靡，昏昏欲睡，一旦行房事之后，更加痛苦难忍，呻吟不止。人们以为是脾胃气虚造成的，却不知道这是肾气不足的缘故。脾气宜于升发，而不宜消降，气升腾于上焦则脾胃易于健运，降陷于下焦则脾胃运化功能就会失调。经云："脾气散精"是指脾为能够将饮食中的营养成分有效地输送至机体的各个部位，内达脏腑、外通四肢百骸。如果人体缺少水谷精气的滋养，则会出现精神不振、形体困倦乏力等现象，所以说脾（胃）之气宜升而不宜降，这是很显然的道理。虽然脾胃之气充养在脾胃本身，但实际是来源于先天肾气之中。如果没有肾的精气滋养，胃气就不能鼓动消化食物；如果没有肾中阳气的温煦，脾气就不能运化水谷。只有在肾的阴阳二气相互作用下，才能使脾胃之气发挥正常的升举功能，因此就不会下陷。如果仅补脾胃之气，就可以不用去补肾中的阴阳二气了吗？傅氏认为，治疗这种病症必须以补肾气为主，但是补肾之中不兼补益脾胃之药，肾中的阴阳之气就不能达到最旺盛的地步。所以方用并提汤。

熟地黄（九蒸）30g　盐水浸巴戟天30g　土炒白术30g　人参15g　生黄芪15g　蒸山茱萸9g　枸杞6g　柴胡1.5g

以上药物用水煎服。服药3个月后使肾气旺盛，再服药1个月，受孕概率大大增加。此方用的补气之药多于补精血之品，似乎是以补益脾胃为主。都知道脾胃功能健旺，后天的水谷之精气就容易生成，正是因为脾胃气血旺盛，所以才能补充肾之精水。又加上补精血的药味，则肾精充足，肾阳就容易升发，自然蒸腾到上焦。阳气上举而不下陷，就会像大地回春，到处都是万物化生的时节，哪里会有不受孕的道理呢？

【眉批：胸满不孕的病症，人们常常误认为是脾胃虚寒，不能消化饮食，多用健脾消食的药物，导致肾气越来越虚，这样又怎能受孕呢？并提汤用药配伍的精妙之处在于不峻补肾火，所以不用桂附等药，而是专补肾气，使脾胃之气升举而不下陷，则带脉气充，胞宫气暖，自然受孕就没困难了。】

【心悟】

傅氏认为，终日不思饮食，自觉胸膈满闷，倦怠乏力，一旦行完房事之后，则痛苦难忍，呻吟不止的不孕患者，观其病症，好似病于脾胃，实属肾之精气不足，不能为脾胃升腾化气所致。治疗上重点强调了在补益肾中阴阳之中兼顾补益脾胃精气之药，先后天并治，顾名思义"并提汤"治疗。方中黄芪、巴戟天、菟丝子、山茱萸、枸杞子等补肾气，而益阴精；人参、白术补脾胃之气，以助气血化生，并稍佐柴胡防止补中腻膈。全方使肾中水火自足而脾胃之气升腾，则胸满得舒，食欲增进，气血充盈，胞脉通调，即可受孕。

【医案诠释】

韩某，女，30岁。1978年10月23日初诊。婚后4年未孕，月经17岁初潮，经期、经色、经量均正常。形体消瘦，白带量多，神疲乏力，少气懒言，不思饮食，食则胸胃满闷不舒，嗳气时作，嗜睡，舌淡、苔薄白，脉沉细弱。诊断为不孕症（脾胃气虚证），拟补脾益肾。以并提汤加味：熟地黄30g，巴戟天10g，炒白术15g，黄芪30g，党参12g，山茱萸12g，枸杞子6g，菟丝子12g，柴胡10g。2剂。10月26日二诊：服药后未见明显变化，舌脉同前诊，嘱病人按原方续服10剂。11月18日三诊：药毕，诸症减轻，原方加狗脊12g，服10剂。11月29日四诊：诸症又减，但仍腰部酸痛，前方加续断30g，再服10剂。1979年1月12日告知，停药后无不适感，停经60余天，经西医妇科检查诊断为早孕。

（医案摘自：郑桂英. 女子不孕症治验［J］. 江西中学院学报，1992.02：16.）

下部冰冷不孕（三十一）

【原文】

妇人有下身冰冷，非火不暖，交感之际，阴中绝无温热之气。人以为天分之薄也，谁知是胞胎寒之极乎！夫寒冰之地，不生草木；重阴之渊，不长鱼龙。今胞胎既寒，何能受孕。虽男子鼓勇力战，其精甚热，直射于子宫之内，而寒冰之气相逼，亦不过茹之于暂而不能不吐之于久也。夫犹是人也，此妇之胞胎，何以寒凉至此，岂非天分之薄乎？非也。盖胞胎居于心肾之间，上系于心而下系于肾。胞胎之寒凉，乃心肾二火之衰微也。故治胞胎者，必须补心肾二火而后可。方用**温胞饮**。

白术（一两，土炒）　巴戟（一两，盐水浸）　人参（三钱）　杜仲（三钱，炒黑）　菟丝子（三钱，酒浸，炒）　山药（三钱，炒）　芡实（三钱，炒）　肉桂（三钱，去粗，研）　附子（二分，制）　补骨脂（二钱，盐水炒）

水煎服。一月而胞胎热。此方之妙，补心而即补肾，温肾而即温心。心肾之气旺，则心肾之火自生。心肾之火生，则胞胎之寒自散。原因胞胎之寒，以至茹而即吐，而今胞胎既热矣，尚有施而不受者乎？若改汤为丸，朝夕吞服，尤能摄精，断不至有伯道无儿之叹也。

【眉批：今之种子者多喜服热药，不知此方特为胞胎寒者设，若胞胎有热则不宜服。审之。】

【解析】

妇女中有些人结婚时间长没有受孕，常常感觉小腹、阴中等部位冰冷，不用热的东西温暖温煦就不能热乎，性交时阴中没有一点温热之气。人们认为这是先天不足，肾阳衰惫，阴寒内盛，失于温煦的原因，有谁想到这是子宫寒气太盛的缘故。就像寒冷冰雪的地方，不能生长出小草树木一样；

深水无光的死潭，鱼虾不能生存一样。如今子宫既然是寒冷的，怎么能够受孕呢。虽然丈夫身体健壮，其精子也很旺盛，易于进入子宫之内，但由于胞宫冰冷，精子被子宫寒气逼迫，即使停留，时间也很短暂，过不了许久就不得不被逼而出。这样的女人，她们的子宫，为何寒冷到这种程度呢，难道真的是先天不足吗？傅氏认为并非如此。子宫位于心肾胞脉之间，上系心之经脉，下系肾之经脉，子宫寒凉，便是由于心肾二火衰微引起的。因此，治疗子宫寒冷不孕者，必须要以温补心肾之火，暖宫散寒才可以。方用温胞饮。

土炒白术 30g　盐水浸巴戟天 30g　人参 9g　杜仲（炒黑）9g　菟丝子（酒浸，炒）9g　炒山药 9g　炒芡实 9g　肉桂（去粗，研）9g　制附子 0.6g　盐水炒补骨脂 6g

以上药物用水煎服。服药 1 个月后胞宫有温热感。此方的精妙之处是补心气就能起到温补肾气，温补肾阳就能起到温补心阳的作用，因为心肾胞脉是相通的。心肾之气旺盛，则心肾之火自然生成，心肾之火充足，上下通达到子宫，则子宫的寒气自然散尽。妇女不能受孕是由于胞宫寒气过盛，以致精子进而即出，如今胞宫温热有了生机，哪里还会受精而不怀孕呢。若把此方的汤剂改为丸剂，早晚吞服，更能增加摄精成孕的效果，断然不会让男子有到老而无子女的忧虑。

【眉批：如今治疗不孕的患者多服用温热的药物，不知道此方特别是为宫寒的患者而设的，若胞宫有热则不宜服用。临证要细察。】

【心悟】

傅氏本段指出宫寒不孕的病机主要为命门火衰，心肾阳虚，真阳不足，胞宫失于温煦所致。如《圣济总录》曰："妇人之所以无子，由冲任不足，肾气虚寒故也。"心为君主之官，五脏六腑之大主，内藏君火，下交于肾；肾为先天之本、元气之根，化生相火，温养五脏。然肾系胞胎，为冲任二脉之源。心肾二火衰微，胞宫必然积寒如冰，冲任不固，受施无权，精气亦无以施化，故难以摄精受孕。傅氏方用温胞饮，以温补心肾为主，调补冲任，暖宫促孕。使心肾之火充足，兼以养精益气，使火旺而精不伤，阳回而血亦沛，有如春风化雨，万物资生之意。

　　周某，30 岁，1980 年 1 月初诊。婚后 8 年未孕。曾于 1976 年夫妇双方进行检查，结果男方一切正常，女方子宫偏小、宫体后位，余无异常。后经中、西医多方诊治，一直未孕。刻诊：面色憔悴、㿠白，发枯不荣、易脱。月经后期，4~6 个月 1 行，色淡量少，行经时腰部坠胀、少腹疼痛，平时少腹连及下肢经年发凉。白带量多而清稀，无特殊气味。性欲淡漠，夜尿频多。周身乏力，四肢不温。舌质淡嫩，舌边齿痕明显，舌苔薄白。脉沉无力，两尺沉微似无。证缘心肾二火衰微，胞宫冲任失煦。诊为"宫寒不孕"证。法宜补益心肾二火、温煦胞宫冲任。以"温胞饮"原方缓图。取药 10 剂，依法炮制，水煎，日服 1 剂。嘱 1 个月内忌房事。二诊：药后少腹及下肢发凉减轻，脉象沉缓，尺脉沉微无力，经水未行，余症同前。沉寒痼冷，虽非短时可化，但已现阳生春回佳兆。再守法、守方服药 10 剂。三诊：少腹及下肢凉感已无，且已有温热之觉，脉象和缓从容，尺脉略现沉缓，经水还未行，余症均明显好转。仍守法、守方服药 10 剂，以收全功。四诊：诸症均愈，惟经水仍未行。嘱停药观察。3 月后，患者以胃部不适、恶心呕吐、不思食就诊。询之，经水至今未行。查妊娠试验阳性，诊为早孕。患者停药后经水始终未行，为行经期间受孕。后足月顺产一男婴，母子均健。

　　（医案摘自：刘兴武 . 温胞饮与宫寒不孕证治初探［J］. 山西中医，1993.03：30 - 31.）

胸满少食不孕（三十二）

【原文】

　　妇人有素性恬淡，饮食少则平和，多则难受，或作呕泄，胸膈胀满，久不受孕。人以为赋禀之薄也，谁知是脾胃虚寒乎。夫脾胃之虚寒，原因心肾之虚寒耳。盖胃土非心火不能生，脾土非肾火不能化。心肾之火衰，则脾胃失生化之权，即不能消水谷以化精微矣。既不能化水谷之精微，自无津液以灌溉于胞胎之中，欲胞胎有温暖之气以养胚胎，必不可得。纵然受胎，而带脉无力，亦必堕落。此脾胃虚寒之咎，故无玉麟之毓也。治法可不急温补其脾胃乎？然脾之母原在肾之命门，胃之母原在心之包络。欲温脾胃，必须补二经之火。盖母旺子必不弱，母热子必不寒，此子病治母之义也。方用**温土毓麟汤**。

巴戟（一两，去心，酒浸）　覆盆子（一两，酒浸，蒸）　白术（五钱，土炒）　人参（三钱）　怀山药（五钱，炒）　神曲（一钱，炒）

水煎服。一月可以种子矣。此方之妙，温补脾胃而又兼补命门与心包络之火。药味不多，而四经并治。命门心包之火旺，则脾与胃无寒冷之虞。子母相顾，一家和合，自然饮食多而善化，气血旺而能任。带脉有力，不虞落胎，安有不玉麟之育哉！

【眉批：少食不孕与胸满不思饮食有间，一补肾中之气，一补命门与心包络之火。药味不多，其君臣佐使之妙，宜细参之。】

【解析】

妇女中有的人性格内向，喜静而厌动，平素少吃胃部就平软舒适，多食胃部就会非常难受，甚则出现恶心呕吐、大便泄泻、胸膈胃脘胀满等症状，而且很长时间不能怀孕。人们常认为这是先天禀赋不足所导致的，却不知这是由于脾胃虚寒所引起的。傅氏认为脾胃虚寒是由于心肾虚寒所引起，脾胃属土，为心之子，胃土如果得不到心火的温养，则不能腐熟化生水谷，脾土得不到命门之火的温煦就会失于健运。若心肾之火不足，则脾胃就会失去化生气血的功能，也就不能将水谷转化成气血精微了。既然水谷不能转化为气血精微，胞宫自然也就失于气血津液的濡养。想要胞宫有温润之气，来暖胚养胎，那一定是不可能的了。就算是怀孕，带脉也是无力固护子宫，必定会发生堕胎这类的事情。这都是脾胃虚寒的原因，所以才没有孕育养胎的能力。难道不应当先去温补脾胃吗？但是脾的运化功能基础是源于命门之火，胃的受纳腐熟功能正常与否是源于心包之火。想要温补脾胃，必须补益心肾二经之火。母旺子就不会虚弱，母热子就不会寒凉，这就是子病治母的含义。方用温土毓麟汤。

巴戟天（去心，酒浸）30g　覆盆子（酒浸，蒸）30g　土炒白术15g　人参9g　炒山药15g　炒神曲3g

以上药物用水煎服。服药1个月后方可怀孕生子。此方的妙处是温补脾胃而又兼补命门与心包之火。药味不多，但是脾、胃、心、肾四经同治。命门与心包之火旺盛后，脾胃就无寒凉之忧了，子母相顾，关系和睦，自然就会多进饮食并能运化吸收了，气血旺盛而能固养胎儿，带脉有力就不会担忧堕胎的发生，怎么还会有不怀孕的呢！

【眉批：少食不孕与胸满不思饮食不孕之间，一是专补肾气，另一是补命门与心包之火。两方药味虽然不多，但君臣佐使的妙处应该细细思考。】

【心悟】

傅氏所论不孕前面论到"胸满不思食不孕"，此节论"胸满少食不孕"，两处均言"胸满"，但一则为"不思食"；一则为"少食"，不思食与少食，仅毫厘之差，细细推之，病机却大有区分。虽然同责之于脾胃之虚弱，但前者为肾中水火之气不足，使脾胃之气失于蒸腾；后者为心肾火衰，不能温煦脾土，所以两病在立法和用药方面截然不同。此段"胸满少食不孕"，应该补心肾之火而温脾胃，方用温土毓麟汤。其方药能使君相火旺，使脾土得温，这样就不会有脾胃寒冷之虑，胸满则自舒，食欲重振，这样气血就会旺盛，带脉约固才会有力，胞宫自然就会胜任孕育的功能。

【医案诠释】

倪某，女，29岁，已婚。笔者于2013年10月27日首诊。

病史：自2009年结婚，曾孕子2次，第1次于妊娠49天行人工流产术，2011年3月妊娠70余天发现胎停育行人流术，近2年未避孕而未孕。自诉：一年余月经量少，色暗淡；带下绵绵不断，质稀如水，时而如注；形寒肢冷，腰部及小腹发凉，胸闷，食后脘腹胀满，大便溏泄；舌体微胖大，有齿痕，苔白腻，脉沉缓。

病症相参，此病案为先后二天之病，肾虚命火不足，脾土失于温煦，则水湿难运，湿邪停滞，阻塞气机，阳气不得宣畅，带脉失固则发生此疾。立温补脾肾，约固带脉之法。方用：傅氏"温土毓麟汤"加减：人参10g，巴戟天20g，覆盆子20g，干姜10g，茯苓15g，炒白术15g，山药15g，山楂10g，炒神曲10g，莱菔子6g，芡实10g。7剂，水煎服，服药后诸症减轻，舌体微大，有齿痕，苔白，脉缓。按上方去人参；加党参15g。调治月余后，患者经期错后10日未行，自觉恶心，择食。自测尿妊娠试验（＋）。得知孕子，家人甚喜。告知要注意饮食调摄，慎起居。2014年9月12日剖腹产下一健康男婴。

少腹急迫不孕（三十三）

【原文】

　　妇人有少腹之间自觉有紧迫之状。急而不舒，不能生育。此人人之所不识也，谁知是带脉之拘急乎。夫带脉系于腰脐之间，宜弛而不宜急。今带脉之急者，由于腰脐之气不利也。而腰脐之气不利者，由于脾胃之气不足也。脾胃气虚，则腰脐之气闭，腰脐之气闭，则带脉拘急。遂致牵动胞胎，精即直射于胞胎，胞胎亦暂能茹纳，而力难负载，必不能免小产之虞。况人多不能节欲，安得保其不坠乎？此带脉之急，所以不能生子也。治法宜宽其带脉之急。而带脉之急，不能遽宽也，宜利其腰脐之气。而腰脐之气，不能遽利也，必须大补其脾胃之气与血，而腰脐可利，带脉可宽，自不难于孕育矣。方用**宽带汤**。

　　白术（一两，土炒）　巴戟（五钱，酒浸）　补骨脂（一钱，盐水炒）人参（三钱）　麦冬（三钱，去心）　杜仲（三钱，炒黑）　大熟地（五钱，九蒸）　肉苁蓉（三钱，洗净）　白芍（三钱，酒炒）　当归（二钱，酒洗）五味（三分，炒）　建莲子（二十粒，不去心）

　　水煎服。四剂少腹无紧迫之状，服一月即受胎。此方之妙，脾胃两补，而又利其腰脐之气，自然带脉宽舒，可以载物而胜任矣。或疑方中用五味、白芍之酸收，不增带脉之急，而反得带脉之宽，殊不可解。岂知带脉之急，由于气血之虚，盖血虚则缩而不伸，气虚则挛而不达。用芍药之酸以平肝木，则肝不克脾。用五味之酸以生肾水，则肾能益带。似相妨而实相济也，何疑之有。

　　【眉批：凡种子治法，不出带脉、胞胎二经。数言已泄造化之秘矣。】

【解析】

　　有的妇人小腹常有紧迫感，由于压迫而感觉到不舒服，且长久不能生育。这种病症很多的人都不清楚它的病因，有谁想到这是由于带脉拘急而引起的呢。带脉是沿腰脐而循行，宜松弛而不宜拘紧。现在带脉出现挛急是由于腰脐经脉之气不能流通的缘故。腰脐经脉之气不通的人是由于脾胃之气不足造成的。脾胃气虚就会使腰脐精气闭塞；腰脐经脉之气闭塞不通，就导致带脉拘急抽紧，由此牵动到胞宫，即使此时精子直接射入胞宫，胞宫也只会暂时摄纳，由于气虚力薄难以举载，必定会有小产的忧虑。何况这些人大多不慎房事，又怎么能保证不发生堕胎呢？这就是带脉发生了拘急病变，所以不能生育的病因。本病的治法宜宽舒其带脉的拘急，但是带脉的拘急，不是马上就能缓解通利的，应当通利腰脐的经脉之气，可腰脐的经气也不会马上通利，所以必须是大补脾胃的气血，这样才能使腰脐经气通利，使带脉得到宽松，自然就不难于孕育了。用宽带汤治之。

土炒白术30g　酒浸巴戟天15g　盐水炒补骨脂3g　人参9g　麦冬（去心）9g　杜仲（炒黑）9g　熟地黄（九蒸）9g　肉苁蓉（洗净）9g　酒炒白芍9g　酒洗当归6g　炒五味子0.9g　莲子（不去心）20粒

上药用水煎服。服用4剂后小腹就无急迫的感觉了，服用1个月就可受孕育胎。此方的妙用之处在于脾胃双补，而利腰脐经脉之气，气血通利带脉自然宽松，可以载胎而胜其职。有人怀疑方剂中用五味子、白芍酸敛的功效，不是增加带脉的挛急嘛，怎么反使带脉宽松呢，这实在令人不解。这些人不知道带脉的拘急，其实是由于气血的亏虚引起的。带脉血虚失养则易挛缩不伸；气虚不温则易拘挛不达。用白芍的酸以收敛肝木的虚风，则肝就不会克伐脾土了。用五味子的酸性入肾经而滋养精血，则肾就能补益带脉了，本方看似相互妨碍而实际是相互为用的，这有什么可怀疑的呢？

【眉批：凡是治疗不孕的方法，都离不开带脉、胞宫。用几句话便可以道出其中的奥秘了。】

【心悟】

傅氏认为"少腹急迫不孕"，是因脾胃气血虚弱，带脉拘急所引起，气虚则挛而不达，血虚则缩而不伸，且冲、任、督、带四脉与胞宫关系甚为密切，带脉病则冲任受累，冲任二脉失常势必影响胞宫，因此而不能负载孕育，所以傅氏治疗此病提出大补脾胃气血，以利腰脐。用宽带汤的目的，是通过补益脾胃气血，使带脉举而畅达，这样冲任二脉自然就会通调，孕育也就不困难了。

【医案诠释】

笔者于2012年6月治疗一女患王某，35岁，结婚7年，5年前曾孕子一次，妊娠2月余无明显诱因发生自然流产。此后数年一直未孕。家人因其无子，常常发生不悦。患者性格较内向，语言不多。诉其近半年来自觉腰脐之间像被什么东西缠着，少腹急迫不适，松解衣带后仍不能缓解，头晕倦怠，食少纳呆，胸闷善太息，小腹胀痛，便溏。面色无华，舌体胖大、色淡、苔白腻，脉弦缓。

据其病症分析此属肝郁脾虚，带脉拘急所致。与傅氏所言"少腹急迫不孕"完全相似。运用傅氏理论，治以疏肝健脾，益肾缓带。方药用宽带汤加减。人参5g，白术15g，巴戟天15g，五味子10g，补骨脂10g，当归10g，白芍20g，香附15g，杜仲15g，怀牛膝15g，川楝子10g，泽泻10g，甘草6g。服3剂后，自觉带脉拘急症状大减，少腹急迫症状消失，精神较前好转，食欲增进。继服5剂，诸症悉除。停药后多年未再复发。

此案系肝郁脾胃虚弱，带脉不利所引起腰间紧束不舒，婚久不孕。宽带汤方药，即补脾气，又益肾气，且以归芍补血养血，可谓先后并重，气血并补。由于该患见有胸闷善太息，少腹胀痛，兼有肝郁之象，故于此方中加香附、川楝子，以疏肝解郁，通利带脉，从而收到药到病除的疗效。

嫉妒不孕（三十四）

【原文】

妇人有怀抱素恶不能生子者，人以为天心厌之也，谁知是肝气郁结乎。夫妇人之有子也，必然心脉流利而滑，脾脉舒徐而和，肾脉旺大而鼓指，始称喜脉。未有三部脉郁而能生子者也。若三部脉郁，肝气必因之而更郁，肝气郁则心肾之脉必致郁之极而莫解。盖子母相依，郁必不喜，喜必不郁也。其郁而不能成胎者，以肝木不舒，必下克脾土而致塞。脾土之气塞，则腰脐之气必不利。腰脐之气不利，必不能通任脉而达带脉，则带脉之气亦塞矣。带脉之气既塞，则胞胎之门必闭，精即到门，亦不得其门而入矣。其奈之何哉？治法必解四经之郁，以开胞胎之门，则几矣。方用**开郁种玉汤**。

白芍（一两，酒炒）　香附（三钱，酒炒）　当归（五钱，酒洗）　白术（五钱，土炒）　丹皮（三钱，酒洗）　茯苓（三钱，去皮）　花粉（二钱）

水煎服。一月则郁结之气开，郁开则无非喜气之盈腹，而嫉妒之心亦可以一易，自然两相合好，结胎于顷刻之间矣。此方之妙，解肝气之郁，宣脾气之困，而心肾之气亦因之俱舒，所以腰脐利而任带通达，不必启胞胎之门，而胞胎自启。不特治嫉妒者也。

【眉批：方似平平无奇，然却能解妒种子，不可忽视。若怀娠而仍然嫉妒，必致血郁堕胎。即幸不堕胎，生子多不能成。方加解妒饮合煎之，可保无虞，必须变其性情始效。**解妒饮：**黍、谷各九十粒，麦（生用）、小黑豆各四十九粒（豆炒熟），高粱五十五粒。】

【解析】

妇人之中有一种人平素心胸狭小，喜爱猜疑嫉妒，婚久不受孕，人们以为这是上天讨厌她的缘故，哪里知道这是由于肝气郁结而导致。妇女怀孕后，在脉象上必然是心经寸脉流利而滑，脾经关脉舒畅平缓，肾经尺脉盛大而应指，这才是怀孕的喜脉。没有哪个人三部脉象都郁结而能怀孕生子的。如果三部脉象都反应出郁（弦脉），肝喜条达而恶抑郁，若肝郁必克脾土，脾虚则运化失职，导致气血化源不足，肝藏血不足则失于濡养导致肝气就会更加郁结。肝气郁结失于调达，一定会累及到心肾二脉，心肾二脉必定会郁结到难以疏解的程度。这是因为肝肾二脏是子母相依，郁结不畅必然不会喜，同样的道理，若喜则必然不会郁结。郁结不畅则久而不能受孕的原因在于肝气不舒、肝气郁结而克伐脾土；脾气失于健运，腰脐经脉之气就不能通利，腰脐经脉闭塞会引起气血不能由任脉达至带脉，导致带脉经气闭塞。带脉的经气闭塞不通，胞宫门户必然会关闭不开，即使男子之精到达胞门，也不能进入，这又有什么办法呢？傅氏认为，治疗本病的方法唯有疏解肝、脾、心、肾四经郁结之经脉，打开胞宫之门户，这样才有利于受孕。方用开郁种玉汤。

酒炒白芍 30g　酒炒香附 9g　酒洗当归 15g　土炒白术 15g　酒洗丹皮 9g　茯苓（去皮）9g　花粉 10g

以上药物用水煎服。服药 1 个月之后就会使郁结之气散开，郁结散了则心情舒畅，心气才能下达于胞中，好嫉妒喜欢发怒的性格也会改变，夫妻关系自然融洽，受孕就更加容易了。此方的微妙之处是解肝气之郁结，醒脾胃之困乏，使气血旺盛，气机调畅，这样心肾之气也都随之而通畅了。所以腰脐经脉通利，任带二脉互相通达，不必专门开启胞宫门户，而胞宫门户也会自然敞开，此方并不是专治嫉妒的方子，临床中很多医家应用此方治疗肝气郁结引起的一系列病症。

【眉批：本方看着好像很平常，没有什么奇特的地方，却能治疗因嫉妒肝气郁结而不能受孕的妇人，这是不可忽视的。若是妊娠期间仍然肝气不舒，必然会导致肝血郁结而堕胎。即便是幸运不发生堕胎，生产的时候也多不会顺利。方中加解妒饮一同煎服，对保胎可无后顾之忧，但也必须调节情志疗效才会显著。解妒饮：黍、谷各 90 粒，小麦（生用）、小黑豆（豆炒熟）各 49 粒，高粱 55 粒。】

【心悟】

傅氏指出：妇人有怀抱素恶而不能生子。笔者认为，女子除了异于男子的特殊的生理之外，多有不得隐曲之事，或因心胸狭小，容易产生抑郁，使得肝郁不舒，气机阻滞，致气血失调，冲任不能相资，故难以摄精受孕。叶天士言"女子以肝为先天"，说明肝气的疏泄功能对女子生殖功能影响尤为重要。傅氏运用开郁种玉汤治疗本病，解肝、脾、心、肾四经之郁结，使其气机调达，经脉通畅，胞宫开启，这样才有利于受孕。韩老秉承傅氏学术思想，自拟百灵调肝汤，以此疏散肝气之郁结，使其诸经脉通畅，方可有利于胎孕。笔者在继承韩老学术思想的基础上，提出了"肝主冲任"的理论。因肝气郁结，不仅影响心肾之间阴阳消长转化而抑制排卵，且长期紧张忧虑，使盆腔气血流行不畅，脉络不和而影响子宫输卵管的蠕动和通畅，是引起不孕的常见原因。因此，调节情志，放松心情，对身心健康十分重要。

【医案诠释】

日本某女，年四十有余，婚后数年未孕，曾在国内外多处医治，均未收效。经有关方面介绍，1976 年夏季，前来韩百灵教授处求治。望病家形体不甚健康，面色暗滞，精神抑郁，舌苔微黄，语言清晰。问其发病之由，自述平素性情急躁，无故多怒，胸胁胀满，经期乳房胀痛，血量涩少，色紫暗有块，小腹坠胀，经后乳痛，腹胀较轻，手足干热，呃逆，不欲饮食，喜食清淡而厌恶油腻，大便秘结，小便短赤，诊其脉象弦涩有力。

根据证候分析，此乃肝气郁滞，脉络失常，胞脉受阻而不孕，予以调肝理气通络之方：当归 9g，赤芍 9g，川牛膝 9g，川芎 6g，王不留行 9g，通草 9g，川楝子 9g，皂角刺 3g，瓜蒌 9g，丹参 9g，香附 9g。嘱服 3 剂。7 天后又诊，症无变化，脉象如前，惟食欲不振，此因肝气乘脾、脾气不运之故，仍以前方加白术 9g、山药 9g 以扶脾气，又服 3 剂。1 周后又诊，据云：经期胸闷乳痛减轻，饮食增进，但腰酸痛。仍以原处方减皂角刺、瓜蒌，加续断 9g，桑寄生 9g，以补肝肾，嘱其久服为佳。1977 年其返回日本东京。1978 年春，来信说其夫人怀孕生一女孩，并为纪念中国，借用松花江的"花"字为女孩命名。

此患者为典型肝郁不孕，肝气郁结，疏泄失司，气血失调，冲任不能相资而致不孕，立以疏肝解郁、理血调经之法，纵观全方，看似仅为调经所设，却有助孕之功，此即"调经种子"之义，盖全身气机调畅，血液运行流利，冲任气血调达则月经规律，胎孕可成。

（医案摘自：韩延华．中国百年百名中医临床家丛书韩百灵［M］．北京：中国中医药出版社，2007.）

肥胖不孕（三十五）

【原文】

妇人有身体肥胖，痰涎甚多，不能受孕者。人以为气虚之故，谁知是湿盛之故乎。夫湿从下受，乃言外邪之湿也。而肥胖之湿，实非外邪，乃脾土之内病也。然脾土既病，不能分化水谷以养四肢，宜其身躯瘦弱，何以能肥胖乎？不知湿盛者多肥胖，肥胖者多气虚，气虚者多痰涎，外似健壮而内实虚损也。内虚则气必衰，气衰则不能行水，而湿停于肠胃之间，不能化精而化涎矣。夫脾本湿土，又因痰多，愈加其湿。脾不能受，必浸润于胞胎，日积月累，则胞胎竟变为汪洋之水窟矣。且肥胖之妇，内肉必满，遮隔子宫，不能受精，此必然之势也。况又加以水湿之盛，即男子甚健，阳精直达子宫，而其水势滔滔，泛滥可畏，亦遂化精成水矣，又何能成妊哉。治法必须以泄水化痰为主。然徒泄水化痰，而不急补脾胃之气，则阳气不旺，湿痰不去，人先病矣。乌望其茹而不吐乎！方用**加味补中益气汤**。

人参（三钱）　黄芪（三钱，生用）　柴胡（一钱）　当归（三钱，酒洗）　白术（一两，土炒）　升麻（四分）　陈皮（五分）　茯苓（五钱）半夏（三钱，制）

水煎服。八剂痰涎尽消，再十剂水湿利，子宫润出，易于受精而成孕矣。其在于昔，则如望洋观海；而至于今，则是马到成功也。快哉！此方之妙，妙在提脾气而升于上，作云作雨，则水湿反利于下行。助胃气而消于下，为津为液，则痰涎转易于上化。不必用消化之品以损其肥，而肥自无碍；不必用浚决之味以开其窍，而窍自能通。阳气充足，自能摄精，湿邪散除，自可受种。何肥胖不孕之足虑乎！

【眉批：再十剂，后方加杜仲一钱半（炒断丝），续断钱半（炒），必受孕矣。】

【解析】

有的妇人素体肥胖，口中痰涎绵绵不断，婚久而不能受孕。人们以为这是气虚的缘故，却不知道是痰湿过盛所引起的。湿邪侵犯下焦，这里指的是湿从外来。而肥胖之人的湿邪，实际上不是外湿之邪，而是脾胃的运化失职湿邪由内而生。既然是脾气虚弱，不能运化水谷以濡养四肢百骸，就应该是身躯瘦弱，为什么会反而肥胖呢？这是不懂得湿盛者多肥胖，肥胖者多气虚，气虚者多痰湿的道理，从外貌上看，好像似健壮，其实身体内在是亏虚的。体内虚弱的人必然会出现气虚，气虚就不能运行水液，导致水湿停于肠胃之间，使其不能转化为水谷精微物质而成为痰湿之邪。脾本为湿土，现在又加痰邪，湿上加湿，导致脾胃不能承受，这样水湿必然会浸润下焦，流注胞宫，日积月累，胞宫就会变成汪洋之海。况且肥胖的妇女，脂肪必然丰满，容易遮隔子宫，因此而影响受精，这是必然的趋势，何况加上水湿壅盛，即使是男子身体强壮，精子能够直达子宫，但由于胞宫内湿邪过盛，其水湿泛滥的程度已经达到令人害怕的样子，湿邪也会将精子化为水湿，这怎么能怀孕呢？治疗方法必须以泄水化痰为主。如果只是泄水化痰，而不去补护脾胃之气，就会使阳气不旺，这样痰湿不但不能去除，过度使用利水之品，反而使身体先病，虚上加虚，怎么还能希望受孕呢！傅氏治疗这种病用加味补中益气汤。

人参9g　生黄芪9g　柴胡3g　酒洗当归9g　土炒白术30g　升麻1.2g　陈皮1.5g　茯苓15g　制半夏9g

以上药物用水煎服。服用8剂则痰湿尽消，再服用10剂，水湿就得以通利，子宫水湿得去，就容易受精成孕了。在过去人们对此病证的了解，就好像看着茫茫的大海一样，不知从何诊治；而现在看到这种病症，则是清晰可辨，药到病除，心里是多么愉快啊！加味补中益气汤的精妙之处在于提升脾气，将湿邪化作云雨，使水湿下行，帮助胃气将下焦水湿转化为津液，使痰涎就容易从上焦运化。不必用消导的药物去减其肥胖，而肥胖自然削减；也不必用辛甘发散疏导药物来开窍，而闭塞的官窍自然就会畅通。此方的运用使阳气充足，易于摄精，湿邪散去，自然可以受孕。怎么还会有肥胖不孕的忧虑呢！

【眉批：此方再服用 10 剂后加炒杜仲 4.5g，炒续断 4.5g，就会大大增加受孕的机会。】

【心悟】

傅氏言，"肥胖之妇，内肉必满，遮隔子宫，不能受精"。丹溪云："若是肥盛妇人，禀受甚浓，恣于酒食之人，经水不调，不能成胎，谓之躯脂满溢，闭塞子宫。"这些理论主要阐述了痰湿不孕的发病机制。傅氏治疗此病，抓住"肥人多湿"这一特点，独具一格，非以利水除湿之药，而是用补中益气汤与二陈汤相合，傅氏认为二陈汤是治痰湿之标，而不能治其本也。补中益气汤则以益气升阳，运脾化湿，方药之妙不在消导以损其肥，而在提升脾之阳气，促进脾的运化，水湿得运，不仅肥胖可减，且能摄精受孕。

肥人不孕与西医学的多囊卵巢综合征临床症状大有相似之处，中医学认为痰浊壅盛，阻滞冲任、胞宫导致月经失调、不孕；痰浊壅盛充溢肌肤，可见形体肥胖；痰瘀气血互结，使卵巢成多囊性改变。

现代研究表明，肥胖能够导致内分泌改变，影响血清激素水平，适当地降低体重有利于改善生殖功能。

【医案诠释】

宫某，女，27 岁，已婚，美发师，2011 年 4 月 28 日初诊。

病史：未避孕 3 年未孕。面色如垢，皮肤粗糙，痤疮，多毛，项部黑棘皮征严重，腰酸，头晕，大便不成形；身高 158cm，体重 81kg；舌淡胖，苔白腻，脉沉。末次月经 2011 年 4 月 2 日。既往月经 1~3 个月一行，2007 年以前曾怀孕 2 次，均于妊娠第 8 周左右自然流产。辅助检查：血清性腺激素六项：FSH：5.67mIU/ml，LH：18.42mIU/ml，PRL：11.96ng/ml，E2：70.16pg/ml，P：0.51ng/ml，T：98.06ng/dl。DHS：208.000μg/dl，AND：4.86ng/ml，SBG：22.6nmol/L。180 分钟胰岛素：28μIU/ml。妇科超声提示：子宫稍小，大小为 36mm×35mm×33mm，内膜 7mm；双侧卵巢呈多囊状态。子宫输卵管造影术、不孕四项、男子精液化验等排除其他原因所致不孕。诊断：继发性不孕（多囊卵巢综合征）。辨证：证属肾虚痰湿，冲任阻滞所致。治法：补肾健脾，佐以祛湿化痰。治疗意见：中西医结合治疗。

中药：生地黄 20g，菟丝子 20g，巴戟天 20g，山茱萸 20g，杜仲 20g，怀牛膝 15g，山药 15g，茯苓 20g，赤芍 15g，黄连 10g，苍术 20g，陈皮 15g，狗脊 20g。10 剂，水煎服，每日 1 剂，早晚分服。嘱运动减肥。

西药：二甲双胍 0.25mg，每日 3 次，连服 3 个月；小檗碱：每次 0.1g，每日 3 次。

2011 年 10 月 16 日。患者自诉经水过期 8 天，自测尿妊娠试验阳性。超声提示：宫内妊娠。嘱其慎起居、勿劳累。补肾保胎治疗 2 个月。患者于 2012 年 6 月顺产一男婴。

按：本案患者形体肥胖，婚后 2 次流产，损伤肾精，导致肾气更虚，冲任失调。因此，发生继发性不孕。本病以肾虚为本，痰湿为标。痰湿亦与脾的运化功能有关。脾为后天之本，气血生化之源，脾胃功能失常，运化失职，不能化生输布水谷精微；或过食肥甘厚味，蓄积体内而为痰湿脂浊，导致肥胖，肥胖是多囊卵巢综合征胰岛素抵抗的重要因素。故治疗当标本兼治，以补肾气为主，兼健脾化湿。待患者月经和临床症状基本恢复后，联合西药氯米芬促排卵，数月收效。

（医案摘自：韩延华．韩氏女科［M］．北京：人民军医出版社，2015.）

骨蒸夜热不孕（三十六）

【原文】

妇人有骨蒸夜热，遍体火焦，口干舌燥，咳嗽吐沫，难于生子者。人以为阴虚火动也，谁知是骨髓内热乎。夫寒阴之地固不生物，而干旱之田岂能长养？然而骨髓与胞胎何相关切，而骨髓之热，即能使人不嗣，此前贤之所未言者也。山一旦创言之，不几为世俗所骇乎。而要知不必骇也，此中实有其理焉。盖胞胎为五脏外之一脏耳，以其不阴不阳，所以不列于五脏之中。所谓不阴不阳者，以胞胎上系于心包，下系于命门。系心包者通于心，心者阳也；系命门者通于肾，肾者阴也。是阴之中有阳，阳之中有阴，所以通于变化。或生男或生女，俱从此出。然必阴阳协和，不偏不枯，始能变化生人，否则否矣。况胞胎既通于肾，而骨髓亦肾之所化也。骨髓热由于肾之热，肾热而胞胎亦不能不热。且胞胎非骨髓之养，则婴儿无以生骨。骨髓过热，则骨中空虚，惟存火烈之气，又何能成胎？治法必须清骨中之热，然骨热由于水亏，必补肾之阴，则骨热除，珠露有滴濡之喜矣。壮水之主，以制阳光，此之谓也。方用**清骨滋肾汤**。

地骨皮（一两，酒洗）　丹皮（五钱）　沙参（五钱）　麦冬（五钱，去心）　元参（五钱，酒洗）　五味子（五分，炒，研）　白术（三钱，土炒）　石斛（二钱）

水煎。连服三十剂而骨热解。再服六十剂自受孕。此方之妙，补肾中之精，凉骨中之热，不清胞胎而胞胎自无太热之患。然阴虚内热之人，原易受妊，今因骨髓过热，所以受精而变燥，以致难于育子，本非胞胎之不能受精。所以稍补其肾，以杀其火之有余，而益其水之不足，便易种子耳。

【眉批：治骨髓热所以不用熟地，方极善。用者万勿加减。凡峻药病去七分即止，不必拘泥三十剂、六十剂之数，三元生人不一，余类推。】

【解析】

有的妇人表现为入夜后发热，好像热是从骨缝里蒸发出来一样，全身像火烤似的，口干舌燥，咳嗽有痰沫吐出，很难怀孕生育。有些医生认为这是阴虚火动的缘故，有谁知道这是骨髓内热所造成的呢？寒冷阴湿的地方，植物固然不能生长出，而干旱的田地难道就能生长出庄稼吗？骨髓与胞宫胎孕之间又有什么关系？骨髓内有热，就能使人不孕，这个问题前辈医家还没有论述过。我傅山一旦提出这样的话，不久就会让传统认识的人感到惊骇，其实对这个观点不必惊讶，其中实在是有一定的道理。因为胞宫是五脏之外的一个脏器，具有脏藏而不泻和腑泻而不藏的功能，所以它既不是阴脏也不是阳腑，之所以说不阴不阳，是由于胞宫通过经脉上与心包相连，心者属火，为阳经之脏，心肾相通，故能下通命门与肾相通，肾藏精，属水，为阴精脏。胞宫是阴中有阳、阳中有阴的脏器，所以胞宫随着心肾经脉的通畅和阴阳的变化而发生变化。无论是生出男胎或者生出女胎，都是由于胞宫的变化而决定的。胞宫必须在阴阳相互调和，精血充足的情况下，才能够受精转化孕育胎儿，否则是不能孕育的。况且胞宫与肾相通，而肾主骨生髓，骨髓是由肾精化生而成。骨髓中有热是由于肾热所致，肾经有热，胞胎怎么能够不热呢？如果胞胎不靠骨髓滋养，胎儿就不能生骨成形。若骨髓过热，热邪煎熬髓液，则骨髓不足骨中空虚，只剩虚火之气，又怎么能滋生养胎呢？治法必须是清骨中热，然而骨中热是由于水亏火旺，所以必当先滋补肾中阴水，就可去除骨蒸劳热，就好像露珠一样起到濡润的益处。这种方法称为"壮水之主，以制阳光"。方用清骨滋肾汤。

酒洗地骨皮 30g　丹皮 15g　沙参 15g　麦冬（去心）15g　酒洗玄参 15g　炒五味子（研）1.5g　土炒白术 9g　石斛 6g

水煎服，连着服用 30 剂后可使夜间骨蒸劳热消除。再继续服 60 剂可受孕种子。此方的精妙之处，是通过补肾中之精血，而凉骨中之虚热，不用寒凉的药物清泻胞宫热，是因为胞宫没有热邪的缘故。一般阴虚内热的女人，原本容易受孕，如今因为骨髓中热势太盛，即使能够受孕，但由于阴精不足，再加热邪灼伤津液，所以难以养胎育子，并不是因为胞宫不能受孕。因而以补其肾水为主，从而抑制亢盛的虚火，补充肾阴的不足，便有利于种子育胎了。

【眉批：傅氏提出治疗骨髓热病不能用熟地黄，因为熟地黄过于滋腻，这样用药是极好的。如用此方千万不要加减。凡是用峻补的药物，病去七分就要停止使用，不必一定要使用到 30 剂或 60 剂，每个人战胜病邪的能力存在着差异，剩下的应以此类推。】

【心悟】

本段傅氏主要论述了妇人骨髓内蕴热，热邪灼烁阴津，致肾精暗耗，水不足则火旺，火热之邪迫进胞宫，烧灼精子，难以成孕的机制。故采用《素问·至真要大论》"壮水之主，以制阳光"之大法，以水制火。选用沙参、麦冬滋水之上源；白术益气健脾；石斛养胃阴，又可制白术之温；地骨皮、丹皮泄肾火而退虚热，使其阴足火逝，诸证可愈。切忌使用苦寒之品，避免重伤阴血，非但火不能去，反而阴精更亏，致病势日进。

【医案诠释】

患者冯某，女，32 岁，农民。1976 年 12 月 23 日初诊。主诉：婚后 4 年未孕。平时手足心发热，下午及夜间尤甚，自感热自内发，小腹胀痛，小便短数且有灼热感。查：舌红少苔，脉沉细数。曾经几个医院多方治疗未效。诊断：骨蒸夜热不孕。处方：地骨皮 18g，青蒿 9g，麦冬 12g，五味子 9g，生地黄 9g，白术 9g，沙参 9g，川楝子 9g。1976 年 12 月 27 日二诊：诉症状基本消失，上方去川楝子加当归 9g。1977 年 1 月 20 日三诊：诉 15 日左右月事应潮而未潮，但它无所苦。虑其已孕嘱其再勿服药。后经妇科检查，果为怀孕，足月生一子。今追访患者家属，母子均健康。

（医案摘自：刘虎林．骨蒸夜热不孕治验［J］．现代中医，1989.01：37）

腰酸腹胀不孕（三十七）

【原文】

妇人有腰酸背楚，胸满腹胀，倦怠欲卧，百计求嗣不能如愿。人以为腰肾之虚也，谁知是任督之困乎。夫任脉行于前，督脉行于后，然皆从带脉之上下而行也。故任脉虚则带脉坠于前，督脉虚则带脉坠于后，虽胞胎受精亦必小产。况任督之脉既虚，而疝瘕之症必起。疝瘕碍胞胎而外障，则胞胎缩于疝瘕之内，往往精施而不能受。虽饵以玉燕，亦何益哉！治法必须先去其疝瘕之病，而补其任督之脉，则提挈天地，把握阴阳，呼吸精气，包裹成形，力足以胜任而无虞矣。外无所障，内有所容，安有不能生育之理！方用**升带汤**。

白术（一两，土炒）　人参（三钱）　沙参（五钱）　肉桂（一钱，去粗研）　荸荠粉（三钱）　鳖甲（三钱，炒）　茯苓（三钱）　半夏（一钱，制）　神曲（一钱，炒）

水煎。连服三十剂，而任督之气旺。再服三十剂，而疝瘕之症除。此方利腰脐之气，正升补任督之气也。任督之气升而，疝瘕自有难容之势。况方中有肉桂以散寒，荸荠以祛积，鳖甲之攻坚，茯苓之利湿，有形自化于无形，满腹皆升腾之气矣。何至受精而再坠乎哉！

【眉批：此方为有疝瘕而设，故用沙参、荸荠粉、鳖甲以破坚理气。若无疝瘕，去此三味加杜仲一钱半（炒黑），泽泻一钱半（炒），甘枸杞二钱，三味服之，腰酸腹胀自除矣。鳖甲破气，不可误服，惟有疝瘕与木郁者宜之。】

【解析】

有的妇人经常腰背酸楚，胸满小腹发胀，身困倦怠思卧，千方百计求治子嗣却总是不能如愿以偿。有些医家以为是肾虚所致，有谁想到是任脉督脉困阻造成的呢。任督二脉同起于胞中，出于会阴，任脉行身前而主一身之阴，督脉行身后而主一身之阳，然凡是上下纵行的经脉都要受到带脉的约束。因此任脉虚损，就会毁坏带脉而发生腹部疾病；督脉虚损，就会

女科上卷

影响带脉而发生腰部的疾病，虽然胞宫能够受孕，但必然也会导致小产。何况任督二脉已经虚损，影响到胞脉的正常生理功能，腹部就会发生癥瘕病症。癥瘕积块位于胞宫之外成为障碍，胞宫被挤压困阻于癥瘕之间，往往造成不能摄精受纳而成孕，虽然服了许多上等的好药，也没有什么益处！治疗本病应当先去除腹内的癥瘕积块，此后再补其任督二脉，就可以使机体内上下平衡，阴阳协调，吸收接纳精气，方可受精成孕，身体力足就可以担当妊娠而无须忧虑。胞宫外没有积块障碍，内有了容纳胎儿的地方，哪里还有不会生育的道理。治疗此病，方用升带汤。

土炒白术 30g　人参 9g　沙参 15g　肉桂（去粗，研）3g　荸荠粉 9g　炒鳖甲 9g　茯苓 9g　制半夏 3g　炒神曲 3g

水煎服，连服 30 剂后，任督二脉之气就可以旺盛。再服 30 剂，癥瘕积块的病症也可消除。此方能通利腰脐经脉之气，起着升提补益任督二脉的作用。任督二脉经气流通，癥瘕积块自然就没有容身的势头，何况方中有肉桂以散寒温经，流通血脉的作用；荸荠化痰消积去积滞；鳖甲软坚散结消癥块；茯苓淡渗利湿化痰积，使有形之物化为无形之气，满腹都升散着清气，哪里还会发生受胎后再堕胎的情况！

【眉批：本方是为身有癥瘕积聚而不能受孕者所设，所以方中用沙参、荸荠粉、鳖甲以软坚散结理气。如果没有癥瘕积聚，则减去前面的三味药，另外加杜仲（炒黑）4.5g、炒泽泻 4.5g、枸杞 6g，这样腰酸腹胀就会消除。鳖甲有破气之功，妊娠期间不可乱用，只有癥瘕积聚和肝郁者方可用之。】

【心悟】

本节傅氏指出了"腰酸腹胀不孕"的原因主要是任督虚弱，带脉不举，腹中癥瘕积聚，阻碍气血运行所导致。一般医者见有癥瘕，多以行气活血散结之法治之。而傅氏却以参、桂之类扶阳补气，配白术助脾，升举阳气，其目的是使经脉之气血旺盛，气旺有助于血的生成，血旺又有助于气的生化，然而腰脐得畅，带脉得固。方中寒热并用，攻补兼施，体现了傅氏治疗本病的独特之处。现代临床当中，常见的子宫肌瘤、卵巢囊肿、子宫内膜异位症等导致的不孕与本段所言相似，傅氏治法可供今人借鉴。

【医案诠释】

2010 年 8 月 29 日，诊治一女患赵某，34 岁。自诉结婚 3 年，2007 年妊娠 40 余天行药物流产一次。此后一直未避孕而未孕。平素烦躁易怒，胸闷善太息，小腹刺痛，腰骶酸痛，月经周期 24～25 天，行经 5 天，量适中，色暗红，血块多，经期下腹痛、腰痛较剧。末次月经 8 月 25 日，今日已净，平时白带多、黄稠，纳差，多梦，经常感觉四肢寒冷，便秘或便溏；舌红，苔黄，脉弦数。超声提示：子宫直肠窝可见 32mm×15mm 液性暗区。2010 年 3 月行子宫输卵管造影：左侧输卵管伞端不通，右侧上举通而不畅。诊断为继发性不孕（输卵管阻塞性不孕）。

处方：三棱 10g，莪术 10g，土茯苓 15g，鱼腥草 15g，连翘 15g，白头翁 15g，皂角刺 10g，川楝子 15g，白芍 15g，丹参 15g，元胡 15g，怀牛膝 15g，鳖甲 20g，狗脊 20g，蜈蚣 2 条，甘草 5g。水煎服，每日 1 剂，早晚分服。9 月 19 日二诊，仍有腰酸痛，伴右下腹痛。复查超声盆腔积液明显减少，末次月经为 9 月 18 日，嘱其月经干净 3 天行子宫输卵管通液术。守上方加桂枝 10g，地龙 15g。11 月 14 日三诊，自诉右下腹刺痛及腰痛消失，白带量正常，无不适。子宫输卵管通液术提示双侧输卵管通畅，末次月经 11 月 12 日，经量中等，色鲜红。嘱继续以上方口服 7 剂后停药，准备受孕。

2010 年 12 月 22 日患者来电告知，做尿妊娠试验为阳性，阖家欢喜。

（医案摘自：韩延华. 韩氏女科［M］. 北京：人民军医出版社，2015.）

便涩腹胀足浮肿不孕（三十八）

【原文】

妇人有小水艰涩，腹胀脚肿，不能受孕者。人以为小肠之热也，谁知是膀胱之气不化乎。夫膀胱原与胞胎相近，膀胱病而胞胎亦病矣。然水湿之气必走膀胱，而膀胱不能自化，必得肾气相通，始能化水，以出阴器。倘膀胱无肾气之通，则膀胱之气化不行，水湿之气必且渗入胞胎之中，而成汪洋之势矣。汪洋之田，又何能生物也哉？治法必须壮肾气以分消胞胎之湿，益肾火以达化膀胱之水。使先天之本壮，则膀胱之气化；胞胎之湿除，而汪洋之田化成雨露之壤矣。水化则膀胱利，火旺则胞胎暖，安有布种而不发生者哉！方用**化水种子汤**。

巴戟（一两，盐水浸）　白术（一两，土炒）　茯苓（五钱）　人参（三钱）　菟丝子（五钱，酒炒）　芡实（五钱，炒）　车前（二钱，酒炒）　肉桂（一钱，去粗，研）

水煎服。二剂膀胱之气化，四剂艰涩之症除，又十剂虚胀脚肿之病形消。再服六十剂，肾气大旺，胞胎温暖易于受胎而生育矣。此方利膀胱之水，全在补肾中之气。暖胞胎之气，全在壮肾中之火。至于补肾之药，多是濡润之品，不以湿而益助其湿乎？然方中之药，妙于补肾之火，而非补肾之水。尤妙于补火而无燥烈之虞，利水而非荡涤之猛。所以膀胱气化，胞胎不湿，而发荣长养无穷与。

【眉批：便涩、腹胀、足浮肿，此病极多。不惟不能受孕，抑且渐添杂症，久而不愈，甚有成劳瘵不治者。此方补水而不助湿，补火而使归原，善极，不可加减一味。若无好肉桂，以破故纸一钱（炒）代之。用核桃仁二个（连皮烧黑去皮，用仁）作引。若用好肉桂，即可不用核桃引。】

【解析】

有的妇人表现出小便难解，艰涩不畅，腹部发胀，两脚浮肿且久不受孕，有的医家认为是小肠有热所致，有谁知道这是膀胱不能气化所引起的呢？膀胱与胞宫是相邻的器官，膀胱位于胞宫的前面，所以膀胱发生病变也可影响胞宫发生病变。而水湿之气是由膀胱排出，膀胱与肾互为表里，膀胱不能单独化水，必须得到肾中阳气相助，才能气化水湿自尿窍排出。倘若膀胱没有得到肾中阳气的温通，那么膀胱的气化功能不行，水湿之气，必然由膀胱渗入胞宫，胞宫受到水湿的浸入，好像水淹的田地，又如何能生长出万物呢？治疗方法必须是壮肾中阳气以分利化消胞宫的水湿，使先天肾中命门之火壮旺，则膀胱的气化功能正常，胞宫水湿就能消除，好比被水淹没的田地一样，在阳光的照射下化成湿润的土壤。水湿被气化膀胱就能通利，阳气旺盛胞宫就会受到温煦，哪儿还会有播散了种子而不发芽生长的呢！方用化水种子汤。

盐水浸巴戟天30g　土炒白术30g　茯苓15g　人参9g　酒炒菟丝子15g　芡实15g　酒炒车前子6g　肉桂（去粗，研）3g

以上药物用水煎，日1剂，服用2剂后可使膀胱的气化功能恢复，服4剂，小便艰难涩痛的症状也能消除。再服10剂则腹部虚胀、两足浮肿的病形也会消失。后面再要服用60剂，可使肾中阳气壮旺，胞宫得到温养就容易受孕养胎而能生育。此方要说利膀胱的水湿，全是在补益肾中的阳气；温煦胞宫之气，全是在壮命门之火。至于所言补肾的药，多是偏于滋腻濡润之品，用了这些药物不是湿上加湿吗？然而这个方子中的药，好在是以补肾中的命火为主，而不是滋补肾中阴精。尤其是妙在补火而无燥烈，利水而无荡涤的峻猛。所以膀胱得以温煦，气化正常，胞宫就没有水湿之患，所以就容易受孕，孕后胎元也能得到充分的滋养且生长发育。

【眉批：小便艰涩、腹胀、足浮肿，这种病症极多。不但不能受孕，而且还会渐添其他杂症，久而不愈，有甚者成劳瘵而不能治。此方补水而不助湿，补火又能引火归元，是极好的组成，使用时不可加一味减一味。若无上等肉桂，可以用补骨脂3g（炒）来代替。用核桃仁两个（连皮烧黑去皮，用仁）作引子。若有上等肉桂，就可以不用核桃仁作引子了。】

【心悟】

本段所述妇人小便艰涩，腹胀脚肿，不能受孕，傅氏认为是由于妇人肾中之火无权，膀胱气化失职，水湿内停，湿阻胞宫而导致。水为阴邪，从何而出？傅氏认为水湿必从膀胱而出，膀胱化气行水的功能必得肾气相通。所以傅氏治疗本病不在利水，而重在壮肾中之阳气，以增加膀胱的气化而行水，临证用药补肾而不滋腻，助阳而不燥烈，利水而不峻猛，不治水而水自出。

【医案诠释】

刘某，女，26岁。婚后5年未孕，经哲里木盟某医院检查，夫妇双方均无生理缺陷。患者每于经行前下肢浮肿，小便涩痛，腰痛腹胀，不思饮食，受凉饮冷后诸证加重，月经按期，但量多，色淡不染衣，曾四方求医，服药治疗，终未受孕。1980年10月9日来我科求诊。检查：面色灰暗虚浮、形寒畏冷、四肢不温，胫骨前缘按之有压痕，舌质淡，苔白滑，脉沉迟无力。证属脾肾阳气不足，膀胱气化不行，寒水停聚胞宫，故而不孕。治宜温肾助阳、健脾化湿。方用化水种子汤加味：盐水浸巴戟天30g，焦白术30g，茯苓15g，芡实15g，肉桂5g，党参20g，车前子6g，酒炒菟丝子15g，制附子3g，鹿角粉15g，补骨脂9g。水煎服。上方服5剂后，面色转红润，手足温暖，小便畅利，腹胀消失，饮食增加。效不更方，前方又服5剂，诸症消失，舌脉正常。续用前方3剂为末，蜜制为丸，朝夕吞服，3个月后，受孕足月顺生一女婴。

（医案摘自：孙海廷. 化水种子汤临床应用［J］. 内蒙古中医药，1987年02期：42－43.）

女科下卷

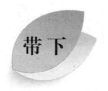

妊娠恶阻（三十九）

【原文】

妇人怀娠之后，恶心呕吐，思酸解渴，见食憎恶，困倦欲卧，人皆曰妊娠恶阻也，谁知肝血太燥乎。夫妇人受妊，本于肾气之旺也，肾旺是以摄精，然肾一受精而成娠，则肾水生胎，不暇化润于五脏。而肝为肾之子，日食母气以舒，一日无津液之养，则肝气迫索，而肾水不能应，则肝益急，肝急则火动而逆也。肝气既逆，是以呕吐恶心之症生焉。呕吐纵不至太甚，而其伤气则一也。气既受伤，则肝血愈耗。世人用四物汤治胎前诸症者，正以其能生肝之血也。然补肝以生血，未为不佳，但生血而不知生气，则脾胃衰微，不胜频呕，犹恐气虚则血不易生也。故于平肝补血之中，加以健脾开胃之品，以生阳气，则气能生血，尤益胎气耳。或疑气逆而用补气之药，不益助其逆乎。不知妊娠恶阻，其逆不甚，且逆是因虚而逆，非因邪而逆也。因邪而逆者，助其气则逆增；因虚而逆者，补其气则逆转。况补气于补血之中，则阴足以制阳，又何虑其增逆乎。宜用**顺肝益气汤**。

【眉批：亦有肝郁气滞，胸膈膨闷，见食不恶，不能多食，虽系妊娠而非恶阻，宜分别治之。后另有方。】

人参（一两）　当归（一两，酒洗）　苏子（一两，炒，研）　白术（三钱，土炒）　茯苓（二钱）　熟地（五钱，九蒸）　白芍（三钱，酒炒）　麦冬（三钱，去心）　陈皮（三分）　砂仁（一粒，烘，研）　神曲（一钱，炒）

水煎服。一剂轻，二剂平，三剂全愈。此方平肝则肝逆除，补肾则肝燥息，补气则血易生。凡胎病而少带恶阻者，俱以此方投之无不安，最有益于胎妇，其功更胜于四物焉。

【眉批：方极效。但苏子一两，疑是一钱之误。然国初上元生人，禀赋最壮，或非用一两不效。今当下元，用一钱可也，万不可用一两。**疏肝化**

滞汤：全当归（酒洗）六钱，杭芍（酒炒）三钱，党参（去芦）三钱，白扁豆（去皮）四钱，云苓二钱，香附（炒焦）二钱，砂仁（炒，研）钱半，条芩（炒焦）八分，神曲（炒焦）钱半，广皮八分，薄荷六分，甘草五分。水煎服。】

【解析】

妇女怀孕以后，出现恶心呕吐，喜欢吃酸的食物来解渴，不爱吃饭，感觉疲乏无力，喜欢躺着，医生都诊断为"妊娠恶阻"，有谁知道这是肝血虚，血虚生燥，肝失血养而导致的呢！妇女能够怀孕，源于肾中精气的旺盛，肾中精气旺盛才能固摄精气而使人怀孕，然而一旦受精成孕后，肾水就要濡养胞胎，而不能顾及濡养五脏；肝为肾之子，每日需要肾水的滋养，肝木才能条达，若没有肾水滋养，肝气就会迫切向肾索取阴精来濡养自己。由于肾水需要濡养胞胎而不能满足肝木之需要，这样肝气就会失于条达而偏亢，肝气偏亢就易生火，而导致火气上逆；肝火犯胃，胃失和降则发生恶心、呕吐等症状。呕吐虽然不会太严重，但也会损伤脾胃之气。脾胃之气受损而不能生成、运化水谷精微，肝血也无源以化而愈加耗损。医家用四物汤来治疗妊娠期的各种病症，这是由于四物汤能生肝血的原因。然而补肝以生血未必不好，但是只补血而不知道恢复脾胃运化功能，脾胃就会愈加虚弱，因此，频频呕吐，这样脾胃之气就会更虚，脾虚不能化生水谷之精微，津液亏少就不能化生血液。所以在平肝补血的药物之中，应加入健脾开胃之品，以健旺脾胃之阳气，脾胃之气旺盛才能够化生水谷之精气，水谷之精气化赤为血，即"津血同源"。胎儿居于母体赖血以养之，精血充足则有益胎儿的生长发育。或许有人会疑惑，既然有肝气横逆犯胃的表现，反而还用补气的药，岂不是会更加重了肝气上逆的表现吗？这是因为不知道妊娠恶阻所发生的气逆程度并不是很严重，而且这个逆是由于肝血不足，肝失所养所造成的肝气上逆，并非是外感邪气而引发的上逆。若因为外邪而导致的上逆，用了补气药更会增加邪气的上逆；如果是因为气血虚不能濡养而导致的气逆者，用了补益药则会使逆气减轻。更何况补脾胃之气于养肝血之中，肝血充足，肝有所养，肝阳就不会过亢，肝火也不会横犯胃，又有什么担忧会增加逆气呢！这种病人适合用顺肝益气汤。

【眉批：也有因为肝郁气滞而导致的胸膈满闷，虽然有食欲，但是不能够多食，多食后便会不舒服。这个时候虽然是妊娠但是并不属于恶阻的症

，应该区别对待。后面有方子专门对待这个病情。】

人参30g　酒洗当归30g　苏子（炒，研）30g　土炒白术9g　茯苓6g
熟地黄（九蒸）15g　酒炒白芍9g　麦冬（去心）9g　陈皮0.9g　砂仁
（炒，研）1粒　炒神曲3g

水煎服，服1剂可使恶心、呕吐等症状减轻，服用2剂可使恶心、呕吐
等症状消失，服用3剂就可以使所有症状全部消失而痊愈。此方养肝血，肝
有所养则肝气条达而肝阳不亢，其滋肾阴的功能可使肾阴充沛则肝有所养
而不燥，补脾胃之气则脾胃之气旺而气血生。凡是妊娠后而伴有轻度恶阻
症的病人，都可以用本方治疗，没有不呕止胎安而痊愈的，对孕妇特别有
益，治疗妊娠恶阻比四物汤的疗效要好。

【眉批：方子非常有效。但是苏子30g，怀疑是3g的笔误。然而民国初
期的人，先天禀赋都非常强壮，也有可能是必须要用到30g方可取效。现在
人的体质，用3g就可以了，万万不可以用到30g这么大量。方用疏肝化滞
汤：酒洗当归18g，酒炒白芍9g，党参（去芦）9g，白扁豆（去皮）12g，
茯苓6g，香附（炒焦）6g，炒砂仁（研）1.5g，黄芩（炒焦）2.4g，焦神
曲1.5g，陈皮2.4g，薄荷1.8g，甘草1.5g。水煎服。】

【心悟】

妊娠恶阻是妇科常见病，历代医家对本病的治疗各有己见，多数医家
认为恶阻多因平素胃气虚弱，孕后气血养胎，冲脉气盛而随胎气上逆，胃
气不降，反逆作呕。傅氏认为妊娠之际，精血聚以养胎，肝体自奉不足，
阴虚生火，火侮其所胜，故肝旺克其脾胃，而致呕吐不止。傅氏提出养肝
血为主。既不离古，又不拘古，崇古推新，创顺肝益气汤，主治肝血不足
引起的妊娠恶阻。

韩氏治疗妊娠恶阻，用药独具特色，善用大黄通腑气，降逆止呕，善
用姜竹茹、芦根、陈皮、麦冬等滋阴清热，降逆止呕；对于肝郁化热型妊
娠恶阻者，韩氏用温胆汤加减治疗，但主张减去方中甘草，因甘草甘温，
令人中满，服后会增加胸中满闷现象。

【医案诠释】

吕某，女，26岁。2015年12月17日经人介绍来我院就诊，现该患怀
孕3月余，近1个月出现剧烈呕吐，米水不进，进则即吐，甚则呕吐酸苦

水，呈铁锈色，曾入院治疗2次，外院诊断为：妊娠剧吐合并酮症酸中毒，西医药治疗数日病情不见缓解，故寻求中医药治疗。望其患者面色无华，舌苔微黄；闻之语声低微，切诊脉细滑。自述全身乏力，不寐多梦，便干。中医诊为：妊娠恶阻；西医诊断：妊娠剧吐合并酮症酸中毒。立健脾和胃、降逆止呕之法。方用北沙参10g，麦冬15g，五味子15g，竹茹10g，陈皮15g，茯苓10g，炒山药15g，砂仁10g，姜半夏10g，刺五加15g，大黄5g。5剂，水煎，频服，梨汁送下。并嘱患者注意饮食调摄，慎起居。服药后患者呕吐明显减轻，可以少量进食，睡眠好转。知其腑气已通，胃气将复，继守上方去大黄，再进5剂，患者诸症消失，基本恢复正常。

笔者认为该患素体气血不足，孕后精血下聚养胎，肝血愈加不足，致肝的疏泄功能失常，影响脾胃升降运化，使胃气不降，故呕吐酸苦。韩氏所用方药与傅氏学术观点大抵相同，在疏肝补血的药物之中酌加健脾开胃之品的思路不谋而合。韩氏妙用大黄通腑气、降逆止呕，治疗妊娠恶阻，此为匠心独具之处。

妊娠浮肿（四十）

【原文】

妊妇有至五个月，肢体倦怠，饮食无味，先两足肿，渐至遍身头面俱肿。人以为湿气使然也，谁知是脾肺气虚乎。夫妊娠虽有按月养胎之分，其实不可拘于月数，总以健脾补肺为大纲。盖脾统血，肺主气，胎非血不荫，非气不生，脾健则血旺而荫胎，肺清则气旺而生子。苟肺衰则气馁，气馁则不能运气于皮肤矣；脾虚则血少，血少则不能运血于肢体矣。气与血两虚，脾与肺失职，所以饮食难消，精微不化，势必至气血下陷，不能升举，而湿邪即乘其所虚之处，积而成浮肿症，非由脾肺之气血虚而然耶。治法当补其脾之血与肺之气，不必祛湿，而湿自无不去之理。方用**加减补中益气汤**。

人参（五钱）　黄芪（三钱，生用）　柴胡（一钱）　甘草（一分）　当归（三钱，酒洗）　白术（五钱，土炒）　茯苓（一两）　升麻（三分）　陈皮（三分）

水煎服。四剂即愈，十剂不再犯。夫补中益气汤之立法也，原是升提脾肺之气似乎益气而不补血，然而血非气不生，是补气即所以生血。观当归补血汤用黄芪为君，则较著彰明矣。况湿气乘脾肺之虚而相犯，未便大补其血，恐阴太盛而招阴也。只补气而助以利湿之品，则气升而水尤易散，血亦随之而生矣。然则何以重用茯苓而至一两，不几以利湿为君乎？嗟！嗟！湿症而不以此药为君，将以何者为君乎？况重用茯苓于补气之中，虽曰渗湿，而仍是健脾清肺之意。且凡利水之品，多是耗气之药，而茯苓与参术合，实补多于利，所以重用之以分湿邪，即以补气血耳。

【眉批：白术一味，今多以苍术充之，凡白术伪者更多。白术补胎，苍术打胎，用者宜审。若恐其伪，以白扁豆、山药代之较妥。】

【解析】

妇女怀孕到5个月左右，感觉全身没有力气，不爱吃饭，渐渐的两足开始水肿，紧接着出现头面部浮肿，直至肿遍全身。大多数医生都认为这是由于湿邪引起的，有几个医生会想到这是由于脾肺气虚导致的呢？妊娠十个月的过程中，虽然有人提出按不同的妊娠月份进行不同的养胎方法，但也不可以过于约束于此，总的治疗原则应以健脾补肺为主。因为脾统一身血，为气血生化之源，肺主一身之气而朝百脉，主司一身之气的生成和运行。胎儿居于母体其生长离不开血的滋养、气的载举，脾气健旺，精血充盈才能养胎，肺清肃功能正常，肺气旺盛胎元才能生长。如果肺虚，肺气不利则不能输布津液以达肌肤，润养腠理；脾虚运化无力，血的化源就会减少，血少则不能濡养四肢百骸，对于孕妇来说，气弱血少则不能荣养母体及胎儿。气血两虚，根本原因在于脾与肺的生理功能出现了问题，水谷不化，就会导致气血虚弱，甚至不能升举阳气而致中气下陷。脾虚不能升清，肺虚不能通调水道，水湿之邪就会停聚，泛溢肌表而导致水肿发生，这些都是由于脾肺虚弱百病丛生啊。治疗应该着重补益脾肺气血，而不是舍本求末去除湿，当脾肺之气健旺，水湿自然不会停聚。方用补中益气汤加减。

人参15g　生黄芪9g　柴胡3g　甘草0.3g　酒洗当归9g　土炒白术15g　茯苓30g　升麻0.9g　陈皮0.9g。

用水煎服4剂药，基本就可以使症状消除而痊愈，一般可服用十余剂，以巩固疗效，争取不再发作。应用补中益气汤的目的，原本是升发脾肺之气，本方看起来似乎只益气而并未补血。然而需要了解：血必须依赖气才能生，这就是补气既是补血的道理。从李东垣的当归补血汤来看，该方是补血的代表方剂，方中以当归为补血之药，但黄芪用量却大于当归，用量是5∶1。这说明有形之血不能自生，血的生成必须赖于无形之气，因此就会明白这个道理。何况内生的水湿之邪是在脾肺气虚的时候才形成的，因此不能随便采用补血之法，防止滋阴的药物太多反而使水湿阴邪不易散去。应当采用补益脾肺之气的药物，同时佐以利湿之品，这样脾气健运，清气上升，水湿之邪自会消散，血也随着气旺而自然生成。然而为什么要重用茯苓到一两呢？这不是把利湿之药作为君药了吗？但在这里治疗湿证不用茯苓作为君药，那么还能用什么呢？况且在重用茯苓的同时是与补气药共同配伍，虽然说茯苓有淡渗利湿的作用，然而仍有健脾益肺的功效，而且茯苓与人参、白术等合用，实际上还是补益的方子，而不是利湿的方子，因此在这里重用茯苓是为了健运脾气以分消水湿，从而起到化生气血的作用。

【眉批：白术这味药，现在大多用苍术代替，大概是因为白术假货太多了。然而白术有安胎的功效，而苍术燥湿祛邪，有损伤胎元的弊端，临床应用一定要注意鉴别。如果担心用到假货，可以用白扁豆、山药代替。】

【心悟】

傅氏认为怀孕之际，脾阳运血无力，遂以助湿，湿邪阻遏肺气，肺气不宣，则不能通调水道，发生妊娠水肿。正如《素问·至真要大论》曰："诸湿肿满，皆属于脾"。《素问·水热穴论》又云："其本在肾，其末在肺，皆积水也"。傅氏所用"补中益气汤"，体现了"内伤脾胃，百病由生"的学术思想。治疗当着重于补益脾肺气血，而不是舍本求末去除湿。方中重用茯苓，与人参、白术等合用，健运脾气以分消水湿，从而益于气血的化生，气血充足则疾病可愈。本方在妇科方面临床应用非常广泛，如中气虚弱、统摄无权、冲任不固所致的月经病、妊娠病及阴挺等病，皆可应用此方。本病多见于西医学的妊娠高血压综合征，其母儿并发症较多，且较危险，临床上应高度重视，做到当定期检查，早期发现，早期治疗。

【医案诠释】

金某，女，25岁，已婚，工人。1984年10月13日初诊。患者妊娠8个月，面目四肢浮肿、按之下陷、不易复起，皮肤光亮，腰部酸困，尿频量少，脘腹胀满，纳差便溏，头晕肢倦，心悸气短，面色苍白，四肢不温，舌质淡，苔白润，脉缓滑。证属脾气虚弱，中阳不振，水湿不运，泛溢肌肤所致子肿。治宜健脾益气、温阳行水。

处方：炙黄芪15g，炒党参15g，白术15g，陈皮9g，当归9g，升麻9g，桂枝10g，制附子10g，防己12g，茯苓12g，泽泻12g，冬瓜皮12g，大腹皮9g，白扁豆9g。服4剂后，尿量增多、面目四肢浮肿有明显消退，四肢转温，食增便溏止，气短肢倦消失。续进4剂，浮肿不明显，诸症消失。

按：脾主运化水湿。此例患者系脾虚中阳不振，运化失常、水气流溢肌肤，故发子肿。立健脾益气、振奋脾阳、化气行水法，使脾机健运，促使上焦开、下焦通，即"水精四布、五经并行"，浮肿自消，精神乃复。

（医案摘自：傅德芳，杨鸿仁．补中益气汤在妇科临床上的运用［J］．辽宁中医杂志，1987.5：23－25）

妊娠少腹疼（四十一）

【原文】

妊娠小腹作疼，胎动不安，如有下堕之状，人只知带脉无力也，谁知是脾肾之亏乎。夫胞胎虽系于带脉，而带脉实关于脾肾。脾肾亏损，则带脉无力，胞胎即无以胜任矣。况人之脾肾亏损者，非饮食之过伤，即色欲之太甚。脾肾亏则带脉急，胞胎所以有下坠之状也。然则胞胎之系，通于心与肾，而不通于脾，补肾可也，何故补脾？然脾为后天，脾非先天之气不能化，肾非后天之气不能生，补肾而不补脾，则肾之精何以遽生也？是补后天之脾，正所以补先天之肾也；补先后二天之脾与肾，正所以固胞胎之气与血，脾肾可不均补乎！方用**安奠二天汤**。

人参（一两，去芦）　熟地（一两，九蒸）　白术（一两，土炒）　山药（五钱，炒）　炙草（一钱）　山萸（五钱，蒸，去核）　杜仲（三钱，炒黑）　枸杞（二钱）　扁豆（五钱，炒，去皮）

水煎服。一剂而疼止，二剂而胎安矣。夫胎动乃脾肾双亏之症，非大用参、术、熟地补阴补阳之品，断不能挽回于顷刻。世人往往畏用参、术，或少用，以冀建功，所以寡效。此方正妙在多用也。

【眉批：人参一两，无力者以党参代之，无上党参者，以嫩黄芪代之。】

有的妇女怀孕之后小腹疼痛，胎元不安，出现小腹下坠先兆流产的症状，大多数医生只知道这是带脉约固无力，有哪些医生知道这是脾肾亏虚所导致的呢？胞胎虽然受带脉的约束，但是带脉的功能正常与否其实是与脾肾二脏息息相关。如果脾肾亏虚，带脉就会失于约束之力，带脉虚弱则胎元不固，易于发生先兆流产。又何况脾肾的亏损若不是饮食不节制所导致，就是由于房劳纵欲太过所导致的。脾肾亏损会影响带脉的功能，带脉损伤会影响胞胎，甚则会先兆流产。胞宫与心肾通过经络相联系，并不直接与脾相通，因此，在治疗上去补肾就可以了，为什么还要补脾呢？这是因为脾为后天之本，肾为先天之根，脾的运化功能必须要在命门之火的温养下才能发挥其正常的生理功能，而肾所藏之精，也要依靠脾所化生之水谷精气来充养，才能得以旺盛，如果只补肾而不补脾，那么肾中之精怎么生成呢，因此补后天之脾，即可补先天之肾；滋补了先后天（脾肾）二脏，正是起到了补气养血安胎的作用，因此，哪有不补益脾肾二脏的道理呢，方用安奠二天汤。

人参（去芦）30g　熟地黄（九蒸）30g　土炒白术 30g　炒山药 15g　炙甘草 3g　蒸山茱萸（去核）15g　杜仲（炒黑）9g　枸杞 6g　炒白扁豆（去皮）15g

水煎服。服用 1 剂药腹痛就可以缓解，服用 2 剂药后胎元就会安康，这里的胎动不安是脾肾双亏之证，如果不重用人参、白术、熟地黄等滋补阴阳的药物来治疗，就不能很快治好这个病。大多数医生往往惧怕使用人参、白术或者不敢大量的使用，他们也期待能够收到好的效果，但是常常是疗效甚微。而此方的妙处，正是在于大剂量使用参术补益脾气。

【眉批：人参 30g，可以用党参代替，如果没有上等党参，可以用嫩黄芪来代替。】

本段所论述的妊娠少腹痛，傅氏认为是脾肾两虚，由于脾肾亏损、带脉无力、胎元失固所导致。治疗上强调了以补益脾肾为主，方选安奠二天汤，紧扣病机，以先天生后天，后天养先天，脾肾并补的方法，使气血渐旺，冲任带脉得固，其胎可安。临床遇此，必病症参合，同时还要结合 B

超等检查，排除妊娠并发阑尾炎、卵巢囊肿蒂扭转、异位妊娠等病证。妊娠少腹痛有虚实之分，本节所言，安奠二天汤为治脾肾不足，带脉约胎无力之妊娠腹痛的良方，并非可用于气滞、血瘀、癥瘕之害所引起的妊娠少腹痛，所以临证时慎之。

【医案诠释】

刘某某，25岁，农民。1990年3月19日初诊。婚后4年自然流产3胎，第3次流产后行经3次，于1989年12月停经后50天出现恶心欲吐、纳差、择食等早孕症状。3天前突然阴道流血，伴少腹阵痛、腰酸乏力，舌淡苔白，脉沉细无力。此系脾肾两虚、胎元失固，拟补脾益肾、止血安胎。

药用：沙参、杜仲、枸杞各10g，熟地黄25g，山药、山茱萸、白扁豆、艾叶炭、阿胶（烊化兑服）各15g，炙甘草5g。

服药2剂，阴道流血减少。服药5剂，血止。继以党参、杜仲、艾叶易沙参、杜仲炭、艾叶炭，每月服6~8剂。于1990年10月，顺产一男婴。

按： 本例患者3次流产，已成滑胎之证。究其原因，一方面脾气虚弱，胎失所养，一系肾气不固，封藏失职，因而屡孕屡坠。治当脾肾双补，使本得以固而胎有所养。方中参、术、药、扁，大补后天之脾；地、萸、杜、枸，峻滋先天之肾；佐以艾炭、杜仲炭、阿胶，止血安胎。因而第四胎赖以足月顺产。

（医案摘自：刘日．安奠二天汤应用举隅［J］．中医函授通讯，1992．5：44）

妊娠口干咽疼（四十二）

【原文】

妊娠三四个月，自觉口干舌燥，咽喉微痛，无津以润，以至胎动不安，甚则血流如经水。人以为火动之极也，谁知是水亏之甚乎。夫胎也者，本精与血之相结而成。逐月养胎，古人每分经络，其实均不离肾水之养。故肾水足而胎安，肾水亏而胎动。虽然肾水亏又何能动胎，必肾经之火动，而胎始不安耳。然而火之有余，仍是水之不足。所以火炎而胎必动，补水则胎自安，亦既济之义也。惟是肾水不能遽生，必须滋补肺金，金润则能生水，而水有逢源之乐矣。水既有本，则源泉混混矣，而火又何难制乎？再少加以清热之品，则胎自无不安矣。方用**润燥安胎汤**。

熟地（一两，九蒸）　生地（三钱，酒炒）　山萸肉（五钱，蒸）　麦冬（五钱，去心）　五味（一钱，炒）　阿胶（二钱，蛤粉炒）　黄芩（二钱，酒炒）　益母（二钱）

水煎服。二剂而燥息，再二剂而胎安。连服十剂，而胎不再动矣。此方专填肾中之精，而兼补肺。然补肺仍是补肾之意，故肾经不干燥，则火不能灼，胎焉有不安之理乎！

【眉批：方极妙，用之立应。万不可因咽痛而加豆根、射干等药，亦不可因过润而加云苓。】

【解析】

有的孕妇怀孕到了三四个月，感觉口干舌燥，咽喉部微微的疼痛，没有津液滋润着，以至于引起胎动不安，严重的就会出现阴道流血，甚至可以达到月经量。大多数医家认为这是火热过盛所导致的，有谁知道这是肾水亏之太过所导致的呢？女子孕育胎儿本是精与血相互结合而成。古人虽然提出分经逐月养胎的方法，但是实际上都离不开肾水的滋养，因此，肾中精水充足胎元就能得以安宁，肾中精水亏乏就会引起胎动不安。虽然是这样，那肾水亏为什么会引起胎动不安呢？这是由于肾水不足，不能潜藏肾火，肾火妄动伤及胞胎所致。所以火之所以有余，那是因为肾水不足，所以肾火才会妄动，火热伤胞，胎儿就会出现躁动。补益肾水胎儿就会安静，这是由于水火既济的缘故。然而肾水是不能迅速生成，必须先滋补肺水，根据虚则补其母的治疗法则，肺为肾之母，肺水充足润泽就能够生肾水，这样肾水就会取之有源，用之无匮了。肾水既然有化生的源泉，那么又何愁所盛之火不能被制止呢？再稍加一些清热的药物，胎元怎么会有不安的道理，方用润燥安胎汤。

熟地黄30g　酒炒生地黄9g　蒸山茱萸15g　麦冬（去心）15g　炒五味子3g　蛤粉炒阿胶6g　酒炒黄芩6g　益母草6g

水煎服。服用2剂药则口干咽燥消失，再服2剂则胎安。连续服用10剂，就再也不会发生胎动不安了。这个方子中的药物，专以补益肾中之精气，同时兼有补肺的功效。而补肺也是从补肾这个角度出发，虚则补其母，当肾水充足就不会干燥，虚火就不能上炎灼伤胞胎，胎儿怎么会有不安稳的道理呢！

【眉批：这个方子的配伍非常精妙，用后可以立竿见影。千万不可以因为孕妇咽喉部的病症而使用豆根、射干等药物；也不可以因为过于滋润而使用茯苓。】

【心悟】

傅氏认为妊娠期肾水亏虚太甚，虚火内生灼伤津液，津液不能上承而见咽干口燥；热邪迫于下，伤及冲任，扰动胎元，而致胎元不固，则出现阴道流血，胎动不安。针对这样的病症，傅氏提出运用"壮水之主以制阳光"的治法。须知肺肾乃母子之脏，因足少阴肾经之脉"其直者……入肺中循咽喉，挟舌本"，因此强调，肾水不足，首当补益肺水，这既符合金水相生的五行关系，又体现了"虚则补其母"的治疗原则。肺水旺盛，则肾水自然就会充足，使水火平衡。"润燥安胎汤"配伍精妙，为肺肾同治的良方，凡阴虚火旺伤胎者，服之精血旺盛，就不会发生被热邪中伤的病证。

【医案诠释】

蔡某妇妊五月，时值深秋，气候灼热干燥，口干咽燥，声嘶微痛。近地之医，以润喉片及桔梗汤桑菊等与之，多日未效。余适过其地，被邀诊治，察脉弦滑，舌红绛，便干口渴，烦躁不宁。余曰妊中本来缺津，又逢秋燥，当属肾阴不足，胎火夺津，火气直迫上焦，故见肺燥阴亏之状。乃拟生脉饮合花粉、石斛、阿胶、桑叶、玄参、莲子、百合等。甘凉涤燥润津养液与之，计服三四剂而安。

（医案摘自：吴芝春．傅青主女科方歌方解［M］．福建南平卫生局，1978.）

妊娠吐泻腹疼（四十三）

【原文】

妊妇上吐下泻，胎动欲堕，腹疼难忍，急不可缓，此脾胃虚极而然也。夫脾胃之气虚，则胞胎无力，必有崩坠之虞。况又上吐下泻，则脾与胃之气，因吐泻而愈虚，欲胞胎之无恙也得乎。然胞胎疼痛而究不至下坠者，何也？全赖肾气之固也。胞胎系于肾而连于心，肾气固则交于心，其气通于胞胎，此胞胎之所以欲坠而不得也。且肾气能固，则阴火必来生脾；心气能通，则心火必来援胃。脾胃虽虚而未绝，则胞胎虽动而不堕，可不急救其脾胃乎！然脾胃当将绝而未绝之时，只救脾胃而难遽生，更宜补其心肾之火，使之生土，则两相按续，胎自固而安矣。方用**援土固胎汤**。

人参（一两）　白术（二两，土炒）　山药（一两，炒）　肉桂（二钱，去粗，研）　制附子（五分）　续断（三钱）　杜仲（三钱，炒黑）　山萸（一两，蒸，去核）　枸杞（三钱）　菟丝子（三钱，酒炒）　砂仁（三粒，炒，研）　炙草（一钱）

水煎服。一剂而泄止，二剂而诸病尽愈矣。此方救脾胃之土十之八，救心肾之火十之二也。救火轻于救土者，岂以土欲绝而火未甚衰乎？非也。盖土崩非重剂不能援，火衰虽小剂而可助。热药多用，必有太燥之虞，不比温甘之品也。况胎动系土衰而非火弱，何用太热。妊娠忌桂附，是恐伤胎，岂可多用。小热之品计之以钱，大热之品计之以分者，不过用以引火，而非用以壮火也。其深思哉！

【眉批：白术多伪，肉桂更无佳者。用者若有真药固妙，如无真药，白术以白扁豆代之，肉桂以破故纸代之。】

【解析】

妇女怀孕之后上吐下泻，胎元不固，有流产的症状，腹痛难以忍受，难以缓解，这些症状是由于脾胃非常虚弱所导致的。脾胃是气血化生的源泉，脾胃气虚，摄纳无力，那么胞胎也不稳固，就有堕胎流产的危险。况且现在的病情是上吐下泻，脾胃之气由于吐泻而越来越虚弱，这样胞胎怎么会安稳呢？有小腹疼痛却没有流产，是什么原因呢？这完全依赖于肾气的固摄，胞胎由肾所系而又与心直接相连，只有肾气本身充足，它才能上交于心，肾气与胞胎相通，这就是胞胎欲下坠而不得的原因，而且肾气固摄，肾中阳气就会助运脾土；心气如果能够与肾相交通，则心火也会援助化生胃土，脾胃之气虽然亏虚，但是尚未败绝，所以即使有先兆流产的症状，但却不至于发生堕胎，这种情况怎么能不先急救脾胃之气呢？然而脾胃之气将要败绝而未绝的时候，单纯补救脾胃之气血是很难迅速取效的，因此更应该先补益心肾之火，促使其化生脾胃之气，由此相互促进生成，那么胎儿自然可以安稳了。方用援土固胎汤。

人参30g　土炒白术60g　炒山药30g　肉桂（去粗，研）6g　制附

子 1.5g　续断 9g　杜仲（炒黑）9g　蒸山茱萸（去核）30g　枸杞 9g
酒炒菟丝子 9g　炒砂仁（研）3 粒　炙甘草 3g

水煎服。服 1 剂药腹泻的症状就会好转，服 2 剂药后所有的症状都会减轻。这个方子中 8/10 的药味有补益脾胃之土的功效，而 2/10 的药味有补益心肾之火的作用。补救心肾之火的力度轻于补救脾胃之土的力度，难道是因为脾胃之气将要败绝而心肾之火尚未衰微吗？不是这样的，这是由于脾胃之气弱的时候，如果不用厚重之品来补益就不能挽回，而如果是火气衰微，即使是用较小剂量药物也可以补救，热药用的过多，往往会有太燥伤津的顾虑，不能与性平而甘温的药物相比。况且这种病情下的胎动不安是由于脾胃之气弱引起的，而不是心肾之火衰所引起的，为什么要用过热的药物呢？妊娠期间是忌用肉桂、附子等大辛大热之品，担心会伤害胎元，怎么能够多用呢？性味微热的药品，使用过程中的剂量都是用钱来计算的，大热药物的剂量都是用分来计算的。是用这些药物来引火归元，而不是用来壮火气的。此精妙的方药构思值得学习思考啊！

【眉批：白术大多是假货，肉桂更是没有较好质量的。用此方的医生如果有好的药材，那当然很好，但是如果没有，白术可以用白扁豆来代替，肉桂可以用补骨脂来代替。】

【心悟】

本节所讲述的是妊娠期间由于脾胃气虚、心肾失调所导致的吐泻腹痛。傅氏认为妊娠养胎全赖气血，而气血的来源，虽然是脾胃所生，亦需心肾二脏的配合。心肾相交，阳气固护中焦，则胎元稳固；心肾不调，元火衰微，不能暖土，因吐泻不止伤其气血胞胎失养，故有欲堕疼痛之状。所以妊娠固胎不能只补益脾胃，更要注意交通心肾，体现了傅氏治病通过现象观其本质，重视发病机制。援土固胎汤治疗妊娠吐泻，意在交通心肾之火，补益脾胃之气。方中所用桂、附乃妊娠禁用之品，傅氏并非胆大妄为，而是深刻领悟了《内经》"有故无殒，亦无殒也"的理论，根据病情所需，适量用药，中病即止。今人要领会其中的要旨，且不可妄用。

【医案诠释】

李某，女，33 岁。2007 年 02 月 25 日来此处就诊。患者怀子 5 个月余，近一周突然出现下腹疼痛，腰酸小腹欲坠感，小便正常，大便溏泻，1 日

5～6次，无脓血便。面色不华，头晕目眩，倦怠乏力，食少欲吐，舌淡苔白，脉沉缓。症脉合参，笔者认为该患病之关键在于脾肾。肾虚命火不足，脾土失于温煦，脾虚不能为胃行其津液，反化湿邪，湿邪犯于上则食欲不振，恶心欲吐；湿邪流注肠胃则飧泻；伤于冲任，客于胞宫则胎元不固。治宜温肾健脾，安胎止泻。方用韩氏益肾温脾汤。

处方：人参10g，焦白术15g，炒山药15g，砂仁10g，白扁豆10g，巴戟天10g，菟丝子15g，山茱萸15g，杜仲15g，续断15g，肉桂6g，炙甘草5g。3剂，水煎，早晚分服。3日后再诊，食欲较前增加，便次明显减少，腹痛衰其大半。舌淡红，苔薄白，脉滑而无力。效不更方，继服5剂，而收全功。

以上用药与傅氏援土固胎汤不仅药物相同，且都是从温肾健脾入手治疗，肾火不足无以温煦脾土，脾虚不运，湿浊内停，下注大肠而致泄泻者。韩氏特别指出，妇人妊娠期间出现的某种疾病，不仅影响到孕妇的身体健康，而且妨碍妊娠的继续和胎儿的正常发育，治疗时应审慎，时刻考虑到对胎元的影响；同时须严格掌握剂量和用药时间，以免损伤其胎。

妊娠子悬胁疼（四十四）

【原文】

妊娠有怀抱忧郁，以致胎动不安，两胁闷而疼痛，如弓上弦。人止知是子悬之病也，谁知是肝气不通乎。夫养胎半系于肾水，然非肝血相助，则肾水实有独力难支之势。故保胎必滋肾水，而肝血断不可不顾。使肝气不郁，则肝之气不闭，而肝之血必旺，自然灌溉胞胎，合肾水而并协养胎之力。今肝气因忧郁而闭塞，则胎无血荫，肾难独任，而胎安得不上升以觅食，此乃郁气使然也。莫认为子之欲自悬，而妄用泄子之品则得矣。治法宜开肝气之郁结，补肝血之燥干，则子悬自定矣。方用**解郁汤**。

人参（一钱） 白术（五钱，土炒） 白茯苓（三钱） 当归（一两，酒洗） 白芍（一两，酒炒） 枳壳（五分，炒） 砂仁（三粒，炒，研） 山栀子（三钱，炒） 薄荷（二钱）

水煎服。一剂而闷痛除，二剂而子悬定，至三剂而全安。去栀子，再多服数剂不复发。此乃平肝解郁之圣药，郁开则木不克土，肝平则火不妄动。方中又有健脾开胃之品，自然水精四布，而肝与肾有润泽之机，则胞胎自无干燥之患，又何虑上悬之不愈哉！

【眉批：方加薏仁三四钱尤妙。】

【解析】

有的孕妇由于平素忧郁，情志不舒，导致胎元不固，两胁胀闷疼痛，好像弓上绷紧了弦一样绷的很紧，大多数医家都知道这是胎气上迫的病症，诊断为"子悬"，但是没有几个医家能够认识到其病机是肝气不舒的缘故！胎儿的长养，一半要依靠肾精的滋养，但是如果没有肝血的相助，单独依靠肾精是难以完成妊养任务的。因此保胎必须首先要滋养肾水，但决不可不顾及肝血的旺盛与否，如使肝气不郁，肝之气机调达通畅，肝藏血的功能正常，那么自然就可以灌溉胞胎，肝血与肾精协同共进来养育胎元，则胎安体健。现在孕妇因为情志忧郁而使肝气闭塞不畅，肝之血脉不通，胎儿就得不到肝血的庇佑，肾水又难以独自胜任养胎职能，因而胎儿哪能不随气上升至胸腹而求营养，这是因为肝气郁结造成的。不要认为是胎儿自己想要上迫，而胡乱使用降泄的药物，那是不正确的。要掌握治病的要领，应该疏导肝气之郁结，补肝血之不足，这样子悬的病症自然就会平定。方用解郁汤。

人参3g　土炒白术15g　茯苓9g　酒洗当归30g　酒炒白芍30g　炒枳壳1.5g　炒砂仁（研）3粒　炒栀子3g　薄荷6g

水煎。服1剂，闷疼就可以解除，服用2剂则子悬病症即可消失，服用3剂之后就完全病愈而胎安了。这个时候可以去掉原方中的栀子，再多服几剂以后，疾病就不再复发了。解郁汤是平肝解郁的圣药，可以使肝之郁滞疏开，肝木就不会去克伐脾土，肝气不旺也不会引起肝火妄动。方中又有健脾开胃的药物，脾胃功能健壮则水谷精微可以转输至五脏六腑，而肝与肾才会得到充养，胞胎就没有失养的忧患了，又何必顾虑子悬病症不能痊愈呢！

【眉批：在解郁汤原方加薏苡仁9～12g更好。】

【心悟】

本节傅氏认为怀孕之际，血聚养胎，母阴不足，肝经循行之两胁失养，火邪上迫则会导致的子悬胁痛。治疗中提出，补肝血以滋肾水的方法。当肝血旺盛，肾水充盈，诸症自然会消失。方用解郁汤，全方之力重在补益气血，疏肝解郁，使气血调和，肝气得舒，则诸症得愈。本病多由情志导致，应多嘱患者调畅情志、注意饮食和起居，不必乱投药饵，而影响胎元。

【医案诠释】

萧山张某妇，性忌刻，妊六月与邻人争气，忿而不食而卧。深夜胁疼胎动，大惊呼姑，即市安胎药一剂未效。黎明乘车来市，诣余处诊治。余诊脉弦滑，髓颧赤，性急势，多叹息。余探询巅末，乃告曰此"子悬"病也。应放宽心怀，以息五志之火，乃处以四逆散加李根、枯芩、玫瑰以疏肝，薄荷、当归、乌豆疏风养血，藕片、百台、白术以通络扶中。服两剂而安。或问其义，余曰忌刻嫉妒之性，肝胆之火多亢。今以四逆李根芩作疏解肝胆之亢，故易得中，再以养血滋阴化气扶中，遂起安胎之用，所有之药，亦此旨也，故病易平息。

（医案摘自：吴芝春．傅青主女科方歌方解［M］．福建南平卫生局，1978：24．）

妊娠跌损（四十五）

【原文】

妊妇有失足跌损，致伤胎元，腹中疼痛，势如将堕者。人只知外伤之为病也，谁知有内伤之故乎。凡人内无他症，胎元坚固，即或跌扑闪挫，依然无恙。惟内之气血素亏，故略有闪挫，胎便不安。若止作闪挫外伤治，断难奏功，且恐有因治而反堕者，可不慎欤！必须大补气血，而少加以行瘀之品，则瘀散胎安矣。但大补气血之中，又宜补血之品多于补气之药，则无不得之。方用**救损安胎汤**。

当归（一两，酒洗）　白芍（三钱，酒炒）　生地（一两，酒炒）　白术（五钱，土炒）　炙草（一钱）　人参（一钱）　苏木（三钱，捣碎）　乳香（一钱，去油）　没药（一钱，去油）

水煎服。一剂而疼痛止，二剂而势不下坠矣，不必三剂也。此方之妙，妙在既能祛瘀而不伤胎，又能补气补血而不凝滞，固无通利之害，亦瘀跌闪之伤。有益无损，大建奇功，即此方与。然不特治怀孕之闪挫也，即无娠闪挫，亦可用之。

【眉批：即用寻常白术（土炒焦）最妙，以其能理气行血也。于白术味

过甘，不能理气行血，用者知之。】

妊娠妇女有因不慎跌扑闪挫，造成胎元损伤，出现腹中疼痛下坠。大多医家见到此病，只知道这是外伤导致的，有谁能认识到这是由于内伤的缘故。如果孕妇没有其他内伤病症，胎元必然坚实牢固，即使有时跌仆闪挫，也不会出现堕胎之象。只有身体虚弱，气血亏损的孕妇，才会略有闪挫就会出现胎元不安的反应。如果治疗时只看到了外伤，则很难取效，而且使用祛瘀之品治疗外伤反而会有堕胎的危险，难道不需要谨慎对待吗！傅氏认为这种情况，必须要先补益气血，酌加一些活血行瘀之品，这样既可祛除瘀血，又可巩固胎元。但是补血的药应多于补气的药，这样就可以药到病除了。方用救损安胎汤。

酒洗当归30g　酒炒白芍9g　酒炒生地黄30g　土炒白术15g　炙甘草3g　人参3g　苏木（捣碎）9g　乳香（去油）3g　没药（去油）3g

水煎服。1剂药小腹疼痛就可以缓解，2剂药服完胎元就可以安稳没有下坠之势了，不用服第3剂。此方的妙处，是在能够祛瘀而又不损伤胎儿，既能补益气血，而又不阻碍血的运行，对胎儿没有害处，同时也治愈了闪挫跌仆的创伤，有益无害，疗效显著。这个方子也不是只治疗孕期闪挫创伤的，就是其他人患外伤，也可以用这个方子来治疗。

【眉批：方中运用普通白术（以土炒煎）最为妥当，因为其能理气行血。生白术性味过于甘，不能很好发挥理气行血之功，用此方者应当知道这点。】

【心悟】

本段傅氏指出了外伤引起的胎漏或胎动不安是由于孕妇素体虚弱、气血不足，冲任亏虚，稍有不慎跌仆闪挫，复伤气血、冲任，便可引起胎动不安等症。所以傅氏认为治疗本病应以补益气血为主，佐以散瘀之品。如果不明白这个道理，妄用活血祛瘀之药，必然使气血更虚，虚则无力运血，势必导致瘀血不散，反而伤其胎元。选方救损安胎汤。临床遇到此类情况，若未损及冲任，应暂以外敷药处理，若较严重者则应内治外治相结合，方中所用乳香、没药之类药物，临床使用时需审势斟酌。

女科下卷

王某，女，33 岁。妊娠 3 个月，跌损后腰腹疼痛，阴道流血，颜色鲜红，B 超检查正常。舌质偏红、苔薄，脉滑利。证属跌损动血，冲任不固，治拟宁血固冲、散瘀安胎，方以：生地黄、白芍各 15g，黄芩 12g，西洋参（另服）、苏木各 9g，白术、当归身各 10g，甘草 5g，乳香、没药各 3g。服药 5 剂后，疼痛减轻，出血仍不止，去乳香、没药、苏木，加杜仲、续断各 15g，加大生地黄剂量至 30g，再服，3 剂后出血已止，服药 10 剂后胎安。

按：妊娠跌仆闪挫，伤动气血，冲任不固而阴道流血，其色鲜红，胎动欲堕而腰腹疼痛，气血煽动，虚热内生，故舌红、脉滑利，滑脉又为胎元未殒之象，治疗以傅氏的救损安胎方：生地黄、黄芩清热凉血安胎，西洋参、白术益气固冲，甘草、芍药缓急止痛，乳香、没药、苏木散瘀而不伤胎，但显然生地黄剂量少，凝血之效太差，故复诊时将生地黄剂量按原方投入，达到预期疗效。

（医案摘自：金玲丽，葛政爱，程建红．傅青主女科安胎法临床应用探微 [J]．浙江中医杂志，2007.42（12）：692－693）

妊娠小便下血病名胎漏（四十六）

【原文】

妊妇有胎不动腹不疼，而小便中时常有血流出者。人以为血虚胎漏也，谁知气虚不能摄血乎。夫血只能荫胎，而胎中之荫血，必赖气以卫之，气虚下陷，则荫胎之血亦随气而陷矣。然则气虚下陷，而血未尝虚，似不应与气同陷也。不知气乃血之卫，血赖气以固，气虚则血无凭依，无凭依必燥急，燥急必生邪热。血寒则静，血热则动，动则外出而莫能遏，又安得不下流乎。倘气不虚而血热，则必大崩，而不止些微之漏矣。治法宜补其气之不足，而泄其火之有余，则血不必止而自无不止矣。方用**助气补漏汤**。

人参（一两）　白芍（五钱，酒炒）　黄芩（三钱，酒炒黑）　生地（三钱，酒炒黑）　益母草（一钱）　续断（二钱）　甘草（一钱）

水煎服。一剂而血止，二剂再不漏矣。此方用人参以补阳气，用黄芩以泄阴火。火泄则血不热而无欲动之机，气旺则血有依而无可漏之窍。气血俱旺而和协，自然归经而各安其所矣，又安有漏泄之患哉。

【眉批：补血不用当归，妙！以当归之香燥也。】

【解析】

有的孕妇没有胎动和小腹疼痛的感觉，但小便时却常有流血的现象，人们以为是血虚胎漏，又有谁知道这是气虚不能摄血而造成的呢？胎儿居于母体需要血的滋养，而滋养胎的阴血，必须依赖气的卫护。如果气虚下陷，那么滋养胎儿的血必然会随气而下陷。有些人认为气虚会导致下陷，但血还未虚，似乎不应该与气一同下陷。这是因为他们不了解"气乃血之卫，血赖气以固"的道理，气虚了血就没有了依靠，血得不到气的保护必然会燥急，燥急必会引起虚火，火为热邪，因此，就会发生热邪致病的症状。血遇到寒凉才会平静，遇热就会沸腾妄动，热邪迫血妄行就会溢于脉外而不能遏制，又怎么能阻止它不往下流呢？假如孕妇气不虚而单纯出现血热，就必定会引起大出血，而不仅仅是少量细微的漏血。治法宜补不足之气以摄血，而泄其有余之火以清热，即使不用止血之药，漏血的症状也会自然消失。方用助气补漏汤。

人参30g　酒炒白芍15g　黄芩（酒炒黑）9g　生地黄（酒炒黑）9g　益母草3g　续断6g　甘草3g

水煎服。服1剂可使血止，服用2剂后再不出现漏血。此方用人参补气升提而摄血，用黄芩清热凉血而安胎，热清火退则血无妄动的机会，气旺血固则不会漏血，气血调和，血自然归经而发挥各自的作用，又哪里会有胎漏的病患啊！

【眉批：补血不用当归，非常巧妙！因为当归辛燥，易迫血妄行。】

【心悟】

本段傅氏主要论述了气虚不能摄血所致的胎漏，由于气血同源，气虚血必虚，血虚则生热，热邪伤及冲任，迫血妄行则发生胎漏。治法上提出补气以摄血，泄火以清热的原则。用人参补气，气旺血才得以固摄；黄芩清热泻火，火退则血自安；续断固带脉，坚胎气；生地黄制黑炭，不仅养阴安血，又起止血之意，并助益母草和血宁络；白芍配甘草具有敛阴柔肝益木、调节气血之功用。诸药咸宜，气血融合，归经有序。冲任自然得固，则胎漏可安，实为治胎漏之良方。

张某，36 岁。患者 2 次自然流产后未避孕 3 年未孕，检查为双侧输卵管阻塞，曾在某妇儿医院试管婴儿助孕，胚胎移植后，一直用黄体酮注射液 60mg 肌肉注射。当停经 29 天起，阴道出现少量出血伴少腹隐痛，持续 7 天；停经 30 天时测定血 HCG358mIU/ml，P22ng/ml。舌质偏红、苔薄白、脉细滑。证属肾虚阴亏，冲任不宁之胎漏，投助气补漏汤加减：西洋参（泡服）、黄芩、血余炭各 12g，白芍、生地黄、川断、女贞子各 15g，山药、墨旱莲各 30g，白术 9g，菟丝子、仙鹤草各 50g，杜仲 20g，炙甘草 3g。水煎，每日 1 剂，分 2 次温服。治疗 3 天后阴道出血停止，少腹隐痛减轻，治疗 1 周后腹痛停止。因患者有 2 次流产史，故在阴道流血停止后，继以培土补肾、宁冲安胎，处方：党参、白芍、生地黄、川断各 15g，山药 30g，白术、黄芩各 9g，菟丝子 50g，杜仲 20g，麦冬 10g，炙甘草 3g。每日 1 剂，水煎服。治疗至孕 3 月，并定期检查，胎儿均正常，后足月剖宫产一女婴，发育正常。

（医案摘自：金玲丽．助气补漏汤加减治疗助孕后先兆流产 87 例 ［J］．浙江中医杂志，2010.45（10）：747.）

妊娠子鸣（四十七）

【原文】

妊妇怀胎至七八个月，忽然儿啼腹中，腰间隐隐作痛。人以为胎热之过也，谁知是气虚之故乎。夫儿之在胞胎也，全凭母气以化成。母呼儿亦呼，母吸儿亦吸，未尝有一刻之间断。至七八个月，则母气必虚矣。儿不能随母之气以为呼吸，必有迫不及待之势。母子原相依为命，子失母之气，则拂子之意而啼于腹中，似可异而究不必异。病名子鸣，气虚甚也。治宜大补其气，使母之气与子气和合，则子之意安而啼亦息矣。方用**扶气止啼汤**。

人参（一两）　黄芪（一两，生用）　麦冬（一两，去心）　当归（五钱，酒洗）　橘红（五分）　甘草（一钱）　花粉（一钱）

水煎服。一剂而啼即止，二剂不再啼。此方用人参、黄芪、麦冬以补肺气，使肺气旺则胞胎之气亦旺，胞胎之气旺，则胞中之子气有不随母之气以为呼吸者，未之有也。

【眉批：黄芪用嫩黄芪，不可用箭芪，箭芪系北口外苩蓿根。】

【解析】

有个别妇女到了妊娠七八个月的时候，突然出现胎儿在腹中啼哭，并自觉腰间隐隐作痛。人们认为是胎内热极所引起的，谁知道这是气虚的缘故！胎儿在子宫内的发育成长，全凭着母体的气血供养而生成，母亲的气息与胎儿是相通的，所以母亲呼气胎儿也呼气，母亲吸气胎儿也吸气，没有一刻可以间断。到了七八个月时，母体之气必然要虚，胎儿已经长大不能再随着母体的呼吸节奏同时呼吸了，必定会有窘迫不安的表现。母亲与胎儿本来就是相依为命，若母体气虚，胎儿得不到母亲的供给的气血，无法满足正常发育的生理需要，因此，出现腹中啼哭的现象。似乎可把这种情况作为特异的，然而细究起来也不必感到奇异，这种疾病称为子鸣，实际是由于母体气虚太甚。治疗的方法应当采取大补元气，使母气充足能够与子气相通相合，胎儿得到母气的供给，适应他的需要则自然就会平静，啼哭也就停息了。方用扶气止啼汤。

人参30g　生黄芪30g　麦冬（去心）30g　酒洗当归15g　橘红1.5g
甘草3g　花粉3g

用水煎服。服1剂药胎儿啼哭声就会止住了，服用2剂便可治愈，胎儿不再出现啼哭。此方用人参、黄芪、麦冬以滋补肺气，当母体肺气充盛，即可达于胞中，胞胎之气也就充足了，胞胎之气充足了，那么胎儿不随母体共同呼吸的现象也就不会发生了。

【眉批：方中黄芪用嫩黄芪，不可用箭芪，箭芪系北口外苩蓿根。】

【心悟】

子鸣临床中比较少见，傅氏认为发生子鸣的主要机制是由于母体严重气虚，胎儿在子宫内出现窘迫，烦哭而导致。与现代医学所说的胎儿宫内乏氧是一致的。顾名思义，所以傅氏用"扶气止啼汤"大补元气，实为肺肾同治之法，古有"肺主气，司呼吸；肾主纳气，为元气之根"，人体气机升降运动与自然界是交感相应的。肺为华盖，人体之精气必须借肺气之肃降，才能下藏于肾，化生元气，肾通过潜藏于内的元气，对肺进行激发推动和摄纳来参与共同完成呼吸的过程。此外，肾肺为子母之脏，金水相生，元气才能充足，气旺则下达胞宫，胎儿得以供给，便能安和宁静了。

女科下卷

李某，女，33 岁，乾县阳洪乡校前人，婚后十年双方同居，已有一女孩 9 岁，妊娠已 6 个月，1986 年 1 月 16 日从汉中市城固县许家庙转回原籍工作。1986 年 3 月 16 日来院就诊，主诉：近两周来，自觉闻及儿在腹中啼，以夜间尤甚，胎动不安，阵发性的发作，卧时仰面可听见腹鸣声著，走路立坐均可闻及。腹中隐隐作痛，二便正常，营养中等，发育正常。检查：宫底脐上一指，左枕前位，胎心 120 次/分，化验血、尿常规正常。血压 110/70mmHg。

夫妇双方恐慌不安，顾虑重重，曾在几个医院就诊：有谓肠鸣、有谓畸胎怪儿，建议早作毁胎，患者更加恐慌，余接诊后，首先告诉患者，去掉思想负担，进一步作了超声波检查，一切正常，幸好夫妇均有一定文化水平，笔者便找到好多古代对此有记载的书籍，与病者共同协作，配合治疗。查了许多古书，如《产宝》《妇人大全良方》《医林改错》等，其论不一。笔者对此不常见之妇症，乃让孕妇配合治疗，其乐而从之，令其用录音机录取儿鸣，但因条件所限未能如愿。用古法撒豆、撒钱疗法，症未见效。笔者对此病因和疗法、理由不太确切。又在《本草纲目》见所提及的"腹中儿啼黄连煎汁饮治之亦效"，笔者因让病人服用，但病人服后有微吐之症，仍未止啼。后见《傅青主婴科》记载："怀胎至七八个月忽然儿啼腹中，腰间隐隐作痛，是气虚之故，子食母之气，则拂子之意，而啼于腹中，似可异而不必异，病名子鸣，气虚甚也，治宜大补其气，方用扶气止啼汤：人参、黄芪、麦冬、甘草、花粉、当归、橘红，服一剂而啼即止，二剂不再啼。"笔者观其孕妇面色萎黄、血红蛋白偏低，正符合傅氏之说，乃服扶气止啼汤而鸣止。于 1986 年 6 月 29 日在本院产一男婴，母子健康。

（医案摘自：马占祥 . 腹中儿啼一例 ［J］. 陕西中医学院学报，1987 年 02 期：55 - 56.）

妊娠腰腹疼渴汗躁狂（四十八）

【原文】

妇人怀妊有口渴汗出，大饮冷水，而烦躁发狂，腰腹疼痛，以致胎欲堕者。人莫不谓火盛之极也，抑知是何经之火盛乎。此乃胃火炎炽，熬煎胞胎之水，以致胞胎之水涸，胎失所养，故动而不安耳。夫胃为水谷之海，多气多血之经，所以养五脏六腑者。盖万物皆生于土，土气厚而物始生，土气薄而物必死。然土气之所以能厚者，全赖火气之来生也；胃之能化水谷者，亦赖火气之能化也。今胃中有火，宜乎生土，何以火盛而反致害乎？不知无火难以生土，而火又多能烁水。虽土中有火，土不死，然亦必有水方不燥。使胃火太旺，必致烁干肾水，土中无水，则自润不足，又何以分润胞胎。土烁之极，火热炎蒸，犯心越神，儿胎受逼，安得不下坠乎。经所谓二阳之病发心脾者，正此义也。治法必须泄火滋水，使水气得旺，则火气自平，火平则汗狂躁渴自除矣。方用**息焚安胎汤**。

生地（一两，酒炒）　青蒿（五钱）　白术（五钱，土炒）　茯苓（三钱）　人参（三钱）　知母（二钱）　花粉（二钱）

水煎服。一剂而狂少平，二剂而狂大定，三剂而火尽解，胎亦安矣。此方药料颇重，恐人虑不胜，而不敢全用，又不得不再为嘱之。怀胎而火胜若此，非大剂何以能蠲，火不息则狂不止，而胎能安耶？况药料虽多，均是滋水之味，益而无损，勿过虑也。

【眉批：原方不可加减。妊娠躁狂，每误有别症，不曰痰甚，即云时疾传经，而置妊娠于不问。误服多药，数月不愈。甚有打去胎而以顾大人性命为名者，更属糊涂之极！】

【解析】

妇人在怀孕期间，有的出现口渴汗出，猛饮凉水之后又见烦躁发狂，并伴腰腹疼痛，胎动好像将要堕落似的。人们都说是火过于亢盛的缘故，但不知道是哪一经的火盛。傅氏认为这是胃火炽盛，热煎胞胎中的阴津，导致胞胎的津液干涸，胎失所养，所以胎动欲坠。如《内经》所言：胃为水谷之海，多气多血之腑，五脏六腑都禀受于胃，胃属土，万物的化生长养都来源于土，土气肥厚则万物才能生长，土气瘦薄则万物就会枯萎死亡。然而胃气所以能够旺盛，全靠心火鼓动生成；胃能化水谷为气血，也是依赖胃中阳气才能运化的。如今胃中有火，应该说容易使胃的功能更健壮，为何胃火盛了反而形成损害了呢？这是不知道脾土没有火的相助则难以健运，而火过于亢盛又能灼伤阴津。虽说是胃中有阳气才不致造成胃气衰败，但也必须有胃阴的滋润才使胃气不燥；假若胃火过旺，必然会下克肾水灼津劫阴，胃中没有阴津，不够濡润自己，又如何去滋润胞胎。胃热化火，火势炎上，扰及心神，神无所主故躁狂，胎儿受到影响，如何能够得以安静不出现胎动欲堕呢？内经中所说的"二阳之病发心脾"，正是这个意思。治法必须清泄心火，滋补肾水，使阴液充足，火热自能平息，火气平息后汗出、发狂、烦躁、口渴诸症则自然消除。方用息焚安胎汤。

酒炒生地黄 30g　青蒿 15g　土炒白术 15g　茯苓 9g　人参 9g　知母 6g　花粉 6g

水煎。服 1 剂，狂证即可减轻，2 剂服下狂证不再发生，3 剂热症全消，胎元也会安定下来。此方中药量很大，恐怕有些病人不能承受，因而有的医生不敢完全按着原方使用，在这不得不再一次提醒，孕期因热病而发生这些症候，不用大剂量的药如何能解除疾病，火不平息则狂症不能止住，胎儿能够安稳吗？方中虽然药味多，都是滋阴生津之品，有益而无害，所以不用担忧。

【眉批：原方不可以加减。妊娠躁狂，常常被误诊为它症，不是诊断为痰多，就是诊断疾病传经入络，却置妊娠于不顾，使患者错服药物以致数月不愈。更有甚者，以保全大人性命为名让患者打胎，真是糊涂之极啊！】

【心悟】

古代医家有狂属阳明、躁属少阴的认识，本病从症候分析来讲，其病是在阳明，若有壮热脉大，则是白虎汤证。但该篇所论述之病症并非外感传里。症见"腰腹疼痛，以致胎欲堕"，经云：腰为肾之外腑，胞脉者系于肾，故应属水亏火旺之证。治疗应以滋阴降火为主，选用生地黄、沙参、麦冬、知母等，切忌使用苦寒类药物，复伤阴精。一旦误治，病症非但不除，终会导致烦躁如狂，甚则有堕胎之虑。

【医案诠释】

笔者于 1983 年 5 月诊治一病患，张某，女，30 岁。主诉怀孕 5 个月，心中烦闷，易怒。诉从怀孕 3 个月开始，出现心中烦闷、坐卧不安，日渐加重。平素失眠多梦，手足心热，口干，小便短赤；舌尖红赤，舌体小，苔花剥，脉细数而滑。辨其为心经郁热，久而化火，火热之邪上扰所致。遂以养阴清热、宁心除烦为治法。投以：知母 15g，麦冬 15g，生地黄 20g，白芍 15g，竹叶 15g，豆豉 10g，石菖蒲 10g，栀子 10g，酸枣仁 10g。5 剂，水煎服，每日 1 剂，早晚分服。患者服药后，烦躁大减，其余诸症减轻，继续服药一周，诸症消除而获痊愈。

　　按：本案系阴虚已久，孕后阴血益虚而致心火偏亢，热扰心神而致心烦。诚如古言："胎气有热而不安者，其证必多烦，或渴或燥。"治疗上首先要考虑以滋阴降火为主，切忌苦寒伤阴之药，以免重伤阴液。临证中运用养阴除烦汤，方中生地黄滋肾阴，济心火；麦冬养阴润燥，生津除烦；知母、栀子、竹叶滋阴泻火，清热除烦；酸枣仁宁心安神。诸药配伍，使阴液得增，虚阳得敛，心神得宁，病瘥而愈。

　　（医案摘自：韩延华．韩氏女科［M］．北京：人民军医出版社，2015.）

妊娠中恶（四十九）

【原文】

　　妇人怀子在身，痰多吐涎，偶遇鬼神祟恶，忽然腹中疼痛，胎向上顶。人疑为子悬之病也，谁知是中恶而胎不安乎。大凡不正之气，最易伤胎。故有孕之妇，断不宜入庙烧香与避静阴寒之地，如古洞幽岩，皆不可登。盖邪祟多在神宇潜踪，幽阴岩洞亦其往来游戏之所，触之最易相犯，不可不深戒也。况孕妇又多痰饮，眼目易眩，目一眩如有妄见，此招祟之因痰而起也。人云怪病每起于痰，其信然与。治法似宜以治痰为主，然治痰必至耗气，气虚而痰难消化，胎必动摇。必须补气以生血，补血以活痰，再加以清痰之品，则气血不亏，痰亦易化矣。方用**消恶安胎汤**。

　　当归（一两，酒洗）　白芍（一两，酒炒）　白术（五钱，土炒）　茯苓（五钱）　人参（三钱）　甘草（一钱）　陈皮（五分）　花粉（三钱）　苏叶（一钱）　沉香（一钱，研末）

　　此方大补气血，辅正邪自除之义也。

　　【眉批：辅正逐邪，方极平正。如此可知，用金石之药以化痰者，皆矜奇立异，欲速取效，不知暗耗人之真气。戒之！】

【解析】

　　妇人中有的怀孕在身，平素痰多呕吐痰涎，偶遇疫疠邪气作祟，突然出现腹中疼痛，胎气向上顶。有的医家怀疑是子悬病，谁想到是中了秽毒之气而导致了胎不能安稳呢！一般疫疠毒气最容易伤损胎元，所以孕妇在孕期绝对不适宜去偏僻阴暗潮湿的神舍庙宇烧香，或者攀登幽深的山洞。

疫疠邪气大多潜伏在僻静的神庙或阴暗岩洞，也可穿行在人们游玩的公共场所，接触后十分容易被侵犯，不可不引起高度戒备。何况孕妇孕后本来就容易产生痰涎，痰为阴邪，易阻气机，痰涎上扰，蒙蔽清窍即易眼花目眩。当目眩发作时就有会出现妄见的现象，毒邪之气作祟皆是因为痰邪而引起。人们常说：怪病多起于痰，这的确是可信的。治法好像应该以治痰为主，但是祛痰药多耗伤正气，气虚则痰更难化掉，胎元失于气载必然会动摇不定。所以必须先补其气以利于生血，补血以利于豁痰，再加上清热涤痰之药，那么气血不亏，痰也就容易化去。方用消恶安胎汤。

酒洗当归30g　酒炒白芍30g　土炒白术15g　茯苓15g　人参9g　甘草3g　陈皮1.5g　花粉9g　苏叶3g　沉香（研末）3g

此方用药是大补气血，取其正气充足则邪气自除的含义。

【眉批：本方主要是以辅正而祛邪为主，用药平和。如此可知，用金石类药物来化痰的人，都是标新立异，想要快速起效，却不知道这类药物能暗自耗伤人体的真气。对于孕妇要慎之，戒之！】

【心悟】

此段主要论述了妊娠中恶是因为素有痰疾，孕后胎阻气机，影响运化功能，湿邪停滞，痰涎更易萌生，疫疠邪气乘虚而入，由此发生腹痛，因胎气上逆而致恶心呕吐，其临床表现与妊娠恶阻似乎相似，但二者病机却不尽相同，妊娠中恶主要是机体正气虚弱，痰涎蒙蔽清窍，感邪而发，治以大补气血；而妊娠恶阻，则是因脾胃虚弱、肝胃不和，无疫疠作祟之端。治疗多以健脾和胃、清肝和胃，佐以降逆止呕。所以临证时应予以区分，不可视同治之。

妊娠多怒堕胎（五十）

【原文】

妇人有怀妊之后，未至成形，或已成形，其胎必堕。人皆日气血衰微，不能固胎也，谁知是性急怒多，肝火大动而不静乎。夫肝本藏血，肝怒则不藏，不藏则血难固。盖肝虽属木，而木中实寄龙雷之火，所谓相火是也。相火宜静不宜动，静则安，动则炽。况木中之火，又易动而难静。人生无日无动之时，即无日非动火之时。大怒则火益动矣，火动而不可止遏，则火势飞扬，不能生气养胎，而反食气伤精矣。精伤则胎无所养，势必下坠而不已。经所谓少火生气，壮火食气，正此义也。治法宜平其肝中之火，利其腰脐之气，使气生夫血而血清其火，则庶几矣。方用**利气泄火汤**。

人参（三钱）　白术（一两，土炒）　甘草（一钱）　熟地（五钱，九蒸）　当归（三钱，酒洗）　白芍（五钱，酒炒）　芡实（三钱，炒）　黄芩（二钱，酒炒）

水煎服。六十剂而胎不坠矣。此方名虽利气，而实补气也。然补气而不加以泄火之品，则气旺而火不能平，必反害其气也。故加黄芩于补气之中以泄火，又有熟地、归、芍以滋肝而壮水之主，则血不燥而气得和，怒气息而火自平，不必利气而气无不利，即无往而不利矣。

【眉批：性急怒多而不用舒肝药者，以其有胎娠故也。经云：胎病则母病，胎安则母病自愈。所以妊娠一门总以补气、养血、安胎为主，则万病自除矣。】

【解析】

有的妇人在怀孕以后，胎儿还没有发育成形，或者已经成形，但胎元发生殒堕。多数医家认为是气血虚衰，不能固护胎元的原因。可谁知是因性情急躁、易于恼怒，以致肝火妄动而致气血失调！经云：肝主藏血，怒伤肝，肝遇怒则失其疏泄，而影响藏血功能；若肝不藏血，血就难以固摄。肝虽在五行中属木，但内寄龙雷之火，也就是人们所指的相火。相火应该静守而不应该妄动，相火平静则肝气平和条畅，动则肝气过亢化火。况且肝火又是木中之火，而肝火最易妄动实在难以宁静。人的生理功能每时每刻都在运动着，也就说没有一时一刻不引动相火的。当情志过于激动，就会引动肝火。尤其孕妇怀孕期间阴血多感不足，阳气偏盛，一旦大怒则可使肝火妄动，使火气飞扬，不可遏制，火旺消烁阴精，导致阴血愈虚；而肝怒又会损伤脾胃，以致精血难以化源，气伤血少，失其养胎载胎之力，势必要发展成堕胎、小产。《内经》言"少火生气，壮火食气"，就是说人体正常的火，是维持补充机体正气的，若太过就成了致病的因素损伤正气，即是这个意思。傅氏认为治疗此病宜平肝泻火，佐以健脾益气通利腰脐经脉之品，使太过之气得以平复，转为人体所需的正气，气生血长，精血旺，藏之于肝，肝火就会自然清降，即可达到药到病除。方用利气泄火汤。

人参 9g　土炒白术 30g　甘草 3g　熟地黄（九蒸）15g　酒洗当归 9g　酒炒白芍 15g　炒茯实 9g　酒炒黄芩 6g

水煎。服用 60 剂后下次怀胎就不会发生堕胎了。此方名虽然称作利气，但实际是健脾补气的药物。然而补气之中不加些清泄肝火之品，那么火气就会过盛，因此不能平降，必定会损伤元气。故而加黄芩于补气药之中以达清热泻火安胎之效；方中配熟地黄、当归、白芍以滋养肝木，起到"壮水之主，以制阳光"的目的，那么血不燥，气平和，怒气消失肝火就自然平息，不用理气行滞之药就能使气机通畅，气血条达，就没有运行不到之处。

【眉批：性急多怒而不用疏肝药，是因为有妊娠的缘故。经云：胎病则母病，胎安则母病自愈。所以妊娠病治疗应以补气、养血、安胎为主，这样疾病就可以自除。】

【心悟】

本节主要论述了妇人在怀孕以后，由于性急多怒而致胎元欲堕。傅青主以相火动静立论。由于肝藏血，肝血充足，则相火平静；若性急多怒，肝郁化火，火扰阴血而不宁，火动则阴血愈伤，血伤则相火愈炽；妊娠期间全赖血聚荫胎，因怒生火，火热之邪势必累及胞胎，这就是多怒堕胎发生的主要机制。治疗此症，韩氏以滋水涵木之法，滋补阴血既可平肝潜阳，又可使血宁，血宁则火静，从而治疗欲堕之胎也。

【医案诠释】

陈某，女，26 岁，工人。1995 年 6 月 21 日入院（住院号 66013）。

患者末次月经 4 月 30 日，于 6 月 9 日停经 40 天时，有少量阴道见红，呈咖啡色，无血块，时欲恶心，即查尿 HCG（+），嘱其卧床休息，3 天后阴道出血即止。昨因劳累后，又有少许阴道见红。刻下，停经 51 天，阴道见红，量中，呈咖啡色，无血块，小腹隐痛作坠，腰酸隐隐，口干心烦，心情紧张，夜寐欠安，时欲恶心，纳谷不旺，大便偏干，日行一次，舌质红、苔薄黄，脉细弦滑。证属肾虚血热，心肝火旺，胎元不固。治拟滋阴清热，清肝宁心，安固胎元。处方：山药 10g，炒黄芩 10g，炒丹皮 10g，炒白芍 10g，阿胶珠 10g，旱莲草 10g，生地黄 10g，炒白术 10g，炒续断 10g，钩藤 10g，苎麻根 30g，炙远志 6g。1 天后阴道出血即止，腹痛腰酸渐除。前方续服，以资巩固。7 月 30 日，孕 90 天，经 B 超提示：胎儿成形，胎心胎动好。早中孕，予出院。

（医案摘自：周慧芳 . 滋肾清肝法在妇科临床上的应用 ［J］. 江苏中医，1996 年第 17 卷第 12 期：14 - 15.）

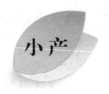

小产

行房小产（五十一）

【原文】

妊妇因行房颠狂，遂致小产，血崩不止。人以为火动之极也，谁知是气脱之故乎。大凡妇人之怀妊也，赖肾水以荫胎。水源不足，则火易沸腾。加以久战不已，则火必大动，再至兴酣颠狂，精必大泄。精大泄则肾水亦涸，而龙雷相火益炽。水火两病，胎不能固而堕矣。胎堕而火犹未息，故血随火而崩下，有不可止遏之势。人谓火动之极，亦未为大误也。但血崩本于气虚，火盛本于水亏，肾水既亏，则气之生源涸矣；气源既涸，而气有不脱者乎？此火动是标，而气脱是本也。经云：治病必求其本。本固而标自立矣。若只以止血为主，而不急固其气，则气散不能速回，而血何由止。不大补其精，则水涸不能遽长，而火且益炽，不揣其本，而齐其末，山未见有能济者也。方用**固气填精汤**。

人参（一两） 黄芪（一两，生用） 白术（五钱，土炒） 大熟地（一两，九蒸） 当归（五钱，酒洗） 三七（三钱，研末，冲） 芥穗（二钱，炒黑）

水煎服。一剂而血止，二剂而身安，四剂则全愈。此方之妙，妙在不去清火，而惟补气补精。其奏功独神者，以诸药温润，能除大热也。盖热是虚，故补气自能摄血，补精自能止血，意在本也。

【眉批：小产血崩多由行房而致。若年逾四十，参、芪宜倍用，熟地宜减半用，以其气虚火衰也，否则每令气脱不救。凡有妊娠者，须忍欲谨避房事，万勿自蹈危途。慎之！】

【解析】

妇女妊娠期间由于房事过度而导致发生小产，阴道不停下血，势如血崩，大多医家认为是火热动血的结果，谁知道是由于气脱不固而造成的呢！妇女孕时胎元依赖肾精的滋养。若肾精不足，虚火容易沸腾，加上过贪房事，阴精暗耗，虚火必然妄动，性交达到高潮时，则精水必然大泄，精水大泄肾中精水就会枯干，水不足则火越发炽盛，阴阳失调，水火同病，所以不能固摄胎元发生堕胎。虽然胎已堕，但是虚火还没有平息，所以就会出现血随火动暴崩不止的现象。医家认为是虚火妄动到了极致，这也没有什么大的错误。但是血下如崩是源于气虚不能固摄的缘故，火旺热极是因为肾水亏虚，肾水既然不足，气的生化之源就会干枯，生气之源既然干枯，气虚失于固摄，势必血崩不止，继而气随血陷，这样如此怎么可能不出现气脱的病症呢？这个病症中火动血崩是标，而气虚血脱才是发生本病的根本。内经说：治病必求其本。本固了而标症自然就会很快消失。如果只是以止血为主，而不迅速补气固摄，那么气失散后不能很快生成，血又靠什么来固摄，如何停止！所以不大补肾精，亏少的肾水就不能立刻恢复，而虚火则更加亢盛，不抓住疾病的本质，而只去治疗它的表面现象，傅山还没有见到能治好的人。本病应该用固气填精汤治疗。

人参30g　生黄芪30g　土炒白术15g　熟地黄（九蒸）30g　酒洗当归15g　三七（研末，冲）9g　黑芥穗6g

以上药物水煎服，一般1剂便可血止，2剂就可以使气息平稳、身不躁动而安静，一般服4剂就可以痊愈。本方的妙处是不用清热泻火的药物，而是用补气益精血之药，取得很好的效果，其灵验的原因在于以其药物的温润去除大热。因为这个热是虚热，所以采用补益之法，补气则能摄血，补水则可降火，因此血海不再妄动而血自止。傅氏治疗本病的意义就在于治病求本。

【眉批：小产血崩大多数是由于行房导致的。如果年龄超过40岁的人，人参、黄芪的用量应加倍使用，而熟地黄的用量应减半，主要针对其气虚血脱。不然就会导致气脱而不能救治。凡是怀孕之人，必须控制自己的性欲，尽量避免房事，千万不要让自己踏上危险的路，要十分谨慎！】

【心悟】

关于行房小产，明代万全在《广嗣纪要》中阐述："男子贪淫情纵，女子好欲性偏，兼以好食酸热物，暴损冲任故有堕胎之患。"傅氏认为本病是以气虚血脱为本，火热血崩为标。所以傅氏提出治疗本病不在清火，不能单纯用凉血止血之药，要求从其本而治之，采取益气养血、甘温除热之法。通过滋肾水以清相火，补气摄血以固冲安胎，体现了傅氏的学术特色。笔者认为，医者不可见血即妄投止血之药，要察其病因，明其病机。若遇大量出血，需快速止血时，使用大剂量的炭类药物，也应牢记古训，采取"中病即止"的原则，因炭类久服有伤其阴血之弊也。

【医案诠释】

赵某，女。因闭经52天，突然阴道出血、下腹坠痛而去西医妇产科求治，诊为先兆流产。经保胎治疗3天不效，转而邀余诊治。初用加味胶艾四物汤投之，3剂后非但不效，反而出血增多，并有胎膜血块，头晕、腹痛亦加重。患者复请西医再治，认为不可避免流产、失血性贫血，欲行手术清宫。因患者惧怕手术，再次邀余治疗。余细揣不效原因，是按一般性之胎热论治，实为辨证求因不准之故也。《傅青主女科》说："凡妇人经尽初交得孕后，最宜将息绝欲，若再交以扰子宫，其胎一月或三月必堕。"细查患者夫妇两地工作，此次受孕及流产，时值其夫探亲，应属房事频频，过劳而伤胎。盖气虚则提摄不固，血虚则灌溉不周而致胎元不固。其火动是标而气脱是本也。据此，急投"固气填精汤"。药用党参30g，生黄芪30g，土炒白术15g，熟地黄30g，酒洗当归15g，三七粉（冲服）10g，黑芥穗6g。1剂服罢，出血量明显减少，腹痛减轻，精神转佳；2剂后出血停止，精神大振；4剂服完，霍然而愈。

按：此方之妙，妙在补气、补精，共奏功如神者，乃诸药温润能除大热。盖热是虚所致，故补气自能摄血。

（医案摘自：张守臣，张旭东.《傅青主女科》临床应用治验［J］.中医杂志，1997.08：470－471.）

跌闪小产（五十二）

【原文】

妊妇有跌扑闪挫，遂致小产，血流紫块，昏晕欲绝者。人皆曰瘀血作祟也，谁知是血室损伤乎。夫血室与胞胎相连，如唇齿之相依。胞胎有伤，则血室亦损，唇亡齿寒，理有必然也。然胞胎伤损而流血者，其伤浅；血室伤损而流血者，其伤深。伤之浅者疼在腹，伤之深者晕在心。同一跌扑损伤，而未小产与已小产，治各不同。未小产而胎不安者，宜顾其胎，而不可轻去其血；已小产而血大崩，宜散其瘀，而不可重伤其气。盖胎已堕，血既脱，而血室空虚，惟气存耳。倘或再伤其气，安保无气脱之忧乎。经云：血为营，气为卫。使卫有不固，则营无依而安矣。故必补气以生血，新血生而瘀血自散矣。方用**理气散瘀汤**。

人参（一两）　黄芪（一两，生用）　当归（五钱，酒洗）　茯苓（三钱）　红花（一钱）　丹皮（三钱）　姜炭（五钱）

水煎服。一剂而流血止，二剂而昏晕除，三剂而全安矣。此方用人参、黄芪以补气，气旺则血可摄也；用当归、丹皮以生血，血生则瘀难留也；用红花、黑姜以活血，血活则晕可除也；用茯苓以利水，水利则血易归经也。

【眉批：胎未堕宜加杜仲（炒炭）一钱，续断（炒黑）一钱。若胎已堕服原方。血崩不止，加贯众炭三钱；若血闭心晕，加元胡炭一钱。】

【解析】

有的妊娠妇女因为跌扑闪挫，而发生小产，出现流血量多夹杂紫黑血块，并头晕目眩，昏昏欲绝，人们都说是瘀血作怪，有谁知道这是血室（冲脉）受到损伤而导致的呢？冲脉与胞宫相连，如同唇齿相依。胞宫受到损伤，血室也就受到了伤损，如同唇亡齿寒的道理一样。然而胞胎受到损伤引起了流血，损伤较轻，出血量少；血室受到损伤引起的流血，病情较重，则出血量多。病情轻的表现为小腹疼痛，病情重的则表现晕厥，神志不清。同样有跌扑损伤的病史，而对于未发生小产的和已发生小产的，在治法上两者各有不相同。未出现小产而仅引起胎动不安的，治法宜照顾气血，固护胎元，不能随便用活血祛瘀的药物；已发生小产并出现了大出血，治法应当活血散瘀，但不能重伤其气。一般情况下胎元已堕，血即随之而下，血室空虚，唯有气还尚存。如果再进一步伤到元气，难免不出现气脱的现象。内经说：血为营，气为卫。假使卫气不固，那么营血无所依附又怎么能安然存在呢。所以治疗必须补气以生血，新血生成瘀血即可自行消散。方用理气散瘀汤。

人参30g　生黄芪30g　酒洗当归15g　茯苓9g　红花3g　丹皮9g
炮姜炭15g

以上药物水煎服。一般服1剂可使流血止住，服2剂后头目昏晕大多数可以消除，3 剂服后症状基本全无。此方用人参、黄芪以补气，气旺则可摄血止血。用当归、丹皮祛瘀生血，新血生成则瘀血难留。用红花、炮姜炭活血行瘀，瘀血散去，血脉流畅就会使头晕现象消失。用茯苓渗湿利水，意在使瘀血随水而消散，新血则能归经。

【眉批：胎儿未堕的患者应加炒杜仲（炒炭）3g，续断（炒黑）3g；如果胎儿已堕，服原方就可以了。流血不止的，加贯众炭 15g；如果是瘀血闭阻心脉而出现晕厥的患者，加元胡炭 3g。】

【心悟】

本条主要阐述了闪跌后致小产的发病机制，借用唇齿相依来比喻冲任与胞宫之间的密切关系。由于跌扑损伤轻重的程度不同，所以临床表现各有所异。傅氏强调指出，对于未发生小产而胎动不安患者，宜顾其胎，不可以轻易使用活血之药去其瘀血；若已小产，症见出血量多如崩，并有瘀血块排出，宜采用活血散瘀之法，但不可重用破气之药，避免重伤其气，因为气伤则不能助血的运行致瘀血留而难去。

【医案诠释】

李某，女，32 岁，2009 年 2 月初因避孕失败，行药流并清宫术，阴道出血不止，量时多时少，已 1 月余，于 3 月 2 日来余处诊治，自诉：少腹疼痛伴腰酸，精神不振，不思饮食，近几天出血量多伴紫黑块，观其消瘦，面色无华，少气懒言，切脉沉细而涩，舌淡苔白，此实乃流产后气血不足，统摄无权所致，即立方以胶艾四物汤加减：当归 15g，川芎 5g，炒白芍 12g，生地黄炭 10g，阿胶 12g，艾叶炭 6g，黑芥穗 6g，地榆 10g，海螵蛸 12g，炒芡实 15g，甘草 3g。3 剂，水煎服，每日 1 剂。二诊，服药后症状无减，且出血量增多，少腹疼痛，腰酸无力，余定思之，此妇流产血下日久，久则必虚，况气血不足之象明显，何以止血固涩无功？而反成不涩不流，不止不行之势，细思其主症为腹痛出血，是否仍有瘀血作祟，《傅青主女科·跌闪小产篇》云："胞胎有伤则血室不足""盖胎已坠，血既脱而血室空虚，惟气存耳。"治则："必补气以生血，新血生而瘀血自散"。即立方以傅氏理气散瘀汤：党参 30g，黄芪 30g，当归 15g，炮姜炭 15g，丹皮 9g，茯苓 9g，红花 3g。水煎服，3 剂，每日 1 剂。三诊，患者服药后，出血渐停，精神好转，饮食增加，嘱其加强营养以图食补，并服归脾汤 3 剂以善其后。

按： 此患者流产后血下延日不止，用固涩止血之品不效，实乃因流产后胞络损伤，瘀血不去新血难安，傅氏创理气散瘀汤，则有补气生血，可使瘀血去而新血安，方用参芪补气，气旺则可摄血，当归、丹皮以生血祛瘀，红花、炮姜炭活血止血，妙在用茯苓以利水，水利则血易归经也。

（医案摘自：王金亮，侯红霞.应用《傅青主女科》验方治崩漏举隅[J].中医药临床杂志，2009.10：458.）

大便干结小产（五十三）

【原文】

妊妇有口渴烦躁，舌上生疮，两唇肿裂，大便干结，数日不得通，以致腹疼小产者。人皆曰大肠之火热也，谁知是血热烁胎乎。夫血所以养胎也，温和则胎受其益，太热则胎受其损。如其热久烁之，则儿在胞胎之中若有探汤之苦，难以存活，则必外越下奔，以避炎气之逼迫，欲其胎之不坠也得乎。然则血荫乎胎，则血必虚耗。血者阴也，虚则阳亢，亢则害矣。且血乃阴水所化，血日荫胎，取给刻不容缓。而火炽阴水不能速生以化血，所以阴虚火动。阴中无非火气，血中亦无非火气矣。两火相合，焚逼胎儿，此胎之气以下坠也。治法宜清胞中之火，补肾中之精则可已矣。或疑儿已下坠，何故再顾其胞？血不荫胎，何必大补其水？殊不知火动之极，以致胎坠，则胞中纯是一团火气，此火乃虚火也。实火可泄，而虚火宜于补中清之，则虚火易散，而真火可生。倘一味清凉以降火，全不顾胞胎之虚实，势必至寒气逼人，胃中生气萧索矣。胃乃二阳，资养五脏者也。胃阳不生，何以化精微以生阴水乎。有不变为劳瘵者几希矣。方用**加减四物汤**。

熟地（五钱，九蒸）　白芍（三钱，生用）　当归（一两，酒洗）　川芎（一钱）　山栀子（一钱，炒）　山萸（二钱，蒸，去核）　山药（三钱，炒）　丹皮（三钱，炒）

水煎服。四五剂而愈矣。丹皮性极凉血，产后用之，最防阴凝之害。慎之。

【眉批：此方加条芩二钱尤妙。】

【解析】

妇女在怀孕期间出现口渴烦躁，舌面上出现了疮疡，口唇肿大出现裂口，大便干燥，数日不通，因此而导致腹痛而发生小产。医生们都说是大肠火热至极而引起，谁知道这是由于血热灼伤胎元而导致的！血能够养胎的机制是因其温润不燥，胎元能够得到补充，若血中过热就会损害到胎元。如果血热长久不去，必然会传于胞中，那么胎儿在胞中就像被热汤熏蒸一样的痛苦，很难存活，这样胎儿就必然会向下向外移动，以躲避炎热之气的煎熬，想让胎儿不坠落能行吗？由于孕后血用以养胎，就必然耗伤母体的阴血，使母体处于阴血不足的状态。血属阴，阴虚则阳亢，阳亢则生热，虚热亢盛就会成为祸害。况且血是由阴液所化生，血每日养胎是一刻也不能间断的。因火旺炽盛，阴液不能快速转化为血，阴血不足，而生虚火。正常生理状态下阴液中不产生火气，血中也不能产生火气，如今阴血两亏，虚热相生便可产生虚火，火热之邪灼伤胞胎，这就是胎儿之所以下坠堕胎的病机。治法应该清胞中之火，补肾中之阴精。如果怀疑胎儿已经堕下，为什么还要考虑固护胎胞呢？血也不再荫胎，为什么还要大补肾水？实不知火热过盛才会导致胎儿坠堕，现胞宫纯属一派火热之像，这种火热是虚热也。如果是实热可用苦寒泻火之药，但虚火适宜在滋补中清解，这样虚火才容易消散，肾中真火才能生成。假如全部用苦寒清凉的药来降火泄热，而完全不顾及胞中热的虚实，势必会导致寒凉太盛，损伤胃气，使胃的功能减弱。胃为阳明之经，得胃气方能腐熟运化水谷之精微以滋养五脏。假如胃阳虚衰不能鼓动胃气，又怎样能把五谷精微化生成阴血呢！五脏得不到阴血资助营养，有几个不变为血枯痨瘵的呢？方用加减四物汤。

熟地黄（九蒸）15g　生白芍9g　酒洗当归30g　川芎3g　炒栀子3g　蒸山茱萸（去核）6g　炒山药9g　炒丹皮9g

以上药物用水煎服。一般四五剂就可痊愈了。方中丹皮性寒而能凉血，若在产后使用，要防其药性的阴寒，寒凉之品有滞血之弊，应当谨慎使用。

【眉批：这个方子加入黄芩6g，效果更佳。】

【心悟】

本条论及的大便干结小产的病因，是阴精不足虚热使然。中医理论认为妇女受孕之后，阴血将注入冲任达于子宫而孕育胎儿，母体处于阴血相对不足阳气偏亢的状态，这种特殊的生理变化常常成为引起妊娠病的基础条件。傅氏治疗本病从阴血和胎元两个方面考虑。提出养血益肾、清热活血之法。在四物汤的基础上加山药、山茱萸益肾健脾；丹皮、栀子清热凉

《傅青主女科》临证解析

血安冲，并指出不可专用清凉以降火之药的道理，以供后人借鉴。

【医案诠释】

孙某，女，29岁，未婚，2011年6月24日初诊。患者自诉身怀六甲5月余，近2个月咽干口燥，口唇干裂，大便难解5～6日一次，心中烦闷，腰酸痛，阴道时而下血，色鲜红，量不多，舌红苔少，脉细而滑数。B超检查胎儿发育正常。

笔者认为，本案与傅氏热盛伤胎理论是一致的，此属肝肾阴虚，阳明热盛，虚火消烁阴液，阴精亏少，津液不能荣于上则咽干口燥，口唇干裂；大肠失于濡润则便干难解；热邪伤胞，迫血妄行则阴道下血。治宜滋阴清热，养血安胎。以韩百灵先生育阴汤为主方进行加减，熟地黄15g，当归10g，酒炒白芍15g，生地黄10g，山茱萸10g，续断15g，郁李仁10g，杜仲炭10g，阿胶（冲服）10g，生甘草5g。该方主要用于阴精不足引起的诸多病症。共进5剂，大便通畅，阴道未再下血，诸症悉解。为固其效，续服7剂，而获全效。

畏寒腹疼小产（五十四）

【原文】

妊妇有畏寒腹疼，因而堕胎者。人只知下部太寒也，谁知是气虚不能摄胎乎。夫人生于火，亦养于火，非气不充，气旺则火旺，气衰则火衰。人之所以坐胎者，受父母先天之真火也。先天之真火，即先天之真气以成之。故胎成于气，亦摄于气，气旺则胎牢，气衰则胎堕。胎日加长，而气日加衰，安得不堕哉！况又遇寒气外侵，则内之火气更微，火气微则长养无资，此胎之不能不堕也。使当其腹疼之时，即用人参、干姜之类补气祛寒，则可以疼止而胎安。无如人拘于妊娠之药禁而不敢用，因致堕胎，而仅存几微之气，不急救气，尚有何法？方用**黄芪补气汤**。

黄芪（二两，生用）　当归（一两，酒洗）　肉桂（五分，去粗皮，研）

【眉批：肉桂须用好的，如无佳者，用炮姜代之，或一钱二钱皆可，不可只用五分。】

水煎服。五剂愈矣。倘认定是寒，大用辛热，全不补气与血，恐过于燥热，反致亡阳而变危矣。

有的孕妇怕冷小腹疼痛，因而发生堕胎、小产，医家只知道是胞脉寒气太盛所引起，哪里知道这是肾气虚不能固摄胎元的缘故呢？人与生俱来体内就藏有真火，真火又有命火之称，源于先天，禀于父母，是维持人体生命活动的根本，但是火必须得气的辅助，气旺火才能旺盛，气不足，火就会衰弱，因而失其温煦、生化作用，导致机体功能下降，而发生疾病。胎儿之所以能在母体子宫内生长发育，就是因为得到了父母给予的先天真火，先天的真火是由先天之真气所化生，所以胎元是形成于先天真气，还要得到肾气的固摄，肾气旺盛则系胎牢固；若肾气虚衰则胎失所系，会发生殒堕之害。随着胎儿渐渐生长，肾气日渐衰弱，怎能不发生堕胎呢！何况又感受寒邪侵袭，寒邪易伤阳气，那么肾中阳气更加虚微，命门火衰，胎儿失去温煦则无法长养，这种胎元哪有不堕的道理？如果在孕妇发生腹痛的时候，便立刻用人参、干姜之类药物来补气祛寒，胞宫得以温暖则疼痛即止，胎元也就安稳了而不至于发生胎堕。人们往往受妊娠禁忌药物的影响而不敢使用，因此导致堕胎，对于仅剩下的一点点真气，不急用扶阳益气之法，还有什么好的办法吗？治疗此病方用黄芪补气汤。

生黄芪60g　酒洗当归30g　肉桂（去粗，研）1.5g

【眉批：肉桂必须要用最好的，如果没有好的，就用炮姜代替，用3g或6g都可以，用1.5g是不可以的。】

以上药物用水煎服。一般服用5剂畏寒、腹凉症状就会完全消除。若确定是寒证，用的都是辛热药，不加补益气血之药，恐怕太过于燥热，反会导致亡阳，使病情更加危重。

【心悟】

本段主要论述了畏寒腹疼发生堕胎、小产的病因、病机。指出孕妇肾虚命火不足，胎元失固，加之复感外寒，重伤阳气，致使气弱火衰，胞宫寒冷，胞寒胚胎不长，气虚系胞无力，故而发生堕胎、小产。通过"使当其腹疼之时，即用人参、干姜之类，补气祛寒，则可以疼止而胎安。"反映出傅氏重视疾病早期治疗，同时也告诫医者不要过于拘泥于妊娠期而不敢用药，关键是在于审因辨证，用药妥当。即使是一派寒证，也不可过用大辛大热之药，避免亡阳，治疗时要佐以益气养血之品，气血兼顾。这正符合"阴中求阳,阳得阴助则生化无穷"之意,这一理论至今启迪后世指导临床。

大怒小产(五十五)

【原文】

妊妇有大怒之后,忽然腹疼吐血,因而堕胎,及胎堕之后,腹疼仍未止者。人以为肝之怒火未退也,谁知是血不归经而然乎。夫肝所以藏血者也,大怒则血不能藏,宜失血而不当堕胎,何为失血而胎亦随堕乎?不知肝性最急,血门不闭,其血直捣于胞胎。胞胎之系,通于心肾之间,肝血来冲,必断绝心肾之路。胎因心肾之路断,胞胎失水火之养,所以堕也。胎既堕矣,而腹疼如故者,盖因心肾未接,欲续无计,彼此痛伤肝气,欲归于心而心不受,欲归于肾而肾不纳,故血犹未静而疼无已也。治法宜引肝之血,仍入于肝,而腹疼自已矣。然徒引肝之血而不平肝之气,则气逆而不易转,即血逆而不易归也。方用**引气归血汤**。

白芍(五钱,酒炒) 当归(五钱,酒洗) 白术(三钱,土炒) 甘草(一钱) 黑芥穗(三钱) 丹皮(三钱) 姜炭(五分) 香附(五分,酒炒) 麦冬(三钱,去心) 郁金(一钱,醋炒)

水煎服。此方名为引气,其实仍是引血也。引血亦所以引气,气归于肝之中,血亦归于肝之内,气血两归,而腹疼自止矣。

【眉批:产后忌用白芍,因其酸寒也。胎堕后用白芍五钱,惟上元生人可。若下元生人,万不可用。必不得以而用之,将白芍炒炭用三钱可也。余药如法制。】

【解析】

有的妇女在怀孕期间发生大怒以后,忽然感觉小腹疼痛,阴道下血或吐血,由此造成胎儿坠堕;在小产之后,小腹仍然疼痛不止,人们都认为是肝火尚未消除的原因,谁想是血不归经而使然?肝主藏血,大怒则伤肝使肝的藏血功能失常,本应当发生出血病的症状而不该发生堕胎,为什么发生了失血胎元也随之而堕呢?这是因为不知道肝性最急,最易受到情志的影响,当肝疏泄功能失常导致肝不藏血,血门不闭,其血循经脉直迫胞宫,因"胞脉者系于肾",由此说明胞宫上的经脉与心肾是相通的,大怒则导致肝的气血逆乱，气逆血滞必然阻断心肾与胞脉之间的联系；胞脉闭阻，胎元失于心肾之水火的温养，所以就发生堕胎。胎元既然已堕下，但小腹仍然疼痛，这是因为心肾与胞脉之气未通，气血不能调畅，不通则痛，心不能主血脉，肾不能摄精纳气，肝不藏血，疏泄失调，因而小腹疼痛不止。治法宜引血归经，肝血充足，这样腹痛自然就会消失。如果只引血归肝，而不疏肝气，平肝火，则肝气逆乱而不能正常疏泄，使血随气逆不易归藏。用引气归血汤治疗。

酒炒白芍 15g　酒洗当归 15g　土炒白术 9g　甘草 3g　黑芥穗 9g　丹皮 9g　炮姜炭 1.5g　酒炒香附 1.5g　麦冬（去心）9g　醋炒郁金 3g

水煎服。此方名为引气，其实目的是为了引血，引血归经也就是引肝气而归，肝气回归，肝血也就归藏了，肝的气血调和，腹痛自会停止消失。

【眉批：产后忌用白芍，因其性味酸寒。胎堕后正月出生的人可以用白芍 15g，十月份出生的人是万万不可以用。如果实在要用，应将白芍炒炭用 6g 就可以了，其余的药物就按着正常的用法就可以了。】

【心悟】

本条傅氏认为小产的发病原因责之于大怒。《增补大生要旨》云：孕期要"除烦恼，凡受胎后切不可打骂人，盖气调则胎安，气逆则胎病"。胞脉上系于心包，下系于肾；肝藏血，主疏泄，本应为交通之枢纽，但此处大怒，而致血不归肝而冲于心肾之间，失于转输，必将断绝心肾相交之路，导致胞胎阴阳离合而堕。故治宜养肝柔肝，清热疏肝。方用引气汤，方中白芍、当归养血柔肝；麦冬、丹皮益阴清热；白术、甘草健脾益气；黑芥穗、炮姜炭、香附温散疏肝；醋炒郁金引药入肝。纵观全方并非是用理气之药，而是以养血柔肝、疏肝健脾之药以助气血化源，佐以香附、郁金，以疏肝清热解郁，血旺气顺则疼痛即止。

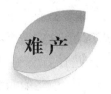

难产

血虚难产（五十六）

【原文】

妊娠有腹疼数日，不能生产。人皆曰气虚力弱，不能送子出产门，谁知是血虚胶滞，胞中无血，儿难转身乎。夫胎之成，成于肾脏之精；而胎之养，养于五脏六腑之血。故血旺则子易生，血衰则子难产。所以临产之前，宜用补血之药。补血而血不能遽生，必更兼补气以生之。然不可纯补其气也，恐阳过于旺，则血仍不足。偏胜之害，必有升而无降，亦难产之渐也。防微杜渐，其惟气血兼补乎。使气血并旺，则气能推送，而血足以济之，是汪洋之中自不难转身也，又何有胶滞之患乎？方用**送子丹**。

生黄芪（一两）　当归（一两，酒洗）　麦冬（一两，去心）　熟地（五钱，酒蒸）　川芎（三钱）

【眉批：方妙。若头产交骨不开，加炙龟板尾三钱，生过子妇人顶心发三钱（洗净，用新瓦一个，置火上焙发成灰），入药同煎服下，即效。】

水煎服。二剂而生矣，且无横生倒产之患。此补血补气之药也，二者相较，补血之味多于补气之品。盖补气止用黄芪一味，其余无非补血之品，血旺气得所养，气生血得所依，胞胎润泽，自然易产。譬如舟遇水浅之处，虽大用人力，终难推行，忽逢春水泛滥，舟自跃跃欲行，再得顺风以送之，有不扬帆而迅行者乎。

【解析】

妊娠已足月并有阵痛，疼痛数日不能分娩，世人皆谓气虚力弱之故，不能送子出产门，谁知是由于血脉亏虚、脉道滞涩，胞宫中缺血，使胎儿难以按正常分娩机制转动。胎儿的发育是靠肾中的阴精；胎儿的生长是赖五脏六腑的阴血。故血充足则分娩时子容易生下，血衰少则分娩时子难以产出。因此在临产到来之前，孕妇就宜用补血的药；但补血不能很快使血生成，必当兼用补气之药以达气生血长的效果，然而又不可以全部用补气的药，恐怕用后阳气太旺则燥伤血，使血仍不足，这就是用药偏胜的弊端，必导致胎随气升而不降，也是难产的开始。要防止难产不再发生，只有采用气血并补，使气血同时旺盛，则气旺能推送胎儿，血足能润济胎儿，像是处身汪洋中自然不难转动身体而下降，又有什么滞留胎儿的道理呢！方用送子丹。

生黄芪30g　酒洗当归30g　麦冬（去心）30g　酒蒸熟地黄15g　川芎9g

【眉批：此方配伍很好。若头产交骨不开，加炙龟甲尾9g，生过孩子的女人顶心发9g，洗净，用新瓦一个，置火上焙发成灰，入药同煎服下，立即生效。】

水煎服。服2剂药可将胎儿产下，且没有横产倒产的情况。这是补气补血的药，二者相比较，方中补血之药多于补气药。补气的药只用了黄芪一味，其余都是补血之品，血旺了气得以生成，气足了血有所依，胞宫胎儿润泽，自然容易分娩。这好就好像船行水浅之处，用再多的人推也难以运行，如果遇到春雨潮涨，则船浮于水面，真乃增水行舟，扬帆顺风，自然能顺利分娩了！这就是送子丹的寓意。

【心悟】

傅氏认为血虚难产是孕妇素体虚弱，正气不足，气虚血少造成的，临产时胞水早破，羊水干涸，使胎儿转身困难，由此随生的变证，以气血双补的方法来治疗，且应补血重于补气，切忌补气而不补血，造成气旺胎升而加重难产。方中补血之味多于补气，补气仅黄芪一味，血旺气得所养，气生血得所依，胞胎润泽自然易产。

本文论述的病证与现代医学妊娠晚期的羊水早破、胎位不正有相似之处。临床上应运用现代医学的知识和技术，对妊娠晚期的产妇进行全面评估，凡不能经阴道分娩者，应及时选择剖宫产；能经阴道分娩者，可加用中药补气养血之法来促进分娩。

【医案诠释】

程某，女，32岁，工人。主诉怀孕已足月，上胎滞产，产程约三天两夜，出血甚多，产后恢复缓慢，因此要求能催生快产。诊其脉细滑无力，苔薄白，头晕神倦，四肢无力，证属气血两虚，宜大剂补气养血、活血催生，嘱临产浓煎顿服。炙黄芪24g，当归15g，龟甲18g，川芎、冬葵子各9g，血余炭12g。药后50分钟，顺利生产，出血不多，母子俱安。

按： 产妇素体气血不足，或产时用力过早，元气亏乏，无力输送胎儿外出，治以补气养血为主，佐以活血行胎。本方有补养气血，调整母体的血液循环，促进胎儿娩出的催生作用。胎发养血补血，并能防止临产出血过多；冬葵子引胎下行而催生。

（医案摘自：浙江省中医研究所编．医林荟萃［M］．浙江省名老中医学术经验选编第四辑．浙江省卫生局，1981．）

交骨不开难产（五十七）

【原文】

妊妇有儿到产门，竟不能下，此危急存亡之时也。人以为胞胎先破，水干不能滑利也，谁知是交骨不开之故乎。盖产门之上，原有骨二块，两相斗合，名曰交骨。未产之前，其骨自合，若天衣之无缝；临产之际，其骨自开，如开门之见山。妇人儿门之肉，原自斜生，皮亦横长，实可宽可窄、可大可小者也。苟非交骨连络，则儿门必然大开，可以手入探取胞胎矣。此交骨为儿门之下关，实妇人锁钥之键。此骨不闭，则肠可直下；此骨不开，则儿难降生。然而交骨之能开能合者，气血主之也。血旺而气衰，则儿虽向下而儿门不开；气旺而血衰，则儿门可开而儿难向下。是气所以开交骨，血所以转儿身也。欲生产之顺利，非大补气血不可。然交骨之闭甚易，而交骨之开甚难。临产交骨不开者，多由于产前贪欲，泄精太甚，精泄则气血失生化之本，而大亏矣。气血亏则无以运润于儿门，而交骨粘滞不开矣。故欲交骨之开，必须于补气补血之中，而加开骨之品。两相合治，自无不开之患。不必催，而儿自迅下，母子俱无恙矣。方用**降子汤**。

当归（一两）　人参（五钱）　川芎（五钱）　红花（一钱）　川牛膝（三钱）　柞木枝（一两）

水煎服。一剂儿门必响亮一声，交骨开解，而儿乃降生矣。此方用人参以补气，芎、归以补血，红花以活血，牛膝以降下，柞木枝以开关解骨，君臣佐使同心协力，所以取效如神，在用开于补之中也。然单用柞木枝亦能开骨，但不补气与血，恐开而难合，未免有下部中风之患，不若此方之能开能合之为神妙也。至于儿未临门之时，万不可先用柞木以开其门。然用降子汤亦正无妨，以其能补气血耳。若欲单用柞木，必须候到门而后可。

【眉批：方为子已临门救急而设。若子未临门，血虚难产，宜服前送子丹，不可遽服此方。】

【解析】

产妇在临产中时胎儿已降入产道近阴道口处，竟然久不能产，这是危急存亡的时候了。人们推测是胞衣先破、胞水流尽不能滑利产道而致，谁想是因耻骨联合不开的缘故！妇女的产门之上，原有两块骨相互对合，名叫交骨。未分娩以前是相合在一起而紧连无缝的，临产的时候能自动分开如门敞开一样。妇人产出胎儿的阴道，其肉本来是斜纹生长，外皮也是横行长的，实际可以扩张或收缩，可松可紧。如果不是交骨粘连，就可使产儿之门大开，助产者用手进入产道来探取胎儿助产。交骨是胞门之下的一个关口，实为产妇骨盆上如钥匙开锁一样关键。交骨不闭合，产后可使子宫下脱；交骨不开张，产时则胎儿难以降生。但是交骨的开合是由气血来主司的。若血旺气不足时，胎儿虽生时能向下转动，但胞宫的门不能开全；气旺血不足时，胞宫的门能开大，但胎儿却难顺利向下转动，是由于气能推开交骨，血能润胎转身。要想使生产顺利，非大补气血不可。然而交骨的闭合很容易，其开张就很难。临产表现交骨不开的产妇，多由于产前贪欢施欲，阴精耗损明显，阴精耗损则气血失去生化之本，因而气血大亏。气血亏则无法润运胎儿至胞门，所以交骨粘连不能张开。故想使交骨开放，必须在补气补血药中，加开骨之品，两类合用，自然没有不开的情况，不必采用催生的方法，胎儿会迅速产下，母子都可平安。方用降子汤。

当归30g　人参15g　川芎15g　红花3g　川牛膝9g　柞木枝30g

水煎服。服用1剂后可听到产门处有响声，是交骨开解了，胎儿随之就出生了。此方用人参补气，川芎、当归补血行血，红花活血，牛膝降顺，柞木枝开解骨关节，君臣佐使药同心协力，所以能取得神奇的效果，寓开骨在补气血之中。然而单用柞木枝也能够开启骨缝，但不用补气血的药，恐怕开后难以闭合，难免在产后使风邪从阴部入侵而患妇科病，不像这个方子有可使交骨能开能合之神效也。对于刚进入临产，胎儿还未下降至胞门时，千万不可先用柞木以开其门；但用降子汤则无妨碍，因这方子能气血双补。若想单用柞木枝的话，必须要待胞门开全后才可用。

《傅青主女科》临证解析

【眉批：此方为治疗胎儿已到产道出口但难以生产的紧急状况而设。若胎儿未到产道口，属于血虚所致的难产，宜服用前面所列的送子丹，不可以立即服用此降子汤。】

【心悟】

傅氏认为本病是由于气血虚弱而导致的交骨不能开合，胎儿不能下降而引起的难产。同时对属元气虚弱，气血不运者，想要顺利生产，必须大补气血，这样气血充足，则产门自开，方用降子汤，寓开于补，标本兼顾。对产道异常的患者，并非药物所能奏效。为了避免骨盆等因素造成的难产，应在分娩前全面检查骨盆条件，有无头盆不对称等现象，做出早期诊断，以选择恰当地分娩方式。

脚手先下难产（五十八）

【原文】

妊妇生产之际，有脚先下而儿不得下者，有手先下而儿不得下者。人以为横生倒产，至危之症也，谁知是气血两虚之故乎。夫儿在胞胎之中，儿身正坐，男面向后，女面向前。及至生时，头必旋转而向下生，此天地造化之奇，非人力所能勉强者。虽然先天与后天原并行而不悖，天机之动，必得人力以济之。所谓人力者，非产母用力之谓也，谓产母之气与血耳。产母之气血足，则胎必顺；产母之气血亏，则胎必逆。顺则易生，逆则难产。气血既亏，母身必弱，子在胞中亦必弱。胎弱无力，欲转头向下而不能，此胎之所以有脚手先下者也。当是之时，急用针刺儿之手足，则儿必痛而缩入。急用**转天汤**以救顺之。

人参（二两）　当归（二两，酒洗）　川芎（一两）　川牛膝（三钱）升麻（四分）　附子（一分，制）

水煎服。一剂而儿转身矣，再二剂自然顺生。此方之妙，用人参以补气之亏，用芎、归以补血之亏，人人皆知其义。若用升麻，又用牛膝、附子，恐人未识其妙也。盖儿已身斜，非用提挈则头不易转。然转其身，非用下行则身不易降。升麻、牛膝并用，而又用附子者，欲其无经不达，使气血迅速以催生也。

【眉批：若服三剂后，以针刺儿手足仍不转身，以针刺产妇合骨穴，儿

即下。万不可使稳婆用手探取，以致子母俱危。戒之！】

【解析】

妇女在生产的时候，有的出现胎儿的脚先下而身体不能娩出，有的出现手先下来而身体不能娩出，人们都以为是横生倒产，属急危之症，谁想到是因气血两虚所引起的。胎儿在胞胎之中，儿身正坐，男面向后，女面向前。至生的时候，头必旋转而向下生，这是天地造化的神奇，不是人力所可以勉强的。虽然先天与后天原本同时进行而不相违背，天机之动，一定要得到人力的辅助。所谓人力者，并非产妇用力就可以的，是指产妇的气血是否充足。产妇在产前气血充足，则胎位必顺，气血亏虚则胎位必逆反；胎位顺的容易娩出，胎位逆反的难以产下。气血既然亏损，母体必亦虚弱，胎儿在胞中失于滋养也必然衰弱无力。胎弱无力，临产时胎头不能向下转动，因此发生胎儿有手或脚先产出的现象。此危急时刻，应采取迅速用针头刺激胎儿下来的手足，胎儿感觉痛时就会使手足上缩。然后马上用转天汤来纠正胎位使之顺产。

人参60g 酒洗当归60g 川芎30g 川牛膝9g 升麻1.2g 制附子0.3g

水煎服。1剂药服下可让胎位转正，再服2剂药自然平安顺产。此方的妙处是用人参以补气之亏；用当归、川芎来补血之少，人人都知道其中的含义。而用升麻主升，又用牛膝主降，附子温热，恐怕一般人还不清楚配伍应用的妙处。胎儿位置不正，身体处于倾斜的，非得用提契升阳的药，否则胎头不容易转动，但要转动胎儿的身体非得用下行的药，否则胎身不容易降下。升麻、牛膝并用，而又加上制附子，取其温通诸经，上下内外无处不达，可使气血速行于全身而起催生作用。

【眉批：若服3剂药后，用针刺激胎儿手足仍不能转身，再针刺产妇合骨穴，胎儿即下。万万不可让接生婆用手探取，以致子母都危险，千万戒之！】

【心悟】

傅氏提出了胎位不正的难产多由孕妇气血两虚所致，方用转天汤以救之，全方寓升于补，升麻升胎身，牛膝降胎头，调转胎位。临床上在晚期妊娠亦可用中药矫正胎位，以助顺利生产。现代医学产科技术日益发展，在难产中发挥了积极作用。

现代医学指出易造成难产的胎位有四种，分别为枕后位、颜面位、额位、复合位。妊娠28周以前胎位不正可不予处理，28周以后应设法纠正。临检时，若未发现异常者，可从阴道分娩，如有骨盆狭窄、相对头盆不对称、足先露、胎膜早破、胎儿宫内窘迫、脐带脱垂者，以剖宫取胎为宜。

【医案诠释】

童某，28岁，妊娠已足月，经某院产科检查：臀位，胎儿臀部与足均已入盆，患者面色苍白，脉细滑，平时头晕乏力，腰腿酸软，胸腹胀闷，小腹下坠甚剧。诊断为气血虚弱，气虚不能载胎，血虚不能转运而致，治拟益气升阳，活血转胎。

炙黄芪12g，当归15g，党参、甘草、续断、桑寄生、杜仲各9g，枳壳、川芎各6g，苏梗5g，升麻3g。服药3剂后，胎转，经该院妇产科复查，胎位已正常，而后顺产。

（医案摘自：浙江省中医研究所编．医林荟萃［M］．浙江省名老中医学术经验选编第四辑．浙江省卫生局，1981.）

气逆难产（五十九）

【原文】

妇人有生产数日而胎不下者，服催生之药，皆不见效。人以为交骨之难开也，谁知是气逆不行而然乎。夫交骨不开，固是难产，然儿头到产门而不能下者，方是交骨不开之故，自当用开骨之剂。若儿头尚未到产门，乃气逆不行，儿身难转，非交骨不开之故也。若开其交骨，则儿门大开，儿头未转而向下，必致变症非常，是儿门万万不可轻开也。大凡生产之时，切忌坐草太早。若儿未转头，原难骤生，乃早于坐草，产妇见儿许久不下，未免心怀恐惧。恐则神怯，怯则气下而不能升，气既不升，则上焦闭塞，而气乃逆矣。上气既逆，而上焦必胀满，而气益难行，气沮滞于上下之间，不利气而徒催生，则气愈逆而胎愈闭矣。治法但利其气，儿自转身而下矣。方用**舒气散**。

人参（一两）　当归（一两，酒洗）　川芎（五钱）　白芍（五钱，酒炒）
紫苏梗（三钱）　牛膝（二钱）　陈皮（一钱）　柴胡（八分）　葱白（七寸）

水煎服。一剂而逆气转，儿即下矣。此方利气而实补气。盖气逆由于气虚，气虚易于恐惧。补其气而恐惧自定，恐惧定而气逆者将莫知其何以定也，何必开交骨之多事乎哉！

【眉批：凡临产二日前，必先腹痛一小次，名曰试痛。此时万忽坐草临盆，但将包儿诸物预备现成，不可早叫稳婆来。过三日后，腹若大痛，方叫稳婆来。不可令产妇见面，暂让别室静待，不可高言。盖稳婆名曰收生，使其两手接收，不欲儿堕地受伤，非稳婆别有妙法也。若稳婆来之，即令产妇见面，彼必胡言乱语，用力太早，必致难产，百变丛生。戒之！慎之！】

【解析】

妇女有生产数日而胎儿不下的，在临产时服了催产药，都未见效。大家都以为是耻骨不开的原因，往往忽视了气机不畅的因素。耻骨不开固然是难产的一个原因，但往往是胎儿的头已下至产门而不能产出，这种情况才是耻骨不开的缘故，自然可用开骨的方剂治疗。若是胎儿头还没有降到宫颈口，这就要考虑气机不通之故了，胎儿的身体在分娩中难以转动，不是耻骨不开的原因。如果随意采用开启耻骨的方法，就会使产妇的宫颈口大开，胎头还未转顺则胎身已向下行，必会导致胎位不正变生其他异常情况，所以产妇的宫颈口万万不可轻易开启。一般产妇进入临产时，特别忌讳在产程中（坐草：古代生产的方式，让待产妇坐在稻草灰的布包上生产）过早用力。如果胎儿先露之头还未转到一定位置，本来就不能马上生出，结果提早用力，产妇见胎儿许久不下，难免心生恐惧，恐则使肾所藏之神怯弱，怯则气下、气机不升，上焦之气不通，则易出现胀满感，气也难以通行而上逆。气机上逆，则上焦胀满，气更难行，气被阻滞在身体的上下部之间，不用利气的治法而单用催生方法的话，则气机愈加不通而胎儿愈加难下。治法应通调气机，胎儿自然会转动身体向下产出的。方用舒气散。

人参30g　酒洗当归30g　川芎15g　酒炒白芍15g　紫苏梗9g　牛膝6g　陈皮3g　柴胡2.4g　葱白7寸

水煎服。1剂药服后可使气机通利，胎儿就可产下了。此方疏利气机，但实际有补气之功。气机不畅是由于气虚而致，气虚又易发生恐惧紧张心情，补气可使恐惧紧张心情自然平定，消除恐惧心情后则气机不调也将会不知不觉转为正常，何必还用开骨之法呢！

【眉批：一般孕妇在临产两天前，一定会先出现小腹阵痛，叫作试痛。

这个时候产妇不用坐在草垫上等待生产,但是要将包裹胎儿的衣物准备好,不需要过早的叫接生婆来。3天后,如果出现剧烈腹痛,这个时候可以叫接生婆来。不要让接生婆与产妇见面,暂时可以去别的房间安静等待,不能大声说话。接生婆名曰接生,其实只是用双手接住胎儿,以免胎儿掉落受伤,并不是接生婆有什么好的方法。如果接生婆与产妇提前见面,互相谈话过多,影响产妇心情,用力太早,一定会导致难产,一定要谨慎小心!】

【心悟】

本文所论述的气逆难产是由于气机不畅导致的,傅氏还提出了精神因素对于分娩的重要性。产妇常因临产过度紧张,心怀恐惧,或产前过度安逸,气不运行,或坐草太早,胎未转正而引起难产。治疗上以补气调气为主,方用舒气散,补气同时配少量调气之品,以调畅气机。

气逆难产多属于现代医学产力异常的范畴,临床可采用中西医结合的方法助产。还应注重产前调节情志,消除精神紧张及过度疲劳,以免造成人为的难产。

【医案诠释】

黄某,女,小学教师。服药临产腰腹胀痛甚剧,胸胁胀闷,久产不下。产妇宿患慢性胆囊炎,素有肝气郁结,今腰腹胀痛难产,良由气滞血结,治拟理气活血,引胎下行。当归、川芎、怀牛膝、制香附、广郁金、车前子、小青皮、益母草各9g,杜红花4.5g。2剂,浓煎服头汁。药后阵缩加紧,隔1小时又服一汁,约2小时后生产,母子俱安。

气滞血结,多见于产妇临产过于紧张或受寒所致。临床表现为临产腰腹痛甚剧,下血量少或多,色暗红,面色青暗,精神抑郁,胸胁胀闷,时欲嗳气,舌质紫暗,脉沉实而乱。

（医案摘自：浙江省中医研究所编．医林荟萃［M］．浙江省名老中医学术经验选编第四辑．浙江省卫生局，1981．）

子死产门难产（六十）

【原文】

妇人有生产三四日,儿已到产门,交骨不开,儿不得下,子死而母未亡者。服开骨之药不验，当有死亡之危。今幸而不死者，正因其子死而胞胎下坠，子母离开，母气已收，未至同子气俱绝也。治但救其母，而不必顾其子矣。然死子在产门，塞其下口，有致母死之患。宜用推送之法，补血以生水，补气以生血，使气血两旺，死子可出，而存母命也。倘徒用降子之剂以坠之，则死子未必下，而母气先脱矣，非救援之善者也。山亲见此等之症，常用**救母丹**，活人颇多。故志之。

人参（一两）　当归（二两，酒洗）　川芎（一两）　益母草（一两）赤石脂（一钱）　芥穗（三钱，炒黑）

水煎服。一剂而死子下矣。此方用芎、归以补血，人参以补气。气旺血旺，则上能升而下能降，气能推而血能送。况益母草又善下死胎，石脂能下瘀血，自然一涌而出，无少阻滞矣。

【眉批：方妙。不可加减。】

【解析】

产妇临产三四天，有胎儿已降到宫颈口，因耻骨不开，胎儿不能产下以至死亡，而产妇尚健，服用开骨的药也不见效，可能会危及产妇的生命。所幸产妇未死，这是因为胎儿死后，胎胞下坠，子和母已相分离，产妇之气已回归，没有发展到与胎儿同时闭绝的地步。治疗只需急救产妇即可，而不用顾虑其胎儿。但是死胎停滞在产门处，久久不下阻塞产道，有致产妇死亡的后患，应该采用推送死胎产出的方法，以补血来生阴液，补气促生阴血，使气血两旺，气足推动死胎产出，血旺保存产妇性命。倘若单用降子之方以坠胎的话，则死胎不一定产下，反而使产母之气先脱，不是急救的好方法。傅山亲眼见过这样的情况，常用救母丹治疗，救活的人颇多，因此把治疗的处方记录下来了。

人参30g　酒洗当归60g　川芎30g　益母草30g　赤石脂3g　黑芥穗9g

水煎服。1剂药服后可使死胎产下。此方用川芎、当归补血，人参以补气。气旺则血旺，气机升降正常，气就能行使其推动的功能，血就能行使其送的功能。何况益母草又善活血下死胎，赤石脂能下瘀血，攻补兼施共同作用可使死胎一涌而产下，很少发生阻滞不下的情况。

【眉批：这个方子很好用，不要随意加减。】

子死产门难产是指胎儿在分娩过程中发生胎儿死亡现象，傅氏认为是由于气血虚弱，送子无力所导致的。治疗上以培补气血为主的思路，寓下于补，使母之气血旺盛，则死胎自下而无壅滞之弊。

现代医学认为子死产门多为胎儿缺氧所致；母体因素如妊娠高血压综合征、糖尿病、过期妊娠等；子宫局部因素如子宫张力过大或收缩力过强，子宫破裂等。临床应密切监测，及早发现治疗，必要时予以剖宫产。

子死腹中难产（六十一）

【原文】

妇人有生产六七日，胞衣已破而子不见下。人以为难产之故也。谁知是子已死于腹中乎。夫儿死于儿门之边易辨，而死于腹中难识。盖儿已到产门之边，未死者头必能伸能缩，已死者必然不动，即以手推之，亦必不动如故。若系未死，用手少拔其儿之发，儿必退入，故曰易辨。若儿死在腹中，何从而知之？然实有可辨而知之者。凡子死腹中而母可救者，产母之面必无煤黑之气，是子死而母无死气也；子死腹中而母难救，产母之面必有烟熏之气，是子死而母亦无生机也。以此辨死生，断断不爽也。既知儿死腹中，不能用药以降之，危道也。若用霸道以泄之，亦危道也。盖生产至六七日，其母之气必甚困乏，乌能胜霸道之治？如用霸道以强逐其死子，恐死子下而母亦立亡矣。必须仍补其母，使母之气血旺，而死子自下也。方用**疗儿散**。

人参（一两）　当归（二两，酒洗）　川牛膝（五钱）　鬼臼（三钱，研，水飞）　乳香（二钱，去油）

水煎服。一剂死子下而母生矣。凡儿之降生，必先转其头。原因其母气血之虚，以致儿不能转头以向下。世人用催生之药，以耗儿之气血，则儿之气不能通达，反致闭闷而死于腹中，此实庸医杀之也。所以难产之疾，断断不可用催生之药，只宜补气补血，以壮其母，而全活婴儿之命，正无穷也。此方救儿死之母，仍大补气血，所以救其本也。谁知救本即所以催生哉。

【眉批：下死胎不用厚朴，妙。曾有产妇面黑舌青，用补气、养血、活

血之药，而子母复得皆全者，亦万中之一。幸也。】

【解析】

妇女临产六七天，胎衣已破，但迟迟不见胎儿娩出，人们均以为是难产，很难想到已经胎死腹中了。胎儿若在临产时死于胞宫颈口就容易辨别，而未到临产已死在母腹中则难以判别。这是因为产程中胎儿降至宫颈口，活胎胎头必然伸缩能动，死胎即便是用手推头也不会动。如果胎儿未死，用手轻抚胎儿毛发，胎儿必然退入子宫，因此，很容易区分。那么胎死腹中，又如何得知呢？实际上也有可以辨别的地方。凡子死腹中未伤及其母的，在产妇的面部就没煤黑的色泽，这是子虽死了但母无损害的表现；子死腹中伤及其母的，在产妇的面部就会有如烟熏那样的色泽，这是胎死累及母体，使得母亲也失去了生机所致。用这种方法来判断难产胎儿的生死，屡试屡验。如果已知胎死腹中，不去采用药物来下胎是危险的做法；但如果用峻猛逐下的药物来攻泄也是危险的治法。因为临产六七天了，产妇必定困乏疲倦，不能胜任峻下之品，如用峻猛之药强行下死胎，恐怕危及产妇性命。故仍旧以补其母的治法，使产妇气血两旺而死胎自下。方用疗儿散。

人参30g　酒洗当归60g　川牛膝15g　乳香（去油）6g　鬼臼（研，水飞）9g

水煎服。服1剂药使死胎下而产妇得以生还。胎儿降生的时候，必定先转胎位；因产妇气血亏虚，以致胎儿不能将头向下转动，如还用催生的药来耗损胎儿的气血，使胎儿气不足不能通达全身，反而导致窘迫而胎死腹中，这实在是庸医所致。所以像这类难产千万不能用催生的药，只适宜补气补血以强壮产妇的体质，能够让胎儿顺利的生下来而健康的生长真是命大啊！此方救治胎儿已死之产妇，仍然是以大补气血为主，这是治病求本之法，补益产妇气血即可催生死胎。

【眉批：下死胎不用厚朴，这是很精妙的。曾经有产妇面色黧黑，舌质青，用补气、养血、活血药后母子保全平安的案例，实在是万分之一的概率，运气好而已。】

【心悟】

傅氏认为子死腹中难产是因气血虚弱，导致送子无力所导致的。在确诊胎死后，应从速下胎以救母。即使胎死腹中，仍然需要补其气血，母体气血旺盛，则死胎方能顺利娩出。主张治难产宜治本，不宜催生，方用疗儿散。方中用的鬼臼又称八角莲，具有清热解毒、化痰消肿的功效。

现代医学认为，发生胎死的原因可为脐带阻塞，胎儿失去营养的供给，或因羊水早下使胎儿干涸，或因胎儿畸形，或母体患急性传染病引起高热、腹痛等，均可导致胎死腹中。在诊断死胎方面，古人虽积累有许多方法和经验，但与现代仪器诊断比较来看，已显得落后，故临床除根据孕妇自觉症状外，常用 B 型超声诊断死胎。为了避免宫腔感染，应立即予以清宫术。

【医案诠释】

泮某，女，25 岁。1982 年 12 月 31 日初诊。胎死腹中，仿佛手散方意下之。生龟甲（先煎）15g，牛膝 10g，王不留行 10g，当归尾 15g，川芎 10g，小胡麻 15g，枳壳 15g，青皮 9g，沙苑子 15g，生甘草 2g，2 剂。

按： 胎死腹中之例，现代人难得见到，古代或是常见之症。多因跌触损伤，或犯禁忌，或胎气薄弱而殒；或临盆太早，胞浆先破，胎血干涸而死。可用佛手散下之。《胎产集要》记载的佛手散，又名加味芎归汤，药用"当归一两，川芎三钱，醋炙龟板（自败者尤佳）手掌大一片，妇人头发如鸡蛋大一团（洗净烧灰存性）。水二碗煎一碗，服之死胎即下"；也治一应难产，及交骨不开，谓其效如神。"服后若不下，再用当归一两，厚朴陈皮各二钱，酒水各半煎好，加朴硝一钱，能令化下（薛立斋也说，下死胎平胃散加朴硝最妙）"。更可珍贵的是古人辨认死胎的经验："何以知其胎死？曰面赤舌青，母活子死；面青舌赤，口中沫出，子活母亡；面舌俱青，口边沫出，子母俱死"。随手摘录，以资参考。

（医案摘自：陈少春，吕直，傅萍，何嘉琳. 何子淮女科［M］. 北京. 科学出版社，2013：185－186.）

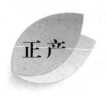

正产

正产胞衣不下（六十二）

【原文】

产妇有儿已下地，而胞衣留滞于腹中，二三日不下，心烦意躁，时欲昏晕。人以为胞衣之蒂未断也，谁知是血少干枯，粘连于腹中乎。世人见胞衣不下，未免心怀疑惧，恐其冲之于心，而有死亡之兆，然而胞衣究何能上冲于心也。但胞衣不下，瘀血未免难行，恐有血晕之虞耳。治法仍宜大补其气血，使生血以送胞衣，则胞衣自然润滑，润滑则易下；生气以助生血，则血生自然迅速，尤易催堕也。方用**送胞汤**。

当归（二两，酒洗）　川芎（五钱）　益母草（一两）　乳香（一两，不去油）　没药（一两，不去油）　芥穗（三钱，炒黑）　麝香（五厘，研，另冲）

水煎服。立下。此方以芎、归补其气血，以荆芥引血归经，用益母、乳香等药逐瘀而下胞衣。新血既生，则旧血难存；气旺上升，而瘀浊自降，尚有留滞之苦哉。夫胞衣是包儿之一物，非依于子，即依于母。子生而不随子俱下，以子之不可依也，故留滞于腹，若有回顺其母之心，母胞虽已生子，而其蒂间之气原未遽绝，所以留连欲脱而未脱，往往有存腹六七日不下，而竟不腐烂者，正以其尚有生气也。可见胞衣留腹，不能杀人，补之而自降耳。或谓胞衣既有生气，补气补血，则胞衣亦宜坚牢，何以补之而反降也？不知子未下，补则益于子；子已下，补则益于母。益子而胞衣之气连，益母而胞衣之气脱。此胞胎之气关，通则两合，闭则两开矣。故大补气血而胞衣反降也。

有妇人子下地五六日，而胞衣留于腹中，百计治之，竟不能下，而又绝无昏晕烦躁之状。人以为瘀血之粘连也，谁知是气虚不能推送乎。夫瘀血在腹，断无不作祟之理，有则必然发晕。今安然无恙，是血已净矣。血净宜清气升而浊气降，今胞衣不下，是清气下降而难升，遂至浊气上浮而难降。然浊气上升，又必有烦躁之病。今亦安然者，是清浊之气两不能升也。然则补其气不无浊气之上升乎？不知清升而浊降者，一定之理，未有清升而浊亦升者也。苟能于补气之中，仍分其清浊之气，则升清正所以降浊也。方用**补中益气汤**。

人参（三钱）　生黄芪（一两）　柴胡（三分）　炙草（一分）　当归（五钱）　白术（五分，土炒）　升麻（三分）　陈皮（二分）　莱服子（五分，炒，研）

【眉批：方极效。】

水煎服。一剂而胞衣自下矣。夫补中益气汤乃提气之药也，并非推送之剂，何以能降胞衣如此之速也？然而浊气之下降者，由于清气之不升也。提其气则清升而浊降，浊气降则腹中所存之物，即无不随浊气而尽降，正不必再用推送之法也。况又加莱菔子数分，能理浊气，不至两相扞格，所以奏功之奇也。

【解析】

有的产妇胎儿已经出生落地，但胞衣却留滞在胞宫，二三日还不下来，伴有心烦意乱，而且有时有头昏眩晕的症状。一般医生认为是胞衣的蒂没有断落，其实是因为血少干枯，胞衣粘连在腹中的原因。一般人见到胞衣不下，难免心里疑虑惊惧，恐怕胞衣上冲于心，而出现死亡的征兆，然而胞衣怎么会上冲于心的呢！如果胞衣不下来，瘀血就难以排出，恐怕就会有血晕的忧虑。治疗方法宜大补气血，使化生的血液能够运送胞衣，血液充足则胞衣自然润滑，润滑则胞衣容易排出，气生有助于生血，血液得到迅速补充，胞衣则容易脱落下来。方用送胞汤。

酒洗当归60g　川芎15g　益母草30g　乳香（不去油）30g　没药（不去油）30g　黑芥穗9g　麝香（研，另冲）0.15g

以上药物用水煎服。胞衣立即而下。送胞汤用川芎、当归补其气血，用荆芥引血归经，用益母草、乳香等药祛除瘀血而排出胞衣。新血得以化生，则瘀血难以留存，正气旺盛上升，而秽浊瘀血自然排出，怎么会有胞衣留滞的痛苦。胞衣本是包裹胎儿的一个物品，它不是依附于胎儿，而是依附于母体。胎儿出生胞衣而不能随胎儿一起排出，是因为胞衣不能依附于胎儿，所以留滞在胞宫，就像有归附其母的心思。胞宫虽然已经生子，但连接胞衣与母体的蒂一下子也不能断开，所以处于将要脱离而没有脱离的状态，往往有存在胞宫中六七日下不来竟不会腐烂，正是因为还有生气的原因。可见胞衣留滞在胞宫，不会使产妇致死，只要补益就会使胞衣排出。有人说胞衣既是还有生机的活物，补气补血，这样胞衣也会更加牢固地连在母体之中，为什么补益气血之后反而会使胞衣排出呢？这是胎儿没有产下时，补气血对胎儿有益；胎儿已经产下，补气血则对母有益。有益于胎儿则胞衣之气与胎儿相连结，有益于母亲则胞衣之气与母亲相脱离。这好像是胞胎的一个开关一样，开通了母体和胞衣结合在一起，关闭了胞衣与母体就脱落了。所以母体大补气血胞衣反而会顺利脱落。

有的妇人生子后五六天，可是胞衣仍然留在宫中，采用多种方法治疗，竟然还是不能排出，但又绝对没有昏晕烦躁的症状。一般的医生以为是瘀血粘连，有谁知道这是气虚无力推送的原因啊！瘀血积滞胞宫，按道理说会引起疾病，有瘀血必然会使母体引起头晕。现今安然无病症，是瘀血已经干净。瘀血排净则适宜于母体的清气上升而浊气下降。现今胞衣不排出，是清气下降而难以上升，于是引起浊气上浮而难以下降。然而浊气上升，就会有烦躁的症状出现。现在安然没有烦躁，这是清气和浊气都不能上升的原因。补气则难以排除浊气上升的忧虑吧？要知道清升而浊降，是肯定的，没有清升而浊也升的情况。况且在补气之中，仍然要分清其中的清浊之气，升清正是为了降浊。方用补中益气汤。

人参9g　生黄芪30g　柴胡0.9g　炙甘草0.3g　当归15g　土炒白术1.5g　升麻0.9g　陈皮0.6g　莱菔子（炒，研）1.5g

【眉批：这个方有极好的疗效。】

上方用水煎服。服用1剂产妇胞衣自然排出。补中益气汤就是提气之药，不是推送的方剂，怎么使胞衣排出如此快呢？因为浊气不降的原因是清气不升，提气则能清升而浊降，浊气降时胞宫中所存的胞衣，也都随着浊气而排出，所以不必再用其他的推送方法了。况且方中又加入莱菔子1.5克，有清理浊气的作用，不至于升清降浊两相抵触，所以能很快就有神奇疗效。

【心悟】

傅氏本节第一部分阐述了正产胞衣不下的发病机制，是由血海亏虚，采用大补气血，使血液充足而能运送胞衣，方用送胞汤。第二部分认为正产胞衣不下是由于正气不足所致，方用补中益气汤。前者为血虚不能濡养引起血瘀，后者为气虚不升而浊气不降。傅氏指出产后二三日胞衣不下，多由于血虚不能濡养而致；若五六日后仍胞衣不下，多因气虚，清气不升、浊气不降之故。

目前临床上若遇胎盘不下，胎衣仍滞留胞宫不能娩出，现代医学称之为"胎盘滞留"，并分滞留、嵌顿、粘连、植入四种类型。若处理不当可使产妇出血，感染而发生危殆，治当谨慎，建议采用西医治疗手段，以上的方药可作为协助用药。

【医案诠释】

柴某，女，35岁，于1个月前足月娩一男婴，当时胎盘滞留，行人工剥离之后仍出血较多，予清宫治疗，清宫后1周再度出现阴道出血，量小，淋漓不断。B超检查：宫腔内有一较强回声，提示胎盘植入，拟再次清宫，但病人坚决不从，要求服中药治疗。刻下：阴道出血，淋漓不断，面色萎黄，四肢乏力，食少纳差，腹胀下坠，舌质淡，舌体胖大，舌苔薄白，脉沉无力。辨证属脾虚中弱，用傅氏补中益气法，药用：人参15g，生黄芪30g，当归20g，土炒白术15g，柴胡6g，陈皮6g，升麻3g，炙甘草3g，炒莱菔子（研）12g，黑芥穗10g。水煎服。服3剂，阴道有少许烂肉样物质排出，出血减少，守方续服3剂，出血止，B超检查正常。

按：傅氏在正产胞衣不下篇写道："有妇人子下地五六日，而胞衣留于腹中，百计治之，竟不能下，而又绝无昏晕烦躁之状，人以为瘀血之粘连，谁知是气虚不能推送乎！"他认为，胞衣不下无非两种原因，一是瘀血不净，一是中气不足。若属瘀血作祟，则必然发晕，而中气不足为患，则比较平静，这是二者的区别。中气不足，清阳不升，浊阴不降，故胞衣当下不下。治当补中益气，升清降浊，方用补中益气汤，药用：人参9g，生黄芪30g，柴胡0.9g，炙甘草0.3g，当归15g，土炒白术1.5g，升麻0.9g，陈皮0.6g，炒莱菔子（研）1.5g，水煎服，一剂而胞衣自下矣。所以能奏奇功，是因为补中益气汤"提其气则清升而浊降，浊气降则腹中所存之物，即无不随浊气而尽降。"目前随着医学的发展，胞衣不下可以通过清宫来解决，但临床尚有部分病人胎盘滞留，清宫不能解决，用傅氏的方法可以取得良好疗效。

（医案摘自：连华敏. 从临床看傅山运用补中益气汤的经验 [J]. 河南中医，2003.23.8：16－17.）

正产气虚血晕（六十三）

【原文】

妇人甫产儿后，忽然眼目昏花，呕恶欲吐，中心无主，或神魂外越，恍若天上行云。人以为恶血冲心之患也，谁知是气虚欲脱而然乎。盖新产之妇，血必尽倾，血室空虚，止存几微之气。倘其人阳气素虚，不能生血，心中之血，前已荫胎，胎堕而心中之血亦随胎而俱堕，心无血养，所赖者几微之气以固之耳。今气又虚而欲脱，而君心无护，所剩残血欲奔回救主，而血非正血，不能归经，内庭变乱而成血晕之症矣。治法必须大补气血，断不可单治血晕也。或疑血晕是热血上冲，而更补其血，不愈助其上冲之势乎？不知新血不生，旧血不散，补血以生新血，正活血以逐旧血也。然血有形之物，难以速生。气乃无形之物，易于迅发。补气以生血，尤易于补血以生血耳。方用**补气解晕汤**。

人参（一两）　生黄芪（一两）　当归（一两，不酒洗）　黑芥穗（三钱）　姜炭（一钱）

水煎服。一剂而晕止，二剂而心定，三剂而血生，四剂而血旺，再不晕矣。此乃解晕之圣药，用参、芪以补气，使气壮而生血也；用当归以补血，使血旺而养气也。气血两旺，而心自定矣。用荆芥炭引血归经，用姜炭以行瘀引阳，瘀血去而正血归，不必解晕而晕自解矣。一方之中，药止五味，而其奏功之奇而大如此，其神矣乎。

【眉批：原方极妙，不可加减。】

【解析】

妇人刚刚分娩胎儿之后，突然头晕眼花，恶心呕吐，心中不能定神，神思飘忽，恍惚就像天上的行云。一般医生认为这是败血攻心的病症，有谁知道这是气虚欲脱造成的啊！妇人分娩时，血液必会全部倾出，导致血室空虚，只存一点点阳气。假若产妇阳气素虚，不能化生血液，心中的血液，此前已经滋养胎儿，胎儿分娩之后则心中的血液也随着胎儿大量耗散，心无血可滋养，仅仅依赖尚存的微弱的阳气来维护。现今阳气极虚而将要虚脱，导致君主之心都没有办法顾护，剩下的少许残留血液想回来顾护心主，但这不是正常的血液，不能归于正常的经脉之中，这样运行不畅，扰乱神明，就造成血晕之症。治疗方法是必须大补气血，切不可以单独治疗血晕。有人怀疑血晕是热血上冲而致，如果再用补血的方法，不是更助血液上冲的势头吗？这是不知道新血不生，旧血不会消散，补血用来生新血，正是用活血来去除旧血。然而血为有形之物，难以迅速化生。气是无形之物，易于迅速生发。补气可以生血，尤其比补血生血容易。方用补气解晕汤。

人参30g　生黄芪30g　当归30g　黑芥穗9g　炮姜炭3g

水煎服。服用1剂，则头晕停止；服用2剂，则心神安定；服用3剂，则血液得生；服用4剂，则血液旺盛，再也不会头晕了。这个方是解晕的圣药，用人参、黄芪以补气，使气壮而生血；用当归以补血，使血旺而养气。气和血都充盛，心神自然安定。用黑芥穗引血归经，用炮姜炭清除淤积导引阳气，瘀血消去而新血就归经了，不必用治晕的方药而头晕自然解除。这个处方中，药物只有5味，却有这样巨大神奇的功效。真是太神奇了。

【眉批：原方有极好的疗效，不要轻易加减。】

【心悟】

傅氏阐述了正产气虚血晕的发病机制是由于产妇体虚失血，以致营阴下夺，孤阳上越，气随血脱，心神无所滋养而造成的。在治疗上应本着急则治标、缓则治本的原则，方用补气解晕汤以大补气血，固逆救脱。

临床上此病多与产妇休克颇为相似，本病是产后危证之一，预防产后血晕的关键是防止产后大出血，若迟疑不决，处理不当，可以瞬间导致产妇死亡，所以临床上要多借助现代医学手段紧急处理。

正产血晕不语（六十四）

【原文】

产妇有子方下地，即昏晕不语，此气血两脱也。本在不救，然救之得法，亦有能生者。山得岐天师秘诀，何感隐而不宣乎？当斯之时，急用银针刺其眉心，得血出则语矣。然后以人参一两，煎汤灌之，无不生者。即用黄芪二两，当归一两，名当归补血汤，煎汤一碗灌之亦得生。万不可于二方之中，轻加附子。盖附子无经不达，反引气血之药，走而不守，不能专注于胞胎，不若人参、归、芪直救其气血之绝，聚而不散也。盖产妇昏晕，全是血室空虚，无以养心，以致昏晕。舌为心之苗，心既无主，而舌又安能出声耶？夫眉心之穴，上通于脑，下通于舌，而其系则连于心，刺其眉心，则脑与舌俱通，而心之清气上升，则瘀血自然下降矣，然后以参、芪、当归之能补气生血者，煎汤灌之，则气与血接续，又何至于死亡乎。虽单用参、芪、当归，亦有能生者，然终不若先刺眉心之为更妙。世人但知灸眉心之法，不知刺更胜于灸，盖灸法缓而刺法急，缓则难于救绝，急则易于回生，所谓急则治其标，缓则治其本者，此也。

【解析】

有的产妇刚刚生子落地，就昏迷不能讲话，这是气血两脱的原因。本来属于不能救治，但如果救治得法，也有能生还的人。傅氏说自己得了岐天师秘传的方法，怎么能隐藏起来，不用于救治呢？在这紧急时刻，立即用银针刺眉心，若能出血产妇就能说话了。然后用人参30g煎汤灌服，没有不生还的。随即用黄芪60g、当归30g，方名为当归补血汤，煎一碗汤灌入也可得以生还。千万不可在这两个方之中轻率加入附子，因为附子无经不到，反而会引气血之药走而不守，不能专注作用于胞胎，不如人参、当归、黄芪直接救治气血之药，聚而不散。产妇的昏迷，完全是由于胞宫空虚，不能养心导致发生昏迷。心开窍于舌，心既然失去主宰，舌怎么能发声呢？眉心的穴位，向上通于脑，向下通于舌，还直接联系于心，刺产妇眉心，则脑与舌都联系起来，而心的清气上升，则瘀血就自然下降。然后再用人参、黄芪、当归等补气养血之药，煎汤灌服产妇，气与血得以连通，又怎么会死亡了。虽然单用人参、黄芪、当归也有生还的，但终究不如先刺眉心效果更好。一般的医生只知灸眉心的方法，不知针刺比灸效果好，灸法缓慢而刺法更迅速，缓慢的办法难于抢救急病人，快速的方法则容易起到起死回生的效果。所以病情危急先治标，待病情有所缓和后再治本。就是这个意思。

【心悟】

傅氏认为产后血晕不语是由于产妇失血，心失血养，气血两脱，阴阳离决所致。采用大补气血，固脱救急的独参汤、当归补血汤治疗。傅氏特别强调在此二方中不得轻加附子，因附子通行十二经络，走而不守，无经不达，可引气血之药泛走他经，不能直达病所，所以临床切记要谨慎用之。

《傅青主女科》临证解析

临床治疗上应急治其标，先针刺眉心印堂穴开窍醒神，随后大补气血治其本。临床上产后血晕不语已属危重之症候，不及时抢救有死亡的危险，需结合现代医学的各项检查，积极救治。

正产败血攻心晕狂（六十五）

【原文】

妇人有产后二三日，发热，恶露不行，败血攻心，狂言呼叫，甚欲奔走，拿提不定。人以为邪热在胃之过，谁知是血虚心不得养而然乎。夫产后之血，尽随胞胎而外越，则血室空虚，脏腑皆无血养，只有心中之血，尚存几微，以护心君。而脏腑失其所养，皆欲取给于心，心包为心君之宰相，拦绝各脏腑之气，不许入心，始得心神安静，是护心者全藉心包之力也。使心包亦虚，不能障心，而各脏腑之气遂直入于心，以分取乎心血。心包情急，既不能内顾其君，又不能外御乎众，于是大声疾呼，号鸣勤王，而其迹象反近于狂悖，有无可如何之势，故病状似热而实非热也。治法须大补心中之血，使各脏腑分取以自养，不得再扰乎心君，则心君泰然，而心包亦安矣。方用**安心汤**。

当归（二两）　川芎（一两）　生地（五钱，炒）　丹皮（五钱，炒）生蒲黄（二钱）　干荷叶（一片，引）

水煎服。一剂而狂定，恶露亦下矣。此方用芎、归以养血，何以又用生地、丹皮之凉血，似非产后所宜。不知恶露所以奔心，原因虚热相犯，于补中凉之，而凉不为害。况益之以荷叶，七窍相通，引邪外出，不惟内不害心，且佐蒲黄以分解乎恶露也。但只可暂用以定狂，不可多用以取咎也。谨之！慎之！

【眉批：服药后狂定，宜服**加味生化汤**：当归（酒洗）一两一钱，川芎三钱，桃仁钱半（研），荆芥穗（炒炭）一钱，丹皮钱半。服四剂妙。】

【解析】

有的妇人产后二三天，出现发热，产后瘀血排不出，瘀血停留体内，逆流于心，出现狂言呼叫，发狂奔走，取物不定。一般医生认为这是邪热郁结在胃的原因，有谁知道这是血虚不能养心引起的啊！产妇产后的血液都随胞胎落地而向外流出，胞宫空虚，脏腑都失去血液濡养，只有心中尚存少量的血，用来保护心君。而脏腑失去血之濡养都想从心补充，心包是心君的宰相，能够阻拦各脏腑之邪气，不准侵犯于心，这样才能得以心神安定，所以心神安定全靠心包起到保护心君的作用。如果心包也亏虚，不能保护心君，各脏腑之邪气就可直接侵犯于心，分别取血于心。心包便处于紧急状态，既不能在内固护心君，又不能在外御使众臣，于是大声呼喊过来帮助心君，因而表现出近似狂悖的现象，无可奈何的态势，所以病状似热而实际上不是热，治疗方法必须大补心中的血，使得各脏腑能够分别取用得以自养，不会再来扰乱心君，于是心泰然，而心包也得以安宁。方用安心汤。

当归60g　川芎30g　炒生地15g　炒丹皮15g　生蒲黄6g　干荷叶1片（为药引）

以上药物用水煎服。服用1剂则狂乱安定，恶露也下。此方用川芎、当归来养血，为什么又用生地、丹皮凉血？这好像不是产后适宜的治疗方法。不知道恶露之所以引起心神变化，是因为虚热一起进攻，在补血之中兼有凉血的作用，这样的凉血药物对产妇不会有什么害处，何况又增加了荷叶，使得七窍互相通畅，把邪气引导外出，不只是对心脏无妨碍，而且佐以蒲黄来分解产后恶露。然而此方药只可以暂时用来治疗狂乱，不可以多用以免引起不良后果。临床应用一定要谨慎。

【眉批：服药后狂症减轻，应该服用加味生化汤：酒洗当归33g，川芎9g，桃仁（研）4.5g，黑芥穗3g，丹皮4.5g。服用4剂较好。】

【心悟】

傅氏认为本病的发生是由于产后血虚，心失所养，虚热内扰，扰乱心神所致，在治疗上采用补心养血、清热行瘀之法。临床上所见的正产败血攻心所致晕狂，类似于现代医学的产褥期抑郁症，多在产后两周内发病。历代医家论及此证，有因惊恐、血虚精神失守、败血攻心所引起，但以产后阴血匮乏为其发病的主因。产褥期间并发精神疾病者还应配合心理疏导治疗。

【医案诠释】

崔某，女，34岁，1982年4月6日初诊。新产4日，昨日下午突然发狂，语言错乱，奔走无常，赤臂乱舞，不避亲疏，拒绝饮食。问及病史，其夫云：妻产后自诉少腹疼痛，次日下午周身发热，经当地医生用青霉素等药治疗，发热减轻但不欲饮食。顺产，产后出血量少，只有少量黑血排出。察舌红绛，脉弦有力。《傅青主女科》正产门有"正产败血攻心晕狂"一说，是谓正产恶露不行，败血攻心所致。予傅氏安心汤，药用：当归60g，川芎30g，生地黄、丹皮各15g，生蒲黄9g，干荷叶1片。2剂，每日1剂，水煎服。3日后，患者狂乱渐止，神智已清，言语应答自如，只感小腹疼痛，恶露稍有增多，时有紫黑血块排出，但仍精神不振，能进少量饮食。产后虚瘀之证并见，药用生化汤加减：当归24g，益母草、桃仁各12g，川芎、炮姜炭、焦山楂各9g，砂仁、香附各6g，红参3g，炙甘草3g。3剂，每日1剂，水煎服。患者服后，能饮小米粥1碗，脉静神定气爽，嘱其饮食调养，后无复发。

按：产后病狂，临床少见。《傅青主女科》云："妇人产后二三日，发热，恶露不行，败血攻心，狂言呼叫，甚欲奔走……谁知是血虚心不得养而然乎。"方用归芎以养血，因有热相犯，故用生地黄、丹皮以凉血，以荷叶引邪外出，佐以蒲黄解恶露。方证吻合，故药到病除。

（医案摘自：王金亮．《傅青主女科》方临证治验举隅［J］．山西中医，2008.24.11：28.）

正产肠下（六十六）

【原文】

产妇肠下，亦危症也。人以为儿门不关之故，谁知是气虚下陷而不能收乎。夫气虚下陷，自宜用升提之药，以提其气。然新产之妇，恐有瘀血在腹，一旦提气，并瘀血升腾于上，则冲心之患，又恐变出非常，是气又不可竟提也。气既不可竟提，而气又下陷，将用何法以治之哉？盖气之下陷者，因气之虚也，但补其气，则气旺而肠自升举矣。惟是补气之药少，则气力薄而难以上升，必须以多为贵，则阳旺力强，断不能降而不升矣。方用**补气升肠饮**。

人参（一两，去芦）　生黄芪（一两）　当归（一两，酒洗）　白术（五钱，土炒）　川芎（三钱，酒洗）　升麻（一分）

水煎服。一剂而肠升矣。此方纯于补气，全不去升肠，即如用升麻一分，亦不过引气而升耳。盖升麻之为用，少则气升，多则血升也，不可不知。又方用蓖麻仁四十九粒，捣涂顶心以提之，肠升即刻洗去，时久则恐吐血，此亦升肠之一法也。

【眉批：生产有子未下肠先下者，名盘肠生，勿遽服此方。急取一净盆，用开水洗热，将肠置于盆内，静待勿惧，子下后肠即徐徐收回。若时久盆与肠俱冷，不能速收，急用开水一盆，待温以入得手为度，将温水倾于置肠盆内，肠热气充，即可收起矣。若子先下，急服此方，少迟恐气脱不救。】

【解析】

产妇分娩时发生子宫脱垂，这也是危重病症。人们认为是阴道外口不关所造成的，有谁知道这是气虚下陷而不能收敛引起的呢！由于气虚下陷，自然应该使用升提的药物来提举下陷之气。可是刚刚分娩的产妇，恐怕有瘀血滞留在胞宫，一旦使用提气药物，血随气并走于上，那么恐怕又出现神志方面的症状，演变成其它疾病，所以又不能过于使用升提之药。既然不可强行提气，而气又下陷，那使用什么方法可以治疗呢？傅氏认为气之所以下陷，是因为气虚引起的，只要用补气之药，使机体阳气旺盛而下垂的子宫自会升举。但如果补气的药量过少，助气之力薄弱就很难达到提升之功，必须加大补气的药量，使阳气旺盛，力量强壮，这样下垂的子宫就不会升不起来了。方用补气升肠饮。

人参（去芦）30g　生黄芪30g　酒洗当归30g　土炒白术15g　酒洗川芎9g　升麻0.3g

以上药物用水煎服。服用1剂，子宫下垂的部分就得以上升。补气升肠饮单纯用在于补气，全然不去升提子宫，即便使用升麻0.3g，也不过是为了引气提升之用。因为升麻的功用，少用就气升，多用就血升，这个道理不能不知道。还有一种方法，用蓖麻仁49粒，捣烂涂产妇头顶心有升提之功效，子宫上升后立刻洗去，时间久的话就可能引起吐血，这也是提升子宫的一个方法。

【眉批：如果分娩时胎儿还没有产出而直肠就已经脱出，这种现象叫做盘肠生，傅氏认为凡见此病症不要立即服用补气升肠饮，应拿一个干净盆子，用开水熏洗，把肠子放在盆里，静静地等待，不要恐惧，待胎儿产出后肠子自然就会慢慢地收回，如果时间长了盆水和肠都凉了，不能迅速回收，再用开水一盆，倒入盆中，水的温度以能入手为度，肠子受热后，就能收

《傅青主女科》临证解析

回去了。如果胎儿先产出，便可立即服用补气升肠饮这个方子，稍微延迟恐怕中气虚脱而导致不能挽救。】

【心悟】

有人认为正产肠下，指的是直肠脱出，笔者认为恐为傅氏之误，此实为子宫脱垂。或有将子宫称为"子肠"者，亦是一说。然此"肠"非大、小肠之谓。傅氏认为正产肠下的发病机制是由于产妇素体气虚，胎儿分娩用力过猛所致，在本病治疗上采用补气升提之法，补气升肠饮中使用少量的升麻不是升提气机，而是有引气上升不举浊的作用，正如傅氏所说："此方纯于补气，全不去升肠。"气旺则人的气机自然向上，肠亦随气机上升也。凡属产妇气虚所致，无论是子宫脱垂还是直肠脱出均可遵傅氏之法，运用补气升肠饮治之。

【医案诠释】

患者郝某，女，24 岁，经产妇。1975 年腊月产二胎。产后四日，阴道忽下一物，状如小肠。不断下降，日日见长。诊时，产后已十日，产妇身无他疾，只有阴道中所下之物不断下降，但身无所苦。看去，此物与小肠颜色、粗细无异，长度已 12cm，不知是何物？虽状如小肠，但小肠怎能由阴道下降？反复思考傅氏中对正产肠下的论述，虽不尽相同，但道理总是一样的。于是，按照傅氏的方剂进行用药。予以补气升肠饮（人参、黄芪、当归、白术、川芎、升麻），三剂后异物竟收上去，未留痕迹。1978 年生三胎时，也未复发。

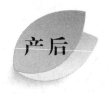

产后

产后少腹疼（六十七）

【原文】

妇人产后少腹疼痛，甚则结成一块，按之愈疼。人以为儿枕之疼也，谁知是瘀血作祟乎。夫儿枕者，前人谓儿头枕之物也。儿枕之不疼，岂儿生不枕而反疼，是非儿枕可知矣。既非儿枕，何故作疼？乃是瘀血未散，结作成团而作疼耳。凡此等症，多是壮健之妇，血有余而非血不足也，似乎可用破血之药。然血活则瘀自除，血结则瘀作祟，若不补血而反败血，虽瘀血可消，毕竟耗损难免。不若于补血之中，以行逐瘀之法，则气血不耗，而瘀亦尽消矣。方用**散结定疼汤**。

当归（一两，酒洗）川芎（五钱，酒洗）丹皮（二钱，炒）益母草（三钱）黑芥穗（二钱）乳香（一钱，去油）山楂（十粒，炒黑）桃仁（七粒，泡，去皮尖，炒，研）

水煎服。一剂而疼止而愈，不必再剂也。此方逐瘀于补血之中，消块于生血之内，妙在不专攻疼病而疼病止。彼世人一见儿枕之疼，动用元胡、苏木、蒲黄、灵脂之类以化块，又何足论哉。

妇人产后少腹疼痛，按之即止。人亦以为儿枕之疼也，谁知是血虚而然乎。夫产后亡血过多，血室空虚，原能腹疼，十妇九然。但疼有虚实之分，不可不辨。如燥糠触体光景，是虚疼而非实疼也。大凡虚疼宜补，而产后之虚疼，尤宜补焉。惟是血虚之疼，必须用补血之药。而补血之味，多是润滑之品，恐与大肠不无相碍。然产后血虚，肠多干燥，润滑正相宜也，何碍之有？方用**肠宁汤**。

当归（一两，酒洗）熟地（一两，九蒸）人参（三钱）麦冬（三钱，去心）阿胶（三钱，蛤粉炒）山药（三钱，炒）续断（二钱）甘草（一钱）肉桂（二分，去粗，研）

水煎服。一剂而疼轻，二剂而疼止，多服更宜。此方补气补血之药也，然补气而无太郁之忧，补血而无太滞之患。气血既生，不必止疼而疼自止矣。

【解析】

妇女生产之后出现小腹疼痛，严重者痛处聚集，甚则形成包块，不可触摸，触按后疼痛加重。人们以为是产后儿枕痛，有谁知道这是产后胞宫瘀血引起的小腹疼痛呢？所谓的儿枕，就是古人认为的胎儿在母体腹中脑袋枕着的东西。为什么在胎儿未出生前枕着却不痛，怎么胎儿娩出后不枕了却反而疼痛呢？由此便可知道这并不是古人所说的那种儿枕痛。既然不是因为这个而痛，那到底是因为什么引起腹痛呢？傅氏认为，这是由于产后瘀血散而未净，凝结成块，阻塞气机不通则痛；凡是有这样的病人，大多数是身体强壮气血有余，而不是气血不足，好像可以用破血一类的药物。血活就能够使瘀血自然消除，血结成块也是因为瘀血作祟的缘故。傅氏认为如果单纯使用活血之药，而不用补血的方法，反而是去伤血，虽然瘀血也可以消除，但毕竟是产后难免耗伤气血，不如采用在补血之中行逐瘀之法，这样就不会使气血耗伤，瘀血也会得以散去。所以宜补血活血，化瘀散结。方用散结定疼汤。

酒洗当归30g　酒洗川芎15g　炒丹皮6g　益母草9g　黑芥穗6g　乳香（去油）3g　山楂（炒黑）10粒　桃仁（泡，去皮尖，炒，研）7粒

以上药物用水煎。一般服用 1 剂后疼痛消失就不必再服用了。散结定疼汤逐瘀药与补血药同用，消散瘀块于生化血液的同时，既行血祛瘀，又不耗伤气血，配乳香、焦山楂活血行气、散瘀止痛。此方精妙之处不在于一味去治疗疼痛，而是在补血的药物之中合用逐瘀之药，生血即可益气，气血旺盛，精血流通有序，血块即可消除，瘀血散去，气机通畅，疼痛自然消失。这就是通则不痛的道理，也是傅氏用药奥妙之处。一般医生见到产后少腹疼痛就使用元胡、苏木、蒲黄、五灵脂这类的药物来化瘀散结，这又有什么理论根据呢！

妇人产后少腹疼痛，按压后疼痛即可缓解，人们也认为是儿枕痛，谁知道是因为血虚引起的呢！妇女产后由于失血过多，子宫血虚，也能够引起腹痛，10 个妇女之中有 9 个会是这样的。傅氏认为疼痛有虚实之分，不可以不进行分辨；如果妇女身体一向不好，产后小腹隐隐疼痛，触摸不到

什么包块，这是虚痛而不是实证引起的疼痛。只要是虚证可以用补益的药物治疗，特别是产后因虚而痛，这种疼痛最适合用补益药物了。如果是因为血虚引起的，一定要用补血的药物，凡是补血这类药物，大多都有润滑作用，恐怕会引起大肠功能失调而导致腹泻；但由于产后血虚，津液不足，大肠多是干燥的，那么滋补润滑之品正合适，有什么妨碍呢？方用肠宁汤。

酒洗当归30g 熟地黄（九蒸）30g 人参9g 麦冬（去心）9g 蛤粉炒阿胶9g 炒山药9g 续断6g 甘草3g 肉桂（去粗，研）0.6g

水煎服。服用1剂后疼痛减轻，2剂后疼痛消失，多服几剂效果更好。此方用当归、熟地黄、阿胶、麦冬滋阴补血，人参、甘草、山药补气健脾，少许肉桂温荣养血，助气血生化为气血双补之药；补气也不会导致气机郁结，补血也不会发生血行不畅造成血滞，既然气血充盈，冲任、胞宫得到濡养，不用止痛药腹痛自然也会消失。

【心悟】

傅氏认为引起产后腹痛的原因大体可归纳为两个方面。其一为产后正气虚弱，起居不慎，寒邪乘虚侵入胞脉，血为寒凝，或因情志所伤，肝气郁结，气血运行受阻，瘀血停滞，以致腹痛，方用散结定疼汤；其二为产后失血，气随血泻，血少气弱，冲任空虚，胞脉失养，而致腹痛，方用肠宁汤。傅氏强调临证时必须详细辨之，决不可用一方一药概治产后腹痛，若不辨之则会误人矣。傅氏治疗产后腹痛，用药精妙之处，是于补血的药物之中合用逐瘀之药，意在生血亦可益气，气血旺盛，精血流通有序，则百病不生。

【医案诠释】

1. 寒凝血瘀型

赵某，女，30岁，1994年秋初诊。现病史：患者产后一周时，因天气转冷，感受风寒，小腹疼痛，痛势剧烈，喜温拒按，恶露骤止。伴面色青白，四肢不温。舌质淡，苔薄白，脉沉紧。方药：当归20g，川芎10g，桃仁10g，炮姜10g，益母草15g，白芍20g，桂枝10g，焦山楂10g，甘草6g，怀牛膝15g。服用3剂后，恶露量增多，腹痛减轻，四肢转温，嘱其注意保暖防寒。以上方加党参15g，炙黄芪15g。服3剂后基本痊愈。

按： 笔者认为，此患系产后体虚，外加感受寒冷，恶露被寒邪凝滞，虚而不运，寒而凝涩，故恶露骤停，成为瘀血阻塞经脉以致发生腹部疼痛。古人云："产后儿枕者，乃母胎中宿血也，或因冷凝滞于小腹而作痛。"故以温经散寒活血。药用当归、川芎补血活血；益母草活血散瘀药物加入补血药之中，可使瘀散而气血不耗；焦山楂止瘀血所致疼痛；；少佐炮姜，桂枝温通经脉，以利气血运行；芍药养血柔肝止痛；桃仁化瘀；怀牛膝引药下行，使药直达病所，寒邪得散，瘀血得行，疼痛自除。

（医案摘自：韩延华，韩延博．百灵妇科传真［M］．中国中医药出版社，2007.09：129－130）

2. 血虚型

张某，女，28岁，顺产，患者产后第3天腹中绵绵作痛，持续不断就诊。现头晕耳鸣，面色㿠白，四肢乏力，伴腰酸坠胀，大便秘结，恶露较少。舌质淡红，苔薄白，脉芤细。方药：当归20g，肉苁蓉20g，熟地黄12g，阿胶（烊化）20g，山药10g，党参10g，续断10g，麦冬10g，甘草6g。服用2剂即行大便，腹痛减半，嘱咐再服用3剂以巩固疗效。根据四诊分析，证属产后亡血伤津，经脉失养。中医诊断为产后少腹痛；西医诊断为产后宫缩痛。遂采用补血养血润燥通便之法。

按：本例由于产时失血过多，或产前素体血虚，加之产时耗血，致使产后胞脉空虚，失荣而痛。同时，因血少而使气的生化不足，气虚不能温煦胞中之血，不能运血以行，以致血行迟缓，虚滞而痛。方中当归、熟地黄、阿胶、麦冬养血滋阴润燥，党参、甘草、山药补气健脾，滋气血生化之源，续断补肾养肝，肉苁蓉补肾阳润肠通便。

（医案摘自：蔡碧云，曾进德．产后腹痛治验琐谈［J］．福建中医药，1987.06：29－30）

产后气喘（六十八）

【原文】

妇人产后气喘，最是大危之症，苟不急治，立刻死亡。人只知是气血之虚也，谁知是气血两脱乎。夫既气血两脱，人将立死，何又能作喘？然此血将脱，而气犹未脱也。血将脱而气欲挽之，而反上喘。如人救溺，援之而力不胜，又不肯自安于不救，乃召号同志以求助，故呼声而喘作。其症虽危，而可救处正在能作喘也。盖肺主气，喘则肺气似盛而实衰。当是之时，血将脱而万难骤生，望肺气之相救甚急，若赤子之望慈母然。而肺因血失，止存几微之气，自顾尚且不暇，又何能提挈乎血，气不与血俱脱者几希矣，是救血必须补气也。方用**救脱活母汤**。

人参（二两）　当归（一两，酒洗）　熟地（一两，九蒸）　枸杞子（五钱）　山萸（五钱，蒸，去核）　麦冬（一两，去心）　阿胶（二钱，蛤粉炒）　肉桂（一钱，去粗，研）　黑芥穗（二钱）

水煎服。一剂而喘轻，二剂而喘减，三剂而喘定，四剂而全愈矣。此方用人参以接续元阳，然徒补其气而不补其血，则阳燥而狂，虽回生于一时，亦旋得旋失之道。即补血而不补其肝肾之精，则本原不固，阳气又安得续乎。所以又用熟地、山萸、枸杞之类，以大补其肝肾之精，而后大益其肺气，则肺气健旺，升提有力矣。特虑新产之后，用补阴之药，腻滞不行，又加肉桂以补命门之火，使火气有根，助人参以生气，且能运化地黄之类，以化精生血。若过于助阳，万一血随阳动，瘀而上行，亦非保全之策。更加荆芥以引血归经，则肺气安而喘速定。治几其神乎。

【眉批：方妙，不可加减。】

【解析】

妇女产后呼吸困难，气喘坐卧不宁，是产后危重病证之一，如果不及时治疗，很快会危及生命，有的医生只知道是产后气血虚弱，有谁知道这是因为产后气血耗竭引起的呢！既然气血已经耗竭，人很快就要死亡，为什么又会作喘呢？傅氏认为，这是因为血液已近耗竭，而气还没有耗尽。然气血相互依存，且如同阴阳相随一样，血液将要耗尽，气欲发挥摄血的作用对其帮助，但由于血已近竭，气亦随血而逝，气必不足，气不足所以喘促。就好像要救助溺水的人，结果救助的人体力不够，却又不肯放弃不救，就号召其他人来帮忙，所以发生呼吸急促喘息不停。这种症状虽然危险，但是能治疗的意义也就在于患者能够作喘。肺主气，喘息好像是肺气盛，其实是肺气虚衰，这个时候，血液将要耗竭很难立刻再生，迫切地希望肺气的救助，然而肺因失血只存几分微弱之气，自保都很困难，又有什么能力来固摄血液，气不伴随血一起脱失的现象是很少见的，所以不想让血液脱失，首先必要大补阳气，以阳中求阴，方用救脱活母汤。

人参60g　酒洗当归30g　熟地黄（九蒸）30g　枸杞子15g　蒸山茱萸（去核）15g　麦冬（去心）30g　蛤粉炒阿胶6g　肉桂（去粗，

研）3g　黑芥穗6g

水煎服，服用 1 剂药以后气喘减轻，服 2 剂药后喘急减弱，服 3 剂药后喘息平定，服 4 剂药后痊愈。此方用人参大补元气，气为阳，血为阴，但只补气而不补血，阳气偏盛，心中血少，心无所主，出现不识亲属，或弃衣而走的狂躁证，虽然能在一时之间回生，但病情一定会反复。单纯补血而不补肝肾，则肾气不固，阳气怎么会得到延续呢！用当归补血生血，熟地黄、山茱萸、枸杞、阿胶补肝肾之精，然后大益肺气，肺气健旺则喘息可平。特别要考虑到新产之后，专用补阴的药物又会过于滋腻，容易滞而不行，方中加肉桂补命门之火，元气之根，助人参补气之力，并且能够帮助地黄类药物运化，助其转化为阴血。如果全部用补阳之药，恐怕会出现瘀血随阳气并走于上，这也不是安全妥善的办法。所以加荆芥穗引血归经，就会使肺气平和而喘息很快就安定下来，这种治法非常神奇。

【眉批：这个方子效果很好，不要随意加减。】

【心悟】

《女科切要》"凡产后气喘，由营血暴竭，气无所主，触发于肺，故至喘急也。"对于产后气喘的发病机制及诊治、方药古人已有详论。笔者认为产后气喘是产后病的危重之证，常见于产后休克的并发症，此病在危急之时，仅凭口服中药进行急救，恐怕很难收到理想的效果，最好采用中西医结合治疗方法，救垂危之急，待病势减轻，稳定后再予以辨证施治，是最适合的选择。傅氏所创救脱活母汤是一则气血双补，益精壮火，补而不腻，助而不燥，治疗新产病人产后气喘的有效良方，足以后世学习借鉴。

【医案诠释】

谭某，女，21 岁，1994 年 3 月 18 日初诊。患者自然分娩，产后 3 天出现气喘，不能平卧，夜间加重，无明显诱因，自述平素有咳嗽病史。诊见：喘息发憋，呼吸浅促，口唇发绀，气不得续，腰痛，声音低弱，咳痰稀薄，微恶风，舌质淡红，苔薄白，脉细弱。此证系平素有久咳之症，况且产时体力消耗太大导致病情加重，属肺气虚。遂采用补气益血、滋阴回阳之法，治以：人参9g，黄芪24g，熟地黄24g，五味子6g，麦冬15g，当归15g，山茱萸20g，阿胶6g，枸杞子15g，紫苏叶15g，桑白皮15g。水煎服，日两次。服用 1 剂药以后喘息大减，效不更方，连服 4 剂病情好转，后调理半月病愈，随访未再复发。

　　按：此证本虚标实为多，虚者为肺肾亏虚，其次为血虚，外感六淫、内伤七情、治疗失调等均可诱发此病。肺主气、司呼吸，肾为气之根、主纳气，肺肾气虚则喘促气急，肺气上逆；心血运行失常、血脉瘀阻则有紫绀显露等症出现。方中用当归补血生血，熟地黄、山茱萸、枸杞、阿胶补肝肾之精，然后大益肺气，肺气健旺喘息可平。人参、黄芪补气，麦冬润肺生津，紫苏叶、桑白皮降气平喘止咳，此方气血双补、益精平喘，用之为宜。

　　（医案摘自：唐堪春．补肺汤治疗产后气喘 36 例［J］．河北中医，1997.05：40）

产后恶寒身颤（六十九）

【原文】

　　妇人产后恶寒恶心，身体颤，发热作渴。人以为产后伤寒也，谁知是气血两虚，正不敌邪而然乎。大凡人之气不虚，则邪断难入。产妇失血既多，则气必大虚，气虚则皮毛无卫，邪原易入，正不必户外之风来袭体也，即一举一动，风即可乘虚而入之。然产后之妇，风易入而亦易出，凡有外邪之感，俱不必祛风。况产妇之恶寒者，寒由内生也；发热者，热由内弱也；身颤者，颤由气虚也。治其内寒，而外寒自散；治其内弱，而外热自解；壮其元阳，而身颤自除。方用**十全大补汤**。

　　人参（三钱）　白术（三钱，土炒）　茯苓（三钱，去皮）　甘草（一钱，炙）　川芎（一钱，酒洗）　当归（三钱，酒洗）　熟地（五钱，九蒸）白芍（二钱，酒炒）　黄芪（一两，生用）　肉桂（一钱，去粗，研）

　　水煎服。一剂而诸病悉愈。此方但补气与血之虚，而不去散风与邪之实，正以正足而邪自除也，况原无邪气乎。所以奏功之捷也。

　　【眉批：宜连服数剂，不可只服一剂。】

【解析】

　　妇女生产后恶寒恶心，身体颤抖，发热口渴。人们常常认为是产后外感寒邪，哪知道是产后气血虚弱，体质下降正不敌邪而引起的呢。一般来说，只要人体的正气不虚，外邪是很难侵入的。产妇分娩时失血过多，气随血脱导致正气虚弱是必然的，正气虚弱，腠理不密，皮毛失去护卫能力，邪气就容易侵入了，即使足不出户不到户外感受风邪，稍不注意的一举一动，风邪也很容易侵入机体。对于分娩之后的新产妇人来说，风邪容易侵入也容易排出，凡是有外邪侵犯，都不必用祛风的方法。何况妇女产后怕冷，是寒由内生引起的；其发热，是因为体内虚弱；身体颤抖也是因为素体正气不足。治疗产妇的内寒，则外寒即可消散；治疗体内虚弱，则外热也可自解；当机体元阳强壮后身颤的现象也就好了。治疗此病，傅氏方用十全大补汤。

人参 9g　土炒白术 9g　茯苓（去皮）9g　炙甘草 3g　酒洗川芎 3g　酒洗当归 9g　熟地黄（九蒸）15g　酒炒白芍 6g　生黄芪 30g　肉桂（去粗，研）3g

水煎服。服用 1 剂药后诸病痊愈。此方是补气血不足之虚证，而不是散风邪之实证。因为气血充足则邪气便可自行消除，更何况原本就没有邪气呢！所以效果显著。

【眉批：此方药宜连服数剂，不能只服用 1 剂就停服。】

【心悟】

傅氏认为新产之后出现恶寒、发热、身体颤抖，多由产时失血过多，气血耗损，卫气不固，无力抵抗外邪，风邪客入机体，中于经络所致。《沈氏女科辑要笺正》说："新产发热，血虚而阳浮于外者居多。"本段亦从虚而论产后发热，这一认识与傅氏观是一致的。傅氏提出凡产后恶寒，即可采取外寒治内的方法，机体强健即可驱寒外出，继而外寒消除；治疗体内虚弱，则外热也可自解，即古人所说的"甘温除大热"；当机体元阳强壮，气血旺盛，身颤的现象也就不治而愈了。临床上产后发热的原因不仅于此，其因不一，有因失血过多，阴虚阳浮，营卫失调而发热者；有因恶露不下，阻滞经络而发热者；有因气血不足，外感风寒而发热者；有饮食不节，损伤脾胃，宿食不化而发热者。非十全大补汤一方专治，凡遇此病症必应辨其病因，根据患者的体质再投以药物治疗，只有这样才会获得好的疗效。

【医案诠释】

刘某，女，26 岁，初产妇，会阴侧切顺产后第 4 天，持续发热，遂来就诊。体温波动于 37.2℃～37.8℃，乏力，恶露量少，色暗，查体见宫底脐平，切口处干燥，子宫复旧不良，舌质红，苔薄黄，脉弦。方药：党参12g，炒白术12g，当归12g，川芎9g，熟地黄12g，茯苓12g，白芍12g，黄芪20g，益母草20g，柴胡15g，石膏20g，知母15g，炒蒲黄15g，三七粉3g，艾叶炭12g，黄芩12g，甘草3g。3剂，水煎服，日1剂，嘱平素加强营养，产后注意衣被适度。二诊：诉体温降至正常，乏力较前明显改善，恶露量稍多。继服上药3剂，痊愈。

按：此案系产后发热，审其病因，得知患者产时失血过多，致体内阴血骤虚，气无所依，气随血而脱，造成气血两虚、虚阳浮越于外则见发热；产后失血过多，胞脉空虚，则恶露少而不畅。所以治疗首当补益气血，方用十全大补汤加减。方中药性偏温，具有温补益气的作用。这一诊治思路体现了傅氏"治其内弱，而外热自解"的学术思想。但临证时首先应排除会阴侧切是否有感染现象，而后再予以辨证施治，则更为妥善。

（医案摘自：孙玉香，王丽娜．王丽娜教授治疗产后发热经验［J］．光明中医，2010.03：400）

产后恶心呕吐（七十）

【原文】

妇人产后恶心欲呕，时而作吐。人皆曰胃气之寒也，谁知是肾气之寒乎。夫胃为肾之关，胃之气寒，则胃气不能行于肾之中；肾之气寒，则肾气亦不能行于胃之内。是肾与胃不可分而两之也。惟是产后失血过多，必致肾水干涸，肾水涸应肾火上炎，当不至胃有寒冷之虞，何故肾寒而胃亦寒乎？盖新产之余，水乃遽然涸去，虚火尚不能生，火既不生，而寒之象自现。治法宜补其肾中之火。然火无水济，则火在水上，未必不成火动阴虚之症。必须于水中补火，肾中温胃，而后肾无太热之患，胃有既济之欢也。方用**温肾止呕汤**。

熟地（五钱，九蒸）　巴戟（一两，盐水浸）　人参（三钱）　白术（一两，土炒）　山萸（五钱，蒸，去核）　炮姜（一钱）　茯苓（二钱，去皮）　白蔻（一粒，研）　橘红（五分，姜汁洗）

水煎服。一剂而呕吐止，二剂而不再发，四剂而全愈矣。此方补肾之药多于治胃之品，然而治肾仍是治胃也。所以肾气升腾而胃寒自解，不必用大热之剂，温胃而祛寒也。

【眉批：服此方必待恶露尽后。若初产一二日之内，恶心欲呕，乃恶露上冲，宜服**加味生化汤**：全当归一两（酒洗），川芎二钱，炮姜一钱，东楂炭二钱，桃仁一钱（研），用无灰黄酒一盅，水三盅同煎。】

【解析】

妇女产后，有时恶心呕吐，医生都说是因为胃寒引起的，有谁知道这是肾气寒的缘故呢？胃是肾的门户，胃为仓廪之官，具有受纳腐熟化生水谷之精微的作用。如果胃气寒不能为肾行其津液，肾得不到后天水谷的滋养，便会出现肾中水火不足；当命火虚衰失去蒸腾化气、温煦的功能，那么脾胃得不到肾阳的温煦，胃就无法发挥其受纳、腐熟、运化的作用，这说明胃气的功能取决于肾气的强弱，所以胃肾之间是相互依存的关系，不可分二而论。特别是产后失血过多，一定会导致肾中津液干枯，肾中阴液匮乏当引起肾中虚火上炎，理当没有胃寒的忧虑，那为什么会产生肾寒而胃也寒呢？原因是新产后，骤然失血过多阴血枯竭，虚火还未能滋生，既然虚火不能滋生，那么虚寒的现象自然就会表现出来。治法宜补益肾中命火，若火旺没有水的相济，因为水不足火就会在上，所以可能成为阴虚火动的病症。治疗必须要在补阴之中予以助阳之药，肾阳旺盛即可温煦胃土，这样既可补肾之不足，又无过热之弊，胃得到肾的相助，其受纳腐熟运化下降功能才能正常。方用：温肾止呕汤。

熟地黄（九蒸）15g　盐水浸巴戟天 30g　人参 9g　土炒白术 30g　蒸山茱萸（去核）15g　炮姜 3g　茯苓（去皮）6g　豆蔻（研）1 粒　橘红（姜汁洗）1.5g

水煎服。服用 1 剂药后就不呕吐了，服用 2 剂药以后不会复发了，服用 4 剂药以后病就痊愈了。此方中用熟地黄、山茱萸补肾之药滋阴补肾，阴中求阳，多过治胃之药，但治肾阳之虚也就是治肾寒之症了。因为肾气肾阳升腾向上，胃寒就解除了，不必用大量温热之剂，肾阳温煦胃，则胃寒可去。

【眉批：必须等待恶露已经干净才可以服用温肾止呕汤。如果初产妇在一二日之内恶心呕吐，这是恶露瘀血上冲的原因，宜服用加味生化汤：酒洗当归30g，川芎6g，炮姜3g，山楂炭6g，桃仁（研）3g，用无灰黄酒 1盅、水 3盅同时煎。】

此病系产后肾阳亏损不能温养脾胃所致，遂采用温补脾肾、散寒止呕之法。本病多由于产妇素体阳虚，产时失血过多，复受寒邪侵袭，则肾阳亏损不能温养脾胃所致。综观此方，肾气足则升腾于胃，胃寒自除，同时佐健脾散寒、温里止呕药物，所以用于产后因寒而致的恶心呕吐有效果。

产后恶心呕吐的原因有很多。若产后恶露未尽，败血上冲犯胃，症见脘腹胀痛，气促呕吐，应该用加味生化汤，用来活血化瘀、温经止呕。若产后败血散于脾胃，散于脾则不能运化津液而腹胀，散于胃则不能受纳水谷而呕逆，就不能用温肾止呕汤，否则会更加严重。若饮食停滞，症见嗳腐吞酸，脘腹胀闷，恶心呕吐，宜用生化汤加焦三仙。

产后血崩（七十一）

【原文】

少妇产后半月，血崩昏晕，目见鬼神。人皆曰恶血冲心也，谁知是不慎房帏之过乎。夫产后业逾半月，虽不比初产之二三日，而气血初生，尚未全复，即血路已净，而胞胎之损伤未痊，断不可轻于一试，以重伤其门户。无奈少娇之妇，气血初复，不知慎养，欲心大动，贪合图欢，以致血崩昏晕，目见鬼神，是心肾两伤，不特胞胎门户已也。明明是既犯色戒，又加酣战，以致大泄其精，精泄而神亦随之而欲脱。此等之症，乃自作之孽，多不可活。然于不可活之中，而思一急救之法。舍大补其气与血，别无良法也。方用**救败求生汤**。

人参（二两） 当归（二两，酒洗） 白术（二两，土炒） 熟地（一两，九蒸） 山萸（五钱，蒸） 山药（五钱，炒） 枣仁（五钱，生用） 附子（一分或一钱，自制）

水煎服。一剂而神定，二剂而晕止，三剂而血亦止矣。倘一服见效，连服三四剂，减去一半，再服十剂，可庆更生。此方补气以回元阳于无何有之乡，阳回而气回，自可摄血以归神，生精而续命矣。

【眉批：亦有中气素虚，产后顷刻血崩不止，气亦随之而脱。此至危之证，十常不救者八九，惟用独参汤尚可救活一二。辽人参（去芦）五钱，打碎，急煎，迟则气脱不及待矣。煎成，徐徐灌之，待气回再煎一服灌之。

其余治法参看血崩门。但产后不可用杭芍炭以及诸凉药。然此证皆系临产一二日前入房所致，戒之。】

【解析】

有年轻的妇女分娩后半个月，忽然出现阴道大量出血，且头昏、目眩，甚则晕倒不省人事，视物昏花，好像见到鬼神。人们都以为是恶血上冲于心所致，谁知是不节房事的缘故呢！新产之后已经超过半月余，虽然不像初产后二三日，气血那么虚弱，但是气血也刚刚开始生化，还没有完全恢复，即使是恶露已经干净，但胞宫的损伤还没有完全复原，万万不可行房事，以免再次损伤子宫。无奈的是新产少妇，气血刚刚开始恢复，却不知道谨慎调养，贪欲房事，合之非道，结果导致血崩，发生昏晕，如见鬼神，这些都是由于心肾两伤造成的，这不仅是损伤了胞宫。由于贪恋房事，导致精气大泄，精气泄而神无所主，故而发生此病。这种病症，是自己造成的，大多非常危重难以救活，到了非常危险的地步。但在这种十分危险的境界，也可以寻求一个起死回生的办法。除了大补气血、益精安神，没有更好的办法了，方用救败求生汤。

人参60g　酒洗当归60g　土炒白术60g　熟地黄（九蒸）30g　蒸山茱萸15g　炒山药15g　枣仁（生用）15g　制附子0.3g或3g

以上药物水煎服。服用1剂以后，则精神安定，服用2剂以后眩晕停止，服用3剂以后流血也止了。如果服用1剂药以后就有疗效，连着服用三四剂以后，就可以药量减半，再接着服用10剂药，这样就可以庆祝痊愈了。此方中用挽救衰弱之极的元阳来补气，元阳旺盛气也就充沛了，气旺自然可以固摄血液，阴血充盈则神有所附，精气足才可以使生命得以延续。

【眉批：另外还有平素中气不足而致产后片刻便子宫出血不止，如山崩之势，由出血量多，气随血脱，这是很严重的症状，通常十个产妇中有八九个是救不过来的，只能用独参汤可以救活一两个人。用辽人参15g（去芦），打碎，急煎，稍有迟缓，耽误治疗就会因此而发生气脱人亡。药煎好后，把药液慢慢灌入病人嘴里，等到病人稍见好转，再煎1剂药给病人灌入。其余可以参照血崩门进行治疗，但是产后一定不可以用杭白芍炭以及所有凉性药物。出现这种症状都是因为临产前一两天行房事而导致的，人们一定要引以为戒啊！】

傅氏认为产后房事不节，耗伤气血是产后血崩的主要致因。正如傅氏在治疗血崩昏暗时所说："盖血崩而至于黑暗昏晕，则血已尽去，仅存一线之气，以为护持，若不急补其气以生血，而先补其血而遗气，则有形之血恐不能遽生，而无形之气必且至尽散，此所以不先补血而先补气也。"故气血两亏时更以补气为先。中医学理论认为，气为血之帅，血为气之母。气为阳，血为阴，彼此之间存在着相互依存、相互滋生、相互为用、相互制约的关系。但在二者对立统一的关系中，气起着主导作用。

产后血崩，一为失血过多，气随血脱，血失所统而致；一为产后恶血内阻，血不归经而成。本病有轻有重，轻者预后良好，但亦要及时处理，若治疗不及时，迁延日久，可因失血过多而伤及阴分，以致血虚阴竭。倘再感染时邪，足以变生他证，临证时一定予以高度重视。

【医案诠释】

陈某，女，25岁，1954年3月2日，因产后大失血，神昏不醒，急请余诊治。病人躺在地下称秸排上，仅有一息之微，神志昏迷，两眼不睁，颜面、口唇、舌质极度苍白，四肢厥冷，脉象微渺，似有若无。当日下午，其脉转芤大而浮数，时发谵语，经县医院妇产科诊断为产后大失血、失血性休克。并进行3次抢救不应，已濒临死亡边缘。辨证：属产后失血过多，血脱气陷，危重之候。治法：大补气血，强壮五脏，佐以止血。方用：加味十全大补汤：红人参100g，黄芪25g，枸杞子200g，龙眼肉50g，当归100g，白术50g，茯苓150g，甘草50g，杜仲炭15g，熟地黄50g，川芎25g，白芍15g，肉桂10g，山药50g，艾叶炭15g，地榆炭15g，水煎服。昼夜连服八次。治疗3昼夜，血止而愈。续用《傅青主女科》治产后血崩救败求生汤：人参30g，当归20g，白术20g，熟地黄25g，山茱萸20g，山药10g，酸枣仁15g，附子10g。水煎服，日1剂，分两次温服。方中人参、白术补气固脱，当归补血生血，熟地黄、山茱萸、山药益肾填精，生枣仁养心安神，附子补火回阳，阳回则气复，气足则能摄血，血崩就可以停止了。

按：产后血崩是产后立见危亡之症，须及时抢救，而且必用大剂方能夺回生命。该患者脉象早晨微渺，为气随血脱之症；午后脉浮大滑数，时发谵语，属孤阳欲脱危亡之势。立选加味十全大补汤抢救之，以达阳生阴长，大补气血，止血之效。方中重用红人参、黄芪补气生阳，以壮心脾，促进气旺血生，熟地黄、枸杞子滋补肝肾，补血生精，佐以杜仲炭、艾叶炭、地榆炭收敛止血，余药大补五脏元气，以助阳生阴长之力。此方重在标本兼顾，抢救产后血崩非如此不能成功。本病可能因产道创伤破裂所致，新产妇虽然产后二十余日，但产道尚未平复，在这时，却不避讳房事，难免产道受创，气虚不能摄血，血不归经，则发生血崩。诸药合方，共奏补气血、益精安神之效。

（医案摘自：谭景棋．急证验案四则［J］．吉林中医药，1984.02：27．）

产后手伤胞胎淋漓不止（七十二）

【原文】

妇人有生产之时，被稳婆手入产门，损伤胞胎，因而淋漓不止，欲少忍须臾而不能。人谓胞破不能再补也，孰知不然。夫破伤皮肤，尚可完补，岂破在腹内者，独不可治疗？或谓破在外可用药外治，以生皮肤；破在内，虽有灵膏，无可救补。然破之在内者，外治虽无可施力，安必内治不可奏功乎？试思疮伤之毒，大有缺陷，尚可服药以生肌肉，此不过收生不谨，小有所损，并无恶毒，何难补其缺陷也？方用**完胞饮**。

人参（一两）　白术（十两，土炒）　茯苓（三钱，去皮）　生黄芪（五钱）　当归（一两，酒炒）　川芎（五钱）　桃仁（十粒，泡，炒，研）红花（一钱）　益母草（三钱）　白及末（一钱）

用猪羊胞一个，先煎汤，后煎药，饥服十剂全愈。夫胞损宜用补胞之药，何以反用补气血之药也？盖生产本不可手探试，而稳婆竟以手探，胞胎以致伤损，则难产必矣。难产者，因气血之虚也。产后大伤气血，是虚而又虚矣。因虚而损，复因损而更虚，若不补其气与血，而胞胎之破，何以奏功乎。今之大补其气血者，不啻饥而与之食，渴而与之饮也。则精神大长，气血再造，而胞胎何难补完乎？所以旬日之内便成功也。

【眉批：胞破诸书单方多，然不如此之妙。】

【解析】

有的妇女在生产的时候，接生员把手伸进产道助生产，导致子宫受到损伤，因此，出血淋漓不止，出血想稍微忍耐一下不流出都不可以。人们说子宫破了不能再进行补救，但实际上并不是这么回事。如果说皮肤破损了尚能治愈，难道损伤在腹内，就不能治疗了吗？有人或许说破损在外表可以用药外治，让新肉再生；而破损在体内，即使有再好的灵丹妙药也无法救补。然而破损在体内，外用药虽然起不到治疗效果，难道内服药也不能收到效果吗？试想一下疥疮痒肿之毒，在体外造成很大的损伤，尚可以用口服的药物来去腐生肌。而这只不过是接生时不小心造成的一点损伤，并没有恶疮之毒，怎么会不可以治疗呢？傅氏提出用完胞饮治疗。

人参30g　土炒白术300g　茯苓（去皮）9g　生黄芪15g　酒洗当归30g　川芎15g　桃仁（泡，炒，研）10粒　红花3g　益母草9g　白及末3g

取猪和羊的胞各1个，先煎煮，然后用煮好的汤再煎药，空腹服10剂药便可痊愈。胞脉破损者宜用修补的药物，为什么反而用补气血的药物呢？生产时本来是不可以用手探试的，但是接产的人却用手，这才导致胞胎受损，所以难产是必然的。难产的人是因为气血虚弱。产后大伤气血，是虚上加虚。这是因为身体虚弱才导致难产而胞胎破损的，破损后又更加虚弱了。如果不补气血，胞胎的破损怎么才能治疗呢？现用大补气血之法，就像给饥饿的人食物吃，给口渴的人喝水一样。这样用药就会使患者的精神倍增，气血再次生化，这样的话胞胎的修复有什么难处呢！所以10天之内就会见到好的疗效。

【眉批：治疗子宫破裂的方子在书中有很多，然而都没有这个方子效果好。】

【心悟】

本段主要论述了产妇生产时，由于接生不慎导致胞胎损伤，出现淋漓下血。傅氏认为此病虽由外因引起，但内因起主导作用，也就是说素体气血虚弱，失于固护，才容易引起损伤，反之损伤后又会加重气血亏虚。所以傅氏提出通过大补气血之法，即可修复损伤的胞胎。方用"完胞饮"。方中白术健脾、生肌肉，人参、黄芪补气，当归、川芎补血，桃仁、益母草活血行瘀，白及止血生肌、疗疮止痛，用猪羊胞以脏补脏，取其同类物相补之意。本段傅氏所言病症，毕竟受到历史条件的束缚，时至医学发展的今天，遇此病症一定要仔细检查内外产道有无产伤，予以及时处理。

产后四肢浮肿（七十三）

【原文】

产后四肢浮肿，寒热往来，气喘咳嗽，胸膈不利，口吐酸水，两胁疼痛。人皆曰败血流于经络，渗于四肢，以致气逆也。谁知是肝肾两虚，阴不得出之阳乎。夫产后之妇，气血大亏，自然肾水不足，肾火沸腾。然水不足则不能养肝，而肝木大燥，木中乏津，木燥火发，肾火有党，子母两焚，火焰直冲，而上克肺金，金受火刑，力难制肝，而咳嗽喘满之病生焉。肝火既旺，而下克脾土，土受木刑，力难制水，而四肢浮肿之病出焉。然而肝木之火旺，乃假象而非真旺也。假旺之气，若盛而实不足，故时而热时而寒，往来无定，乃随气之盛衰以为寒热，而寒非真寒，热亦非真热，是以气逆于胸膈之间而不舒耳。两胁者，肝之部位也。酸者，肝之气味也。吐酸胁疼痛，皆肝虚而肾不能荣之象也。治法宜补血以养肝，补精以生血。精血足而气自顺，而寒热咳嗽浮肿之病悉退矣。方用**转气汤**。

人参（三钱） 茯苓（三钱，去皮） 白术（三钱，土炒） 当归（五钱，酒洗） 白芍（五钱，酒炒） 熟地（一两，九蒸） 山萸（三钱，蒸） 山药（五钱，炒） 芡实（三钱，炒） 故纸（一钱，盐水炒） 柴胡（五分）

水煎服。三剂效，十剂痊。此方皆是补血补精之品，何以名为转气耶？不知气逆由于气虚，乃是肝肾之气虚也。补肝肾之精血，即所以补肝肾之气也。盖虚则逆，旺则顺，是补即转也。气转而各症尽愈，阴出之阳，则阴阳无扦格之虞矣。

【眉批：方妙，不可加减。白芍宜炒炭用。】

【解析】

产后出现四肢浮肿，乍寒乍热，咳嗽气喘，胸膈不适，呕吐酸水，两胁疼痛。人们都以为是坏血流入了经络，渗入四肢，导致气逆。哪里知道是肝肾两脏虚弱，阴精不能得以化生是由于阳气不足而导致的！产后的妇女，气血大虚，自然肾中阴精不足，阴虚生热，热之甚便是火，所以就会出现肾火的沸腾；肾水不足，不能养于肝，肝属木，肝木得不到水的滋养，就会干燥，燥之极便是火，然肝为肾之子，肝火旺，肾火易动，肾火与肝火一起旺盛，母子一起燃烧，火炎升腾上冲于肺，灼伤肺阴，肺金受到火的煎灼，那么肺就没有能力抑制过盛的肝木，也难以发挥正常的肃降功能，故而出现咳嗽、喘满的症状。肝火旺盛，必下克脾土，脾土受到肝木侵犯，而影响运化功能，便不能制水，水湿泛溢，所以出现四肢浮肿的病症。这里所说的肝木火旺，其实是一种假象，并非是真的火有余，实质上是阳气不足，正因如此，产妇才会出现一会热一会冷，寒热往来不定，这是随着机体阳气的盛衰而表现出来的现象，其寒也不是真寒，热也不是真热，这是因为肝气上逆胸膈之间而引起的不舒服啊！两胁是肝之经脉循行的部位，酸是肝所喜的气味。口吐酸水，两胁疼痛，都是因为肝气虚弱而肾水又不能滋养的缘故。治宜补血来养肝，补精来生血，精血充足，肝气自然调畅，寒热、咳嗽、浮肿病症都可消失。方用转气汤。

人参9g　茯苓（去皮）9g　土炒白术9g　酒洗当归15g　酒炒白芍15g　熟地黄（九蒸）30g　蒸山茱萸9g　炒山药15g　炒芡实9g　盐水炒补骨脂3g　柴胡1.5g

以上药物用水煎服。服用3剂以后就可取效，服10剂药后就能痊愈。方中用熟地黄、山茱萸、山药、当归、白芍等药物都为补血生精之品；人参、白术、茯苓均为补气要药。为什么以转气为名呢？这是因为不知气逆是由于气虚引起，即肝肾气虚，滋补肝肾的精血，精血亏虚则逆，发生上述诸症，旺盛则顺，所以补即转也，补虚转逆，气逆顺转则肝脾肾之气皆旺，各种病症就会痊愈。这就是此方的妙处所在。

【眉批：转气汤的疗效很好，不可以随便加减。方中的白芍适宜炒成炭用。】

【心悟】

本段傅氏主要论述了产后肝肾阴血大伤，虚火妄动，反侮肺金，肺金虚弱，失去肃降能力，则水道不利，水湿停聚；再遇肝火旺盛，脾土受制，水湿不运，湿邪溢于肌肤，则四肢浮肿；或肝气上逆胸膈，气机不畅，则咳嗽气喘，胸腹部不适，呕吐酸水，两胁疼痛；阴虚阳无所附，必致阳气虚衰，随着机体阳气的盛衰病家表现出乍寒乍热。所以本病的基本核心是肝肾虚弱，阴阳失调，气机逆乱所致。转气汤是补无形之气，生有形之血的良方，服用后可使肝肾得养，肝气自平，脾肺受益而浮肿、喘咳便可消失，阴阳营卫调和，寒热也就自然停止了。

《傅青主女科》临证解析

邢某，25岁，工人。新产1周，出现面目浮肿，尿少，头昏，腰酸乏力，畏寒怕冷，食欲不振，恶露已净。查尿常规：蛋白（＋＋＋），颗粒管型（＋）。尿素氮18mg，肌酐2mg。既往有肾炎病史。妊娠8个月时，出现高血压，服降压药至产前。诊见眼睑浮肿，面色萎黄，舌淡，苔薄白而滑，脉细缓，下肢无压痕，血压140/90mmHg。诊断为产后脾肾两虚浮肿证。拟温肾健脾利水法。方用：党参、炒白术、益母草各9g，陈皮、淡木瓜各6g，紫苏子、通草、制附子各5g，茯苓、车前子（包）各12g。服上方4剂后，浮肿渐消，尿常规：蛋白（＋～＋＋）。肾功能与血压正常。再以上方加减服5剂，尿常规示蛋白（±）。后以济生肾气丸6克，每日1次，车前子6克（包）煎汤送服，半年后随访未再复发。

按：本例乃慢性肾炎患者，肾阳素虚。因产时耗气伤血，脾肾益虚，而致产后浮肿。《沈氏女科辑要》云："盖产后肾气必损，胃底阳微，不能输布津液，通调水道，此聚水之由也。"治疗乃根据利水益气汤化裁：用党参、白术益气健脾。气充则能增强制水之功；用附子温肾阳，益母草补而能行，肾阳足则能化气行水；用茯苓、木瓜、通草、车前子以利湿消肿；用陈皮、苏子行气，以增强利水之功能。病情稳定后，又用济生肾气丸温肾利水以缓调之。

（医案摘自：黄启淮，朱剑红. 产后浮肿辨治经验［J］. 江苏中医，1991.07.011）

产后肉线出（七十四）

【原文】

妇人有产后水道中出肉线一条，长二三尺，动之则疼痛欲绝。人以为胞胎之下坠也，谁知是带脉之虚脱乎？夫带脉束于任督之间，任脉前而督脉后，二脉有力，则带脉坚牢；二脉无力，则带脉崩坠。产后亡血过多，无血以养任督，而带脉崩坠，力难升举，故随溺而随下也。带脉下垂，每每作痛于腰脐之间，况下坠者而出于产门之外，其失于关键也，更甚，安得不疼痛欲绝乎？方用**两收汤**。

人参（一两）　白术（二两，土炒）　川芎（三钱，酒洗）　九蒸熟地

（二两） 山药（一两，炒） 山萸（四钱，蒸） 芡实（五钱，炒） 扁豆（五钱，炒） 巴戟（三钱，盐水浸） 杜仲（五钱，炒黑） 白果（十枚，捣碎）

水煎服。一剂而收半，二剂而全收矣。此方补任督而仍补腰脐者，盖以任督连于腰脐也。补任督而不补腰脐，则任督无助，而带脉何以升举？惟两补之，则任督得腰脐之助，带脉亦得任督之力而收矣。

【眉批：此方凡肾虚腰痛、遗尿皆可治，甚勿轻忽。】

🪷【解析】

有的妇女产后自尿道中垂出一条肉条，长度可达二三尺，触动它则疼痛难忍，甚则疼痛令人昏厥。人们以为是胞宫下垂，有谁知道这是因为带脉虚弱失去约束的缘故呢！带脉环绕腰间，约束任督二脉，任脉循行于胸前，督脉循行于背后，任督二脉有力，带脉才能坚实牢固；若任督二脉无力，则带脉也会失去约束的能力，因而发生下陷。产后失血过多，任督二脉缺少血液的濡养，所以带脉也随之失去了约固之力，导致坠崩发生。任督损伤，带脉则无力升举维系，所以就会随着小便逐渐脱出。带脉发生下垂，经常在腰脐之间发生疼痛，更何况下垂之物已经到达阴道口以外，伤到了重要的部位，情况就更加严重了，怎么能不疼痛难忍呢！方用两收汤。

人参30g 土炒白术60g 酒洗川芎9g 熟地黄（九蒸）60g 炒山药30g 蒸山茱萸12g 炒芡实15g 炒白扁豆15g 盐水浸巴戟天9g 杜仲（炒黑）15g 白果（捣碎）10枚

水煎服。服用1剂药后下垂之物收回一半，服2剂药以后全部收回。此方既补益任督二脉又补益腰脐，是因为任督与腰脐相连。只补益任督二脉而不补益腰脐，则任督不得资助之力，带脉又如何去升陷举脱呢？只有补益两者，使任得到腰脐的资助，带脉也可以得到任督二脉阴阳气血的供给而发挥约束维系之力，才能使下垂的肉线收回。

【眉批：此方对于肾虚腰痛、遗尿均可以治疗，若病情严重，切勿轻视疏忽。】

🪷【心悟】

本段主要论述了由于产后出血过多，损伤任督二脉，导致带脉失于约固之力，故而发生产后肉线的病症。因为任督二脉起于胞中，只有任督二脉协同才能调节人体的阴阳脉气平衡，带脉只有得到任督二脉供给，气血旺盛，阴阳平衡，才会发挥正常的生理作用。产后出血过多临床可见，临证时应积极对症治疗，首要止血固脱，以防他变。但产后肉线的病证实属罕见，通过学习《傅青主女科》，领悟到傅氏的学术真谛，该病之所以发生是与任脉、督脉和带脉密切相关，因为带脉横绕腰间，约束诸经，带脉与任督二脉间接相通下系胞宫。所以提出治疗本病不仅要补益任督二脉，且更要重视补益带脉，增强带脉的约固力量，才能使下垂的肉线收回。

产后肝痿（七十五）

【原文】

妇人产后阴户中垂下一物，其形如帕，或有角，或二岐。人以为产颓也，谁知是肝痿之故乎。夫产后何以成肝痿也？盖因产前劳役过伤，又触动怪怒，以致肝不藏血，血亡过多，故肝之脂膜随血崩坠，其形似子宫，而实非子宫也。若是子宫之下坠，状如茄子，只到产门，而不能越出于产门之外。惟肝之脂膜往往出产门外者，至六七寸许，且有粘席干落一片，如手掌大者。如是子宫坠落，人立死矣，又安得而复生乎。治法宜大补其气与血，而少加升提之品，则肝气旺而易生，肝血旺而易养，肝得生养之力，而脂膜自收。方用**收膜汤**。

生黄芪（一两）　人参（五钱）　白术（五钱，土炒）　白芍（五钱，酒炒焦）　当归（三钱，酒洗）　升麻（一钱）

水煎服。一剂即收矣。或疑产后禁用白芍，恐伐生气之源，何以频用之而奏功也？是未读仲景之书者。嗟乎！白芍之在产后不可频用者，恐其收敛乎瘀也。而谓伐生气之源，则误矣。况病之在肝者，尤不可以不用。且用之于大补气血之中，在芍药亦忘其为酸收矣，又何能少有作祟者乎。矧脂膜下坠，正藉酸收之力，助升麻以提升气血，所以奏功之捷也。

【眉批：收肝膜全赖白芍之功，不可用炭。】

【解析】

妇女产后阴道中脱垂出一个物体，形状好像手帕，或像是有角，或者是分为二岐，人们以为是产后子宫脱垂或是阴道壁下垂，有谁知道这是因为肝

女科下卷

萎的原因呢！那么产后为什么会形成肝痿呢？本病多是由于分娩前劳役过度，又或者生气大怒，导致肝不藏血，失血过多，所以肝脏的脂膜随流血而脱落下来，形状像是子宫，其实不是子宫。如果是子宫下坠的话，其形状像茄子，只能脱到阴道口，而不可能超过阴道口以外。只有肝脏的脂膜才能脱出阴道口以外，可以达到六七厘米，并有黏糊糊的一片，像手掌大小。如果是子宫脱垂，人立刻就会死掉了，又怎么可能复活呢？其治疗方法应该大补气血，再稍加升提的药物。补益气血可使肝的气血旺盛，肝主筋的功能正常，脱出的肝的脂膜自然就会收回了，傅氏提出用收膜汤治疗。

生黄芪 30g　人参 15g　土炒白术 15g　白芍（酒炒焦）15g　酒洗当归 9g　升麻 3g

水煎服。服用 1 剂药以后脱垂的脂膜就收回了。方中用黄芪、白术、人参补气为主，用当归、白芍养血，白芍有酸收之功效、补气血，再加升麻提升气血，效果更好。有人质疑产后使用白芍，恐怕会伤气之源头，读仲景的书便会了解，产后不用白芍，是害怕白芍收敛止血引起血瘀，说它伤气是不对的。况且病是由肝的功能失常而引起的，白芍是一定要用的。此处使用白芍于大补气血的方中，白芍酸收之功较为微弱，不会因其酸收而致血瘀。而下垂的脂膜正好可以借助此酸收之力，协助升麻提升气血，所以见效很快。

【眉批：升提肝膜全依赖于白芍的功效，不可用炭剂。】

【心悟】

产颓，是指产后子宫或阴道壁脱出或膨出。肝痿，亦有肝筋之称。笔者对此理解不甚清楚，不知道傅氏所言的"肝痿"是否是指中医的"阴挺"而言，所以不敢妄加评论。

【医案诠释】

刘某，37 岁，已婚，农民，1961 年 6 月初诊。产后下部坠胀，子宫脱出 3 月余，腰酸，带下，精神疲惫。经孕产史：17 岁月经初潮，行经 5～7 天，29～31 天一行，月经规律，育有一女两男。诊查：面白，舌淡少苔，脉虚弱。妇科诊查：外阴发育正常，阴道通畅，宫颈Ⅱ度脱垂，余未查。辨证为气虚下陷所致。治宜补气健脾，扶正固脱。处方：党参 20g，黄芪 20g，山药 15g，陈皮 10g，当归 15g，白术 15g，白芍 15g，升麻 20g，枳壳

15g，甘草 10g，丹参 15g，五味子 15g。10 剂，水煎服，日 1 剂，早晚分服。复诊时子宫已经上升，唯有步行时小腹垂坠感，腰膝酸软。又以百灵育阴汤补肾填精，巩固治疗。

按： 阴挺，民间名"落袋"。清代陆以湉《冷庐医话》记载浙语名"鱼袋"。因子宫脱垂，其形状如袋。本症宋时《妇人大全良方》即有记载，名"阴挺下脱"，而《医宗金鉴》认为即内经所谓的"癫疝"《医宗金鉴·妇科心法要诀》云："妇人阴挺，或因胞络损伤，或因分娩用力太过，或因气虚下陷，湿热下注，阴中突出一物如蛇，或如菌，如鸡冠者，即古之癫疝类也。属热者，必肿痛，小便赤数，宜龙胆泻肝汤。属虚者，必重坠，小便清长，宜补中益气汤加青皮、栀子。外用蛇床子、乌梅熬水熏洗之，更以猪油调藜芦末敷之，无不愈者。"究其病因，本案为身体虚弱，中气不足，肾气不固，胞络松弛所致。因脾为后天之本、气血之源，脾气虚弱，纳运不健，则中气不足；肾为先天之根，并系胞，肾气受损，胞络松弛，而出现脱垂。产后未曾满月，过早操劳，或患咳嗽，以致腹压剧增，便成发作的诱因。治疗应以调补脾肾、升提固脱为要。方用补中益气汤。该方偏于补中气，但对肾虚未能兼顾，而本症患者几乎均有腰膝酸软表现，下垂越深，症状越重，说明胞脉与肾气有密切关系。方中党参、黄芪、白术补脾气；百灵育阴汤补肾填精；另有升麻升提固脱；丹参、枳壳根据现代药理研究证实可以使子宫体收缩，促进子宫血液循环，改善局部营养，从而使子宫韧带恢复韧性。

（医案摘自：韩延华，韩延博．百灵妇科传真［M］．中国中医药出版社，2007．）

产后气血两虚乳汁不下（七十六）

【原文】

妇人产后绝无点滴之乳，人以为乳管之闭也，谁知是气与血之两涸乎。夫乳乃气血所化而成也，无血固不能生乳汁，无气亦不能生乳汁。然二者之中，血之化乳，又不若气之所化为尤速。新产之妇，血已大亏，血本自顾不暇，又何能以化乳？乳全赖气之力，以行血而化之也。今产后数日，而乳不下点滴之汁，其血少气衰可知。气旺则乳汁旺，气衰则乳汁衰，气涸则乳汁亦涸，必然之势也。世人不知大补气血之妙，而一味通乳，岂知无气则乳无以化，无血则乳无以生。不几向饥人而乞食，贫人而索金乎？治法宜补气以生血，而乳汁自下，不必利窍以通乳也。方名**通乳丹**。

人参（一两）　生黄芪（一两）　当归（二两，酒洗）　麦冬（五钱，去心）　木通（三分）　桔梗（三分）　七孔猪蹄（二个，去爪壳）

水煎服。二剂而乳汁如泉涌矣。此方专补气血以生乳汁，正以乳生于气血也。产后气血涸而无乳，非乳管之闭而无乳者可比。不去通乳而名通乳丹，亦因服之乳通而名之。今不通乳而乳生，即名生乳丹亦可。

🪷【解析】

妇女产后没有乳汁，人们以为是乳管闭塞，有谁知道是气血大伤干枯而引起的！乳汁是由气血生化而成，如果血不足必然不能化生乳汁，气不足乳汁也不能化生。然而两者之中，虽说血可以生乳，却不如气的气化作用迅速。刚刚生完小孩的产妇，由于分娩时失血过多，血已大亏，维持自身需要已成问题，哪里还有多余的血化为乳汁呢？这时乳汁就完全依赖气的生化作用，依靠气的推动使血运行从而化生乳汁。即"气为血之帅，血为气之母"。如今产后已经好多天了，却没有一点乳汁可下，这是血少气衰的缘故。气血旺盛乳汁就会多，气血虚弱乳汁就会没有，气虚到了严重的程度，不能运血化乳，乳汁就会枯竭，这是必然的结果。人们不知道要大补气血才会生化乳汁的奥妙，却一味使用通乳的药物，哪里知道气虚乳汁无以化生？就好像是向饥饿的人要食物，向穷人索取金钱是一样的道理！治疗宜补气养血。气血旺盛则乳汁自通，不必使用通窍的药物来下乳。方用通乳丹。

人参 30g　生黄芪 30g　酒洗当归 60g　麦冬（去心）15g　木通 0.9g 桔梗 0.9g　七孔猪蹄（去爪壳）2 个

水煎服。服用 2 剂药后乳汁就会像泉水一样涌出。此方用于补气血不足的缺乳，通过补益气血而达到生乳的功效，这是因为乳汁来源于气血，产后气血亏虚的缺乳，并不是因为乳管不通的缘故。不去通乳而用通乳丹之名，是因为服此药乳汁即可增多而用此名也。由于此方不在通乳而在生乳，所以又名生乳丹。

🪷【心悟】

本段傅氏重点强调了产后气血两虚乳汁不下的病因为"乳乃气血之所

《傅青主女科》临证解析

化而成也，无血故不能生乳汁，无气亦不能生乳汁"。《证治准绳·女科》："凡夫人乳汁或行或不行者，皆由气血虚弱、经络不调所致也"由此说明气血的盈亏，固然影响到乳汁生化，然妇人以血为用，上为乳汁，下为月水。产后气血不足则乳源不充，故乳少或全无也。治疗首要调理脾胃，以助气血化源。用人参、黄芪补气，当归补血，麦冬生津液，木通宣通血脉助下乳，桔梗载药上行，猪蹄血肉有情之味滋养精血生乳汁。因此，补气益血是气血虚弱缺乳的基本治则。

【医案诠释】

陈某，女，22岁，已婚，1988年6月初诊。产后4日，乳汁量少，点滴即止。乳房无胀无痛，眩晕，倦怠，气脱汗出。诊查：患者肌肉消瘦，皮肤不润，面色萎黄；舌质淡润，脉象虚缓。辨证属气虚血少，乳汁缺乏所致。治宜健脾和胃，益气养血。处方：人参15g，白术15g，茯苓15g，甘草10g，当归15g，白芍15g，川芎10g，熟地黄15g，王不留行15g，通草15g，黄芪15g，麦冬15g，桔梗15g，猪蹄汤煎药，每日1剂。再次就诊乳汁量较前增多，食欲增加，自觉精神如常人，以八珍汤加味调服再进5剂，可保安康。

按：妇人之乳，资于冲脉。与胃经相通，为气血所化。产后缺乳，临证常见。病因分虚实二端，一般虚者乳大而软，属化源不足；实者乳大而硬，属流而不通。《三因极一病证方论》云："产妇有两种乳脉不行，有血盛而壅闭不行者，有血少气弱涩而不行者，虚当补之，盛当疏之。"临床以虚者多见，实者少见。本案例为平素气血不足，复因产时耗气损血，气血愈虚，气虚血少不能蒸化乳汁而致缺乳，治当健脾和胃、益气养血，方选八珍汤合通乳丹，四君子汤加黄芪补气，四物汤补血，王不留行、通草以宣通经络，桔梗载药上行，以助通乳之力，全方配伍既补其虚，又通其络，使化源充足，乳汁自下。临床可以猪蹄汤、鲫鱼汤作为食疗之法。

（医案摘自：韩延华．韩氏女科［M］．人民军医出版社，2015.）

产后郁结乳汁不通（七十七）

【原文】

少壮之妇，于生产之后，或闻丈夫之嫌，或听翁姑之诼，遂致两乳胀满疼痛，乳汁不通。人以为阳明之火热也，谁知是肝气之郁结乎。夫阳明属胃，乃多气多血之府也。乳汁之化，原属阳明。然阳明属土，壮妇产后，虽云亡血，而阳明之气实未尽衰，必得肝木之气以相通，始能化成乳汁，未可全责之阳明也。盖乳汁之化，全在气而不在血。今产后数日，宜其有乳，而两乳胀满作痛，是欲化乳而不可得，非气郁而何？明明是羞愤成郁，土木相结，又安能化乳而成汁也。治法宜大舒其肝木之气，而阳明之气血自通，而乳亦通矣，不必专去通乳也。方名**通肝生乳汤**。

白芍（五钱，醋炒）　当归（五钱，酒洗）　白术（五钱，土炒）　熟地（三分）　甘草（三分）　麦冬（五钱，去心）　通草（一钱）　柴胡（一钱）　远志（一钱）

水煎服。一剂即通，不必再服也。

【眉批：麦冬用小米炒，不惟不寒胃，且得米味一直引入胃中，而化乳愈速。】

【解析】

身体健壮的年轻妇女，在生完孩子以后，或因受到丈夫的嫌弃，或因受到公婆姑嫂的闲言碎语，而致气郁不舒，导致两个乳房胀痛，乳汁不下。人们以为是因为阳明经有热引起的，有谁能知道是因为肝气郁结的缘故呢？阳明属胃，是多气多血的脏腑。乳汁的化生，是依靠阳明（脾胃）化生水谷精微而成的，青壮年产妇产后虽然也会耗伤阴血，但是阳明之气并没有完全衰竭，若使阳明之气得以运化必须有肝的疏泄作用，这样才能化水谷为乳汁，如果肝气郁结，疏泄失常，可以使乳管阻滞，运行不畅就会发生乳汁少，所以乳汁的生成不可以全部依靠阳明脾胃。傅氏认为，乳汁的化生，全然在气不在血液的。现在已经生完孩子好多天了，应该有乳汁，然而两个乳房胀痛，想生化乳汁却没有，这不是肝气郁结，还会是什么原因呢？脾胃失调不能化水谷为乳汁，是因为肝郁所致，肝胃失调，又怎么会化生乳汁呢！治疗方法应该疏肝气以解郁，这样脾胃之气自然就会调畅，乳水也就通畅了，没有专去通乳的必要，傅氏提出用通肝生乳汤治疗。

醋炒白芍 15g　酒洗当归 15g　土炒白术 15g　熟地黄 0.9g　甘草 0.9g　麦冬（去心）15g　通草 3g　柴胡 3g　远志 3g

水煎服。服用 1 剂药以后乳汁就有了，不用再继续吃药了。

【眉批：麦冬用小米炒，不伤胃，而且入胃经，化乳迅速。】

【心悟】

本段傅氏指出肝气郁结是引起少壮妇人新产之后缺乳的主要原因。妇人由于特殊的生理，常常是有余于气，不足于血。犹在新产之后，产妇多有心情不悦，稍受外界刺激即可影响肝之疏泄，肝气过盛必克制脾土，影响气血的生成及运化，而导致乳汁不通。随着产妇年龄增高、生活压力加大，其发病有增多趋势，临床较为常见。治疗单补其脾胃，而不疏解肝木，往往很难收效。所以要从疏肝健脾着手，兼以通络下乳，调节情志，疏解胸怀也有助于治疗。

【医案诠释】

赵某，女，28岁，2013年6月27日初诊。患者足月初产，产后10天，乳少难下，质清稀，乳房胀痛，恶露不多，伴见心情烦躁，面色苍白，肢体无力，易困乏，纳差，二便调，舌淡，苔白，脉弦细。辨为气血虚弱，兼有气滞，治宜补气养血，疏肝下乳。处方：炙黄芪20g，党参20g，当归10g，路路通10g，王不留行15g，麦冬15g，通草10g，天花粉15g，穿山甲（先煎）10g，漏芦15g，柴胡10g，桔梗10g，鹿角霜20g，鹅管石10g。4剂，另用猪蹄一对煎汤代水煎药，1剂/天，分早晚两次服，同时用土鳖虫10g，焙干，研末，5g，每日2次，啤酒送服。二诊，上方服后，乳汁增加，乳房胀痛，便溏，余症减轻，舌脉同前。前方去土鳖虫，加香附10g，炒白术20g，继服4剂。服后诸症消失，嘱正确哺乳，保持心情舒畅，合理饮食。

按：本例患者产后气血大伤，乳汁乏源，加之情志不畅，证属虚实夹杂，故治疗应从补气养血，疏肝下乳着手。方中取黄芪、党参大补元气，补气以生血，气旺则乳旺；当归、麦冬、天花粉养血滋阴增液；鹿角霜、猪蹄为血肉有情之品，滋补精血；路路通、王不留行、通草、山甲、鹅管石通络下乳；柴胡、香附疏肝解郁；桔梗载诸药上行乳房；土鳖虫焙干研末，啤酒送服增强通经下乳之效。

（医案摘自：邸志芳，朱颖. 朱颖教授辨治产后病验案举隅 [J]. 现代中医药，2012.34.03）

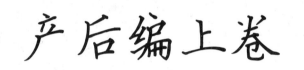

产后编上卷

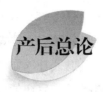

产后总论

【原文】

凡病起于血气之衰，脾胃之虚，而产后尤甚。是以丹溪先生论产后，必大补气血为先，虽有他症，以末治之，斯言尽治产之大旨。若能扩充立方，则治产可无过矣。夫产后忧惊劳倦，气血暴虚，诸症乘虚易入。如有气毋专耗散，有食毋专消导。热不可用芩连，寒不可用桂附。寒则血块停滞，热则新血崩流。至若中虚外感，见三阳表症之多，似可汗也，在产后而用麻黄，则重竭其阳；见三阴里症之多，似可下也，在产后而用承气，则重亡阴血。耳聋胁痛，乃肾虚恶露之停，休用柴胡。谵语出汗，乃元弱似邪之症，非同胃实。厥由阳气之衰，无分寒热，非大补不能回阳而起弱；痉因阴血之亏，不论刚柔，非滋荣不能舒筋而活络。乍寒乍热，发作无期，症似疟也，若以疟治，迁延难愈；言论无伦，神不守舍，病似邪也，若以邪治，危亡可待。去血过多而大便燥结，肉苁蓉加于生化，非润肠承气之能通；去汗过多而小便短涩，六君子倍加参、芪，必生津助液之可利。加参生化汤频服，救产后之危；长生活命丹屡用，苏绝谷之人。癫疝脱肛，多是气虚下陷，补中益气之方。口噤拳挛，乃因血燥类风，加参生化之剂。产户入风而痛甚，服宜羌活养荣汤。玉门伤凉而不闭，洗宜蟪儿黄硫散。怔忡惊悸，生化汤加以定志；似邪恍惚，安神丸助以归脾。因气而闷满虚烦，生化汤加木香为佐；因食而嗳酸恶食，六君子加神曲、麦芽为良。苏木、莪术，大能破血；青皮、枳壳，最消满胀。一应耗气破血之剂，汗吐宣下之法，止可施诸壮实，岂宜用于胎产。大抵新产后，先问恶露如何，块痛未除，不可遽加参术。腹中痛止，补中益气无疑。至若亡阳脱汗，气虚喘促，频服加参生化汤，是从权也。又如亡阴火热，血崩厥晕，速煎生化原方，是救急也。王太仆云：治下补下，治以急缓，缓则道路达而力微，急则气味厚而力重。故治产当遵丹溪而固本，服法宜效太仆以频加。凡付生死之重寄，须着意于极危；欲救俯仰之无亏，用存心于爱物。此虽未尽产症之详，然所闻一症，皆援近乡治验为据，亦未必无小补云。

大多数的疾病都是起于血气衰弱、脾胃虚弱，而产妇在这方面尤其亏虚。所以朱丹溪治疗产后病，必以大补气血为先，虽还有其他兼症，兼顾其次要症状治之，这可以说概括了产后病的治疗大法。如果再能够扩大治法方药，那么对产后病的治疗就更完善了。妇女在产后由于忧思、惊恐、劳伤、身倦，再加产时气血耗损，各种外邪均可乘虚而入而致各种病症的发生。若有气滞表现不可过于行散；若有食滞表现不可过于消导。有热象也慎用芩、连之类过于苦寒之药，有寒象慎用附、桂之类的大温大热之品。寒则血块瘀滞，热则新血崩流。至于像产后中气虚弱外感，以三阳表证为多的，看上去可以用汗法，但如果在产后用麻黄汤类发表药物，恐进一步伤其阳气；以三阴里症为多的，看上去可以用下法，在产后用大承气汤等攻下药物，恐进一步损伤其阴血。产后耳聋胁痛的发生，是肾虚恶露停滞，败血上攻，不得随便用柴胡治疗。产后出现谵语、大汗之症，是元气虚弱而看上去像邪实的病证，但这不是真正的实证。产后厥证是由阳气衰少所致，不论表现有寒厥或热厥，都要大补才能振奋虚弱的阳气。产后痉证是因阴血亏损而发，不管出现的是刚痉或柔痉，不滋补就不能使痉挛的筋脉舒展。产后忽寒忽热，寒热发作无定时，症状类似疟疾病，但若按疟证治疗，只会是迁延日久，很难治愈。产后出现说话语无伦次，神魂颠倒，病情似乎是邪气深入，若按邪实治疗，会导致病情加重，甚至发生危险。

如产后失血过多而导致大便燥结不通的，可在生化汤的基础上加用肉苁蓉，这不是用润肠承气之类所能起效的；如出汗过多导致小便短涩不畅的，可用六君子汤加倍用人参、黄芪，必须生津助液益气才可以通利。产后垂危之症，若能频繁服用加参生化汤就可以得到救治；重危将死之人，如能连着应用长生活命丹多可使人复活。产后子宫脱垂或有脱肛的现象，多是由于气虚下陷，常用补中益气的方剂治疗。出现口噤不开、两手握拳、强直痉挛的症状，是因血虚化燥生风，可选加参生化汤治疗。阴户感受风寒而出现阴部疼痛较甚的，宜服用羌活养荣汤。外阴道口受凉而久不闭合的，适宜用螺儿黄硫散外洗。产后见怔忡惊悸，也可用生化汤加味来宁心定志；兼见心神恍惚，幻视幻觉，似邪气入身，当用安神丸合归脾汤以养血宁神。因气郁而见胸腹满闷、虚烦不舒，以生化汤为主，佐以木香行气。因伤食而有嗳气泛酸、厌恶进食，用六君子汤加上神曲、麦芽消导为好。苏木、莪术善于破血，青皮、枳壳最能消胀，一切耗气破血之剂，汗吐宣下之法，只可以用于各壮实之体，不能用于胎产后的妇女。对于新产后的产妇，一般先要询问恶露如何，如果瘀块、腹痛没有消除，不可贸然加人参、白术；若腹中疼痛停止，用补中益气就不要迟疑。病情若是发展到亡阳脱汗、气短喘促的危急症时，应频频服用加参生化汤，这是正确治疗的关键。又像亡阴热甚、血崩厥晕等危重症时，要立即煎服生化汤原方，是救治重症的快速方法。王太仆说过："治下补下，治以急缓，缓则道路达而力微，急则气味厚而力重。"因此治疗产后病应当遵从朱丹溪补气养血固本的治法，服药适宜效仿王太仆轻重缓急选药的用法。医生是病人生死存亡的唯一依托，要有一颗胸怀天下百姓大爱的心。这里虽然未把产后病都详细列进去，但所列进的，全都是身边医者有治验依据的，对于治疗也未必没有参考了。

【心悟】

傅氏对产后病的论治既宗前人之法，又提出了独到的见解。产后总论这一篇概括了产后病的发病因素和发病特点，即多虚多瘀。傅山先生治产后诸病，首先宗丹溪先生以大补气血为先，皆以补益为其大法，同时兼顾祛邪，活血化瘀。擅用以温补立法为主的生化汤化裁加减治疗产后诸症，补虚不留瘀，祛瘀不忘虚，这为后世医家论治产后病提供了重要的理论依据。

妇人产后百脉空虚，亡血伤津，不任峻剂攻伐，故用药贵在和平，傅氏持"重产轻邪"的态度，对待产后患者主张治本为主，兼顾其标；分清主次缓急，冀其正复邪除。如对妇人产后感外邪，傅氏治疗强调"如有气毋专耗散，有食毋专消导；热不可用芩、连，寒不可用桂、附"，告诫我们，产后选方用药必先照顾气血，补其气血之不足，扶正固本，然后再用行气、消导、清热、祛寒等治标之法驱邪外出，方可达到扶正祛邪、标本兼治的目的。亦即开郁无过耗散，消导必兼扶脾，清热不宜过用寒凉，祛寒不宜过用温燥之意。傅氏提出了产后用药必须注意三禁，即不可汗、不可下、不可利小便。产后气血俱虚，虽有表证，过汗必致汗脱，即或便难，强用下法，则重伤其阴，元气必脱。同时注意用药和缓，慎用破血、攻瘀之峻品（如苏木、莪术等）；还针对临床中产妇以急症为多见，在具体用药方面取用平和，在服法上采用频服法，以救急危之症。此皆属治疗产后病的经验之谈。

最后傅山先生还对医生医德提出了忠告："凡付生死之重寄，须着意于极危；欲救俯仰之无亏，用存心于爱物"，难能可贵。

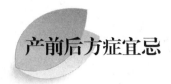

产前后方症宜忌

正产

【原文】

正产者，有腹或痛或止，腰胁酸痛，或势急而胞未破，名弄胎，服八珍汤加香附自安。有胞破数日而痛尚缓，亦服上药俟之。

【解析】

产妇妊娠月数已足，出现腹痛时作时止，腰胁酸痛，或者看上去要进入产程而胞衣未破，叫作弄胎。服用八珍汤加香附，即可进入正常产程。有胞衣早破数日而腹痛不明显，久久不能产下，也可以服八珍汤加香附。

【心悟】

本条指出临产时常见的三种情况：正产、弄胎、胞衣先破。弄胎属现代产科中的假阵痛，未进入正常产程，故不宜让产妇过早用力、精神紧张，可服补益气血八珍汤加香附治疗；胞衣先破而胎儿久久不产者常可致许多症状出现，故应及时采取治疗，傅氏认为这也是气血不足所致。现代医学或用药催产，或借助各种手术方法来助产。

伤产

【原文】

伤产者，胎未足月，有所伤动，或腹痛脐痛，或服催生药太早，或产母努力太过，逼儿错路，不能正产。故临月必举动从容，不可多睡，饱食饮酒，但觉腹中动转，即正身仰卧，待儿转顺。与其临时费力，不如先时慎重。

伤产就是胎儿未到足月，却有即将临产的症状，可能是产妇在假宫缩时腹痛脐痛造成；可能是服催生药太早造成；也可能是产妇在假宫缩时消耗体力过多，或用力过早，使胎儿胎位不正，导致了不能正常生产。所以孕妇在快足月时必须心神安定、活动有度，不能多睡，不能吃的过饱，不能饮酒，只要自觉腹中胎儿在转动，马上要正身仰卧，等待胎儿胎位转顺，否则容易造成伤产，所以与其临产时费力，不如先有正确的产时调护。

【心悟】

本条指出了伤产的含义及发病原因，并提出了预防措施。从生活起居、饮食活动、精神情志到待产准备各方面对伤产的发生均有影响，这些预防措施对现今产科减少难产的发生率仍具一定的科学性。同时傅山先生的这段描述与"睡、忍痛、慢临盆"产时六字真言有相通之处，对产妇的顺利分娩具有一定的临床指导意义。

调产

【原文】

调产者，产母临月，择稳婆，办器用，备参药。产时不可多人喧闹，二人扶身，或凭物站。心烦，用滚水调白蜜一匙，独活汤更妙。或饥，服糜粥少许，勿令饥渴。有生息未顺者，只说有双胎，或胎衣不下，勿令产母惊恐。

【解析】

所谓调产是指胎儿足月临产时，家里要选好接生员，备置接生器具和人参、生化汤等助产的必备药物等，整个生产过程要注意保持环境安静，产妇身边必须有人照顾，或者有倚靠的站立。如果心烦，可用开水调白蜜一匙，或煎服独活汤效果更好；如果肚子饿了，喝少许米粥，不要让产妇饥饿口渴；如果产下的胎儿有发育缺陷或死胎等现象，就告诉产妇有可能是双胞胎或者胎盘还没有排出，不要让产妇惊恐。

【心悟】

孕妇到了预产期或有了产兆，应当做好产时所需准备工作，同时要注意对产妇的料理。其中的"生息未顺"处理方法，仍为现代遵从，可避免产妇在产时、产后发生血崩、血晕等症。

催生

【原文】

催生者，因坐草太早，困倦难产，用八珍汤，稍佐以香附、乳香，以助血气。胞衣早破，浆血已干，亦用八珍汤。

【解析】

催生指的是分娩过程中用力太早，导致困倦难产，可以服用八珍汤以补益气血，稍佐以香附、乳香理气活血，帮助生产。胞衣早破，羊水已干，也可以用八珍汤治疗。

【心悟】

若临产用力过早，产妇疲惫而致宫缩乏力难产或者胞衣早破而无宫缩，或宫缩不强者可予催生处理。催生的方药是以补养气血为主的八珍汤。对产道异常和胎位异常中的胎头高直位、前不均倾位、面先露等均不适宜催生的方法。

冻产

【原文】

冻产者，天寒血气凝滞，不能速生，故衣裳宜厚，产室宜暖，背心、下体尤要。

【解析】

冻产也称冻生，指因天气寒冷导致气血凝滞，使胎儿不能迅速降生。本条实际上指出在天寒季节临产时，要做到产室温暖，产妇给予保暖的措施，尤以背部、胸部和身体下部为要，防止因气候的寒冷影响产妇正常分娩。

热产

【原文】

热产者，暑月宜温凉得宜。若产室人众，热气蒸逼，致头痛、面赤、昏晕等症，宜饮清水少许以解之。然风雨阴凉，亦当避之。

【解析】

热产又名暑产，指的是在炎热的夏天分娩。如果在暑天分娩，环境应该温凉适宜。若产房人多，热气逼人，环境太热容易中暑起病，导致头痛、面赤、昏仆、昏厥等症状，应饮用少许清水来缓解。产妇在防暑的同时还应避免吹风淋雨和受凉。

【心悟】

本条注重两点：一是在环境较热的条件下生产，应注意产房的空气流通；二是暑月生产也应避免风雨受凉。

横产

【原文】

横产者，儿居母腹，头上足下，产时则头向下，产母若用力逼之，胎转至半而横。当令产母安然仰卧，令其自顺。稳婆以中指挟其肩，勿使脐带羁绊。用催生药，努力即生。

当归、紫苏各三钱，长流水煎服，即下。

一方，用好京墨磨服之，即下。

一方，用败笔头一个，火煅。以藕节自然汁调服之，即下。

一方，用益母草六两浓煎，加童便一大杯调服，即下。

【解析】

横产又名横生，是指胎儿在母体内开始时是头上脚下，待到生产时应该头朝下，产妇如果用力收缩子宫，胎儿转至一半不再转动而处于横位时，应该让产妇平静的仰卧，等待胎儿自己转正胎位。接生员应用中指按压产妇肩峰穴，不让脐带缠绕胎儿。再用催生药，用力便可娩出。

当归、紫苏各9g，用长流水煎汤服用。

另外一种方法是用好的京墨研磨服下，就可娩出。

还有一种方法是火煅一支败笔头，用藕节调汁服下，即可娩出。

最后一种方法就是用益母草180g浓煎，再加一大杯童子尿调和服用就可娩出。

【心悟】

傅氏在当时的情况下，就提出通过产妇位置的变动使胎儿转正胎位，并通过接生员指压产妇肩峰穴，不让脐带缠绕胎儿这些观点，为产妇的顺利生产提供了较好的指导。现代产科将横产归为异常分娩中的肩先露，其分娩方式为横产式，是对母儿最不利的胎位。临产时发现此种胎位，现代医学常根据产次、胎儿大小、胎儿是否存活、宫口扩张程度、胎膜是否破裂、有无并发症等，决定分娩方式。

盘肠产

【原文】

盘肠产者，产则子肠先出，然后生子。其肠或未即收，以蓖麻子四十九粒，研碎涂头上，肠收，急急洗去，迟则有害。又方，止用四十粒，去皮研为膏，涂顶中，收即拭之。如肠燥，以磨刀水润之，再用磁石煎汤服之。须阴阳家用过有验者。

【解析】

盘肠产又名盘肠生、推肠生。是说产妇临产时胎儿还没有生下来，产妇的肠子却先脱落下来，如果胎儿生产后肠子还没有及时缩回，用蓖麻子49粒，碾碎后涂抹在直肠下端，等肠子收缩回去后立刻清洗掉，长时间敷用此药会有危害；还有一种方法是：只用40粒蓖麻子，去掉外皮，碾磨后调成膏状，涂于在直肠下端，待肠子缩回后立刻擦掉，如果肠中燥热，先用磨刀水来滋润，再用磁石煎汤服用，以上这些方法需要有经验的人才可使用。

【心悟】

盘肠产又名推肠生、蟠肠生、盘肠献花、盘肠产、催肠生，是指妇人临产中胎儿还未分娩出来，而产妇的肠子先脱出来了，胎儿分娩后又不能自行缩复的一种病证。过去一般认为产母平日气虚，临产时努挣，浑身气血下注，以致肠随儿下，儿下后肠仍不收。相当于临产时产妇直肠脱出（引自《中医大辞典》）。

正产肠下和盘肠产一般多见于经产妇，近年来，随着助产技术的不断提高和对盆底功能障碍性疾病的重视，此类疾病逐渐减少，临床上对子宫脱垂、阴道壁膨出、直肠脱出等疾病均可以通过药物、手术、物理疗法等治疗。

难产

【原文】

难产者，交骨不开，不能生产也。服**加味芎归汤**，良久即下。

小川芎（一两）　当归（一两）　败龟板（一个，酒炙）　妇人发灰（一握，须用生过男妇者，为末）

水一盅，煎七分服。

【解析】

难产指的是耻骨不开造成的不能正常生产。服用加味芎归汤后不久就会生产。

小川芎 30g　当归 30g　败龟甲 1 个（酒炙）　妇人发灰 1 握（需要使用生过男孩妇人的头发，为末）

用 1 盅水煎至 7 分服用。

【心悟】

此条傅氏所说的难产相当于现代产科所称的骨产道异常使胎儿娩出受阻。现代临床上当及时采用手术助产的方法来缩短产程，降低胎儿窘迫及胎儿死亡的发生率，减少新生儿产伤及感染的机会。

死产

【原文】

死产者,子死腹中也。验母舌青黑,其胎已死。先用平胃散一服,酒水各一盏,煎八分,投朴硝煎服,即下。用童便亦好。后用补剂调理。

【解析】

所谓死产,是指胎儿死于产妇腹中。查看孕妇舌诊为青黑色,则胎儿已死在腹中。先用平胃散1剂,酒和水各1盏,煎至8分,再放入朴硝一起煎服,则死胎会马上娩出。酒和水也可以用童子尿代替,死胎娩出后可用补益药调理产妇。

【心悟】

在古医籍中记载有验胎儿生死的主要是以舌诊为主,"舌赤胎生""舌青胎死",但是在临床上还要结合腹部检查或B超来诊断。对运用中药下胎,需根据妊娠月份、胎死时间长短、孕妇的体质等情况选择。现在临床上临产时发生胎死,大多不用中药下胎,可采用其他助产方法以尽早结束分娩为好。

下胞

【原文】

胞衣不下,用滚酒送下失笑散一剂,或益母丸,或生化汤送鹿角灰一钱,或以产母发入口作吐,胞衣即出。有气虚不能送出者,腹必胀痛,单用**生化汤**。

全当归(一两)　川芎(三钱)　白术(一钱)　香附(一钱)

加人参三钱更妙,用水煎服。

一方,用蓖麻子二两,雄黄二钱,研膏,涂足下涌泉穴。衣下,急速洗去。

平胃散

南苍术(米泔水浸,炒)　厚朴(姜炒)　陈皮　炙草(各二钱)

共为粗末，或水煎，或酒煎，煎成时加朴硝二钱，再煎一二沸，温服。

失笑散

五灵脂、蒲黄，俱研为细末，每服三钱，热酒下。

【解析】

产妇产后胎盘胎膜残留不下，可用煮沸的酒送服失笑散或者益母丸1剂，或者用生化汤送服鹿角灰3g；或者吞服产妇头发使其呕，立即可使胎盘排出。有因气虚而无法排出胎盘的产妇，腹部必定胀痛，可单独使用生化汤治疗。

当归30g　川芎9g　白术3g　香附3g

加人参9g效果更好，用水煎服。

一种方法是用蓖麻子60g，雄黄6g，研磨调成膏，涂抹在脚底的涌泉穴上，等胎盘排出，立刻洗干净。

平胃散

南苍术（米泔水浸，炒）　厚朴（姜炒）、陈皮、炙草各6g

混合碾成粉末，或者用水、酒煎服，平胃散煎煮好后纳入芒硝6g，滚沸即可，趁热服下。

失笑散

五灵脂、蒲黄混合碾成细粉，每次服用9g，用温酒送服。

【心悟】

对新产后胞衣不下的病人，傅氏采取了内服外用结合的方法，使产后残留不下的胎盘胎膜早点排出，以免造成感染、粘连。由于新产妇人胞衣不下，造成阴道大量出血，常常会导致休克、昏迷或惊厥，属于产科危急病症，应予以人工剥离胎盘等方法及时处理。

【医案诠释】

周某，女，25岁，住院号923234，1992年9月8日初诊。妊娠10周。10天前开始阴道少量出血，腰酸、腹痛并有下坠感，虽曾口服维生素E，肌注黄体酮等保胎，但因患者仍去厂里上班未休息，于两天前夜间腹痛加剧，呈阵发性剧痛，出血量多，并有肉样组织和血块，随之腹痛较为减轻，但仍出血较多并夹有小血块，于今天来院治疗。检查：宫颈口开大，宫口有少量胎盘组织堵塞，子宫小于妊娠 10 周。查血红蛋白：90g/L，白细胞：11.6×10^9/L，中性粒细胞：0.82×10^9/L。以不全流产收住入院。中医辨证：流产，瘀热互阻。考虑到出血时间较长而下午起出血已不多，白细胞较高，给予青霉素 640 万单位加葡萄糖溶液 500ml 静脉滴注，每日 1 次，控制感染，并给予加味生化汤加牛膝 9 克。用药后当夜排出紫黑色血块及少量胎盘组织，第 2 天腹痛即减轻，出血量显著减少，第 3 天出血停止，至第 5 天 B 超检查：子宫收缩良好。前方去川芎、桃仁、牛膝，续服。8 天后痊愈出院。

（医案摘自：陆引华，沈允浩. 加味生化汤在妇科临床的应用［J］. 中国农村医学，1996. 24（9）：54-55.）

断脐

【原文】

断脐，必以绵裹咬断为妙。如遇天寒，或因难产，母子劳倦，宜以大麻油纸燃，徐徐烧断，以助元气。虽儿已死，令暖气入脐，多得生。切勿以刀断之。

滑胎散 【眉批：临月常服数剂，以便易生。】

当归（三五钱） 川芎（五七钱） 杜仲（二钱） 熟地（三钱） 枳壳（七分） 山药（二钱）

水二盅，煎八分，食前温服。如气体虚弱人，加人参、白术，随宜服之；如便实多滞者，加牛膝二钱。

【解析】

胎儿断脐，一定要用棉帛包裹绞断最为恰当。如果遇到天气寒冷或者因为难产导致的产妇和婴儿疲倦乏力，适合用大麻油纸，点燃后慢慢烧断，以补助元气。这种情况虽然胎儿已经没有生命迹象，但是温煦的元气熏入婴儿肚脐，大多可以恢复婴儿生命活动，切不可用剪刀剪断。

滑胎散 【眉批：接近预产期的时候要常常多服几剂以方便生产。】

当归9～15g 川芎15～21g 杜仲6g 熟地黄9g 枳壳2.1g 山药6g。

用 2 盅水煎至 8 分，饭前服用。如果素体气虚的产妇，则外加人参、白术，随时服用；如果便干难解、食积停滞的产妇，还应加牛膝6g。

【心悟】

傅山先生在此提出了断脐之法，以避免断脐不当引起新生儿感染性疾病的发生。同时，让产妇在接近预产期时服用"滑胎散"，以尽量避免难产。随着医学的发展，断脐必须是在无菌的情况下进行操作，以防止新生儿脐风的发生，脐风是新生儿期一种严重的感染性疾病，病死率较高。

治产秘验良方

【原文】

治横生逆产，至数日不下，一服即下。有未足月，忽然胎动，一服即安。或临月先服一服，保护无虞。更能治胎死腹中，及小产伤胎无乳者，一服即如原体。

全当归　川芎（各一钱五分）　川贝母（一钱，去心）　荆芥穗　黄芪（各八分）　厚朴（姜炒）　蕲艾　红花（各七分）　菟丝子（一钱二分）白芍（一钱二分，冬月不用）　枳壳（六分，面炒）　羌活（六分，面炒）甘草（五分）

上十三味，只用十二味，不可加减。安胎去红花，催生去蕲艾。用井水盅半，姜三片为引，热服。渣用水一盅，煎半盅，热服。如不好，再用水一盅，煎半盅，服之即效，不用二剂。

催生兔脑丸　【眉批：治横产、逆产神效。】

腊月兔脑髓（一个）　母丁香（一个）　乳香（一钱，另研）　麝香（一分）

兔脑为丸，芡实大，阴干密封。用时以温酒送下一丸。

夺命丹

临产未产时，目反口噤，面黑唇青，口中吐沫，命在须臾。若脸面微红，子死母活，急用。

蛇蜕　蚕故子（烧灰不存性）　发灰（一钱）　乳香（五分）

共为细末，酒下。

加味芎归汤 【眉批：治子宫不收，产门不闭。】

人参（二钱） 黄芪（一钱） 当归（二钱） 升麻（八分） 川芎（一钱） 炙草（四分） 五味子（十五粒）

再不收，加半夏八分，白芍八分（酒炒）。

【解析】

治疗胎位不正导致临产数日不娩的产妇，服用1剂即可顺利分娩；如果没有足月而胎动不安的孕妇，服用1剂即可安胎；如果临产前先服用1剂，有助于保护产妇及胎儿的健康，还能医治胎死腹中、流产后、胎气损伤或者产后无乳的妇女，服用1剂即可恢复健康。

当归、川芎各4.5g 川贝母（去心）3g 荆芥穗、黄芪各2.4g 厚朴（姜炒）、艾叶、红花各2.1g 菟丝子3.6g 白芍3.6g（冬月不用）枳壳（面炒）1.8g 羌活（面炒）1.8g 甘草1.5g

上面13味药，冬天只用12味，不可随意加减。安胎去红花，催生去艾叶。用井水1盅半，加生姜3片为药引，趁热服。药渣用水1盅煎至半盅，趁热服。如还没有效果，再用水1盅煎至半盅，服下后即能生效，用不着服用第2剂。

催生兔脑丸 【眉批：治横产、逆产神效。】

腊月兔脑髓1个 母丁香1个 乳香（另研）3g 麝香0.3g

兔脑为丸，如芡实大小，阴干密封，每次用温酒送服一丸。

夺命丹

产妇临盆而未生产时，发生两眼上视，牙关紧闭，面黑唇青，口吐白沫的症状，生命危在旦夕。如果面色微红，则胎儿死而产妇活，马上服用。蛇蜕、蚕故子烧灰不存性，头发灰3g，乳香1.5g。混合碾磨成细末，用酒送服。

加味芎归汤 【眉批：治疗子宫收缩不良，产后阴道外口不能闭合。】

人参6g 黄芪3g 当归6g 升麻2.4g 川芎3g 炙甘草1.2g 五味子15粒

如果子宫还是不收缩，再加半夏2.4g、酒炒白芍2.4g。

【心悟】

傅氏在这里介绍了治疗产妇胎位不正、胎动不安、难产、产时危症及子宫收缩不良、产后阴道壁膨出、子宫脱垂等的秘验良方，为这些产后病的治疗提供了有效的治疗方法。

新产治法

【原文】

生化汤先连进二服。若胎前素弱妇人，见危症热症堕胎，不可拘帖数，服至病退乃止。若产时劳甚，血崩形脱，即加人参三四钱在内，频服无虞。若气促亦加人参，加参于生化汤者，血块无滞，不可以参为补而弗用也。有治产不用当归者，见偏之甚。此方处置万全，必无一失。世以四物汤治产，地黄性寒滞血，芍药微酸无补，伐伤生气，误甚。

【解析】

新产后先用生化汤连续服用两剂。如果是产前素体虚弱的妇女，出现危急症状和高热症状，而造成堕胎的，不必拘泥于服用剂数，可以一直服用到病愈为止。如果是生产中过度疲劳，导致血崩，形体羸弱的妇女，可以外加人参9～12g，可以频繁服用而不用担心。如果新产后出现呼吸急促喘息的产妇，也要加入人参，即服用加参生化汤，产后瘀血残留而阴道出血不止的，不可以因为人参大补而不用加参生化汤了。有的人认为治疗产科诸病不可以使用当归，这是一种偏见。生化汤组方是经过深思熟虑考虑周到的处方，是万无一失的。现在的医生常用四物汤治疗生产前后诸病，但地黄性寒容易使寒凝血滞，芍药微酸不但没有补益之效，更会伤伐生气，这是错误的用法。

【心悟】

产后多虚、多瘀，傅氏对新产后病人的预防和治疗都以生化汤为圣药，推崇备至。对产时血崩、气促的重症，重视气血及其相生互用的关系，喜用人参"急补其气以生血"而大补脾气，加生化汤行中有补、有化旧生新之妙。同时，提出了以四物汤治疗产后病会贻误治疗。经现代药理研究证实，生化汤有增强子宫收缩，抗血栓、抗贫血、抗炎及镇痛作用，现在临床上生化汤及其化裁方是治疗产后的主方，这为后世医家论治产后病提供了重要的理论依据。

产后用药十误

【原文】

一因气不舒而误用耗气顺气等药，反增饱闷，陈皮用至五分，禁枳实、厚朴。

二因伤气而误用消导，反损胃气，至绝谷，禁枳壳、大黄、蓬、棱、曲、朴。

三因身热而误用寒凉，必致损胃增热，禁芩、连、栀、柏、升、柴。

四因日内未曾服生化汤，勿用参、芪、术，以致块痛不消。

五毋用地黄以滞恶露。

六毋用枳壳、牛膝、枳实以消块。

七便秘毋用大黄、芒硝。

八毋用苏木、棱、蓬以行块，芍药能伐气，不可用。

九毋用山楂汤以攻块定痛，而反损新血。

十毋轻服济坤丹以下胎下胞。

产后危疾诸症，当频服生化汤，随症加减，照依方论。

【解析】

一、因为产后胃气不畅而出现胃胀症状的，误用耗气、顺气的药物，反而加重饱胀痞闷的症状，陈皮可以用到1.5g，但枳实、厚朴禁止使用。

二、因为产后胃气受损而出现胃胀症状的，误用消导的药物，反而导致胃气更加受损，乃至水谷不进，禁止使用枳壳、大黄、莪术、三棱、焦神曲、厚朴。

三、因为产后体虚而出现发热症状的，误用寒凉药物，必然导致胃阴受损，发热加剧，禁止使用黄芩、黄连、栀子、黄柏、升麻、柴胡。

四、因为产后当天未服用生化汤，切不可使用人参、黄芪、白术等药，这些药会导致瘀血凝聚不消而导致腹痛。

五、产后不可使用地黄，以免恶露阻滞。

六、产后不可以使用枳壳、牛膝、枳实来消肿块。

七、产后便秘，不可使用大黄、芒硝。

八、产后不可使用苏木、莪术、三棱破血消块，芍药可以伤伐正气，也不能使用。

九、产后不可使用山楂汤活血定痛，因为这样有损新血。

十、产后不可轻易服用济坤丹来下死胎或者下胞衣。

产后各种危急病症，应该频繁服用生化汤，随症加减，依照上述方法论治。

【心悟】

傅氏根据妇女产后多虚、多瘀、多寒的生理特点，在本条中强调了产妇用药十条禁忌。产后多虚，宜补勿攻；产后身热、食积、便秘、气不舒等症大抵因虚而致，切不可妄投寒凉、消导、峻下、耗气之品，犯虚虚实实之戒，以致产后新血受损，虚更虚、实更实。如对产后气郁不舒者，用药多以平和之陈皮，禁用枳实、厚朴，以防耗气伤气；食积消导，禁用枳壳、大黄、三棱、莪术、厚朴过于消导；产后大便秘结，禁用大黄、芒硝，诛伐太过。产后多瘀，宜化勿破；禁用枳壳、枳实、牛膝、苏木、三棱、莪术、芍药之类散血、破血、伐气之剂使气血尽耗，山楂虽性缓，亦不可擅用以伤新血；虽然产后多虚，在治疗上仍以生化汤化瘀为先，恶露未尽不可滥用滋腻收涩之品，以滞恶露，不可过早用补气之品，如参、芪、术之类补而留瘀，使腹痛迁延不愈。产后多寒，宜温勿凉。主张用温补气血之药，慎用寒凉之品，禁用黄芩、黄连、栀子、黄柏等以防寒凝血滞。其用药经验对后世妇科临床起到重要的指导作用。

产后寒热

【原文】

凡新产后，荣卫俱虚，易发寒热，身痛腹痛，决不可妄投发散之剂，当用生化汤为主，稍佐发散之药。产后脾虚，易于停食，以致身热。世人见有身热，便以为外感，遽然发汗，速亡甚矣。当于生化汤中加扶脾消食之药。大抵产后先宜补血，次补气。若偏补气而专用参、芪，非善也。产后补虚，用参、芪、芎、归、白术、陈皮、炙草，热轻则用茯苓淡渗之药，其热自除。重则加干姜。或云大热而用姜何也？曰此热非有余之热，乃阴虚内生热耳。盖干姜能入肺分，利肺气，又能入肝分，引众药生血，然必与阴血药同用之。产后恶寒发热腹痛者，当主恶血。若腹不痛，非恶血也。

产后寒热，口眼㖞斜，此乃气血虚甚，以大补为主。左手脉不足，补血药多于补气药；右手脉不足，补气药多于补血药，切不可用小续命等发散之药。

【解析】

所有的产妇分娩之后，营卫俱虚，容易恶寒发热，身体疼痛，腹部疼痛，此时断然不可用发散解表的方剂，应该以生化汤为主，再稍佐几味发散的药。产后脾胃虚弱，容易导致食积，导致发热，很多医生一看有发热，都以为是外感发热，急于解表发汗，这会加重产妇亡阳的危险，应当是在生化汤中加入健脾消食的药物。一般来说，产后病宜先补血，再补气。如果偏重补气而重用人参、黄芪，这对产妇也是有害的。产后补虚，应该用人参、黄芪、川芎、当归、白术、陈皮、炙甘草，发热较轻的用茯苓等药性淡渗的药物，发热就可以解除了，发热重的就要加用干姜。有的人会问发热为什么用干姜？我认为这个发热不是实证的发热，而是阴虚内热。因为干姜能入肺经，利肺气，又可入肝经，引导方中其他药物入肝生血，所以必须与养阴生血的药物一起使用。产后出现恶寒发热、腹部疼痛的症状，主要由于瘀血所致；如果无腹痛症状，不是瘀血所致。

产后恶寒发热、口眼歪斜，这是气血两虚至极所致，应该以大补气血为主。若左手脉象虚弱，用补血药多于补气药；若右手脉象虚弱，用补气药多于补血药，万万不可用小续命丹等发散的药物。

【心悟】

产后百脉空虚，外易感六淫之邪，内易伤七情饮食。傅氏认为产后兼杂证，是因荣卫俱虚所致，故不任峻剂攻伐，强调了以扶正为本、祛邪为标的治疗方法，如出现恶寒、发热等症皆以生化汤为主，稍佐发散之药，不可拘于伤寒的解表发汗等，以期正复邪除。对产后病主张补血当兼补气，但临证中傅氏又辨证论治，如对产后气血两虚至极所致的恶寒发热、口眼歪斜，根据脉象辨以补气还是补血为重，为中医临床提供了较好的临床辨证思路。

【医案诠释】

汪某，女，30岁。2011年11月13日初诊。患者产后半月，不慎受寒，恶寒高热 3 天，诊为"上呼吸道感染"，已连续 3 天退热药加抗生素静脉滴注，仍高热不退，前来求诊。诊见：体温 39.5℃，鼻塞，流涕，头痛无汗，骨节酸楚，咽痛，咳嗽咽痒，恶露未净量少，乳汁稀少，大便干结，面红赤。舌红、苔薄黄腻，脉细浮。证属产后外感发热，拟益气养血、疏风清热、扶正疏解。处方：黄芪、炒黄芩、炒白芍各 12g，桂枝、炒川芎、橘红各 6g，炒银花、甘草、炒连翘、益母草各 9g，炒荆芥 8g，炒防风 3g，紫苏叶、浙贝、桃仁、红花、焦神曲各 10g。服药 3 剂后热渐退，汗微出，诸症减轻，后以原方加减继服 5 剂而愈。

按：由于产后气血两虚，腠理不密，外感寒邪，营卫失和而有发热，在选方用药时，宜补养气血之中，稍佐解表之剂。产后外感发热，因失血不可妄汗，只宜微微疏解，慎投过寒过温药物，恐其耗气动血。此产后发热，气血虚为本，发热为标，故本方养血解表，调和营、卫、兼顾各方，发热自退。故以黄芪桂枝汤合生化汤、桃红四物汤养血和营、除热扶正以治本；佐以炒银花、炒连翘、炒黄芩甘寒除热以治标，炒荆芥、炒防风、紫苏叶祛风解表，使热退而不伤正；另益母草活血行瘀、祛瘀生新，化橘红、浙贝宣肺清热，本方养血解表，调和营卫，兼顾各方，发热自退。

（医案摘自：葛蓓芬．陈学奇产后病治验［J］．浙江中医杂志，2013. 48（12）：914－915.）

胎前患伤寒疫症疟疾堕胎等症

【原文】

胎前或患伤寒、疫症、疟疾，热久必致堕胎，堕后愈增热，因热消阴血，而又继产失血故也。治者甚勿妄论伤寒、疟疫未除，误投栀子豉汤、柴芩连柏等药。虽或往来潮热，大小便秘，五苓、承气等药断不可用。只重产轻邪，大补气血，频服生化汤。如形脱气脱，加生脉散以防血晕。盖川芎味辛能散，干姜能除虚火，虽有便秘烦渴等症，只多服生化汤，自津液生而二便通矣。若热用寒剂，愈虚中气，误甚。

【解析】

妊娠期间如果外感风寒、时疫、疟疾等病，热盛日久必会导致堕胎，堕胎之后发热愈甚，这是因为发热灼伤了阴血，而堕胎又导致失血更伤阴血。医生千万不可以因伤寒、疟疾没有治愈而误用栀子豆豉汤、柴胡、黄芩、黄连、黄柏等药。虽然有寒热往来、大便秘结、小便赤短的症状，五苓散、承气汤等方药万万不可使用。这时治疗的重点是在产后气血两虚，而非外邪侵袭，用大补气血的药物，频繁服用生化汤治疗。如果形体羸弱，气短懒言，加用生脉散以防止血虚休克、昏厥。因为川芎味辛能散，干姜能消除虚火，虽然还有便秘、心烦、口渴等症状，只需要多服几剂生化汤，津液即可恢复，二便便可通畅。如果见发热而用寒凉的方药，则会使中气更加亏虚，这是错误的治法。

【心悟】

傅氏在文中再次强调了产后气血两虚为主，如兼有外感风寒、时疫、疟疾等病所致的发热，治疗的重点仍然是大补气血，万不可用误用栀子豆豉汤、柴胡、黄芩、黄连、黄柏等寒凉的方药，否则会使中气更加亏虚；兼有大便秘结、小便赤短的，万不可用五苓散、承气汤等耗津伤液。再次提出生化汤可用于产后、堕胎后因阴血耗伤而出现的发热、便秘、烦渴等症，气血两虚症状严重出现形脱气脱的，可加用生脉散。

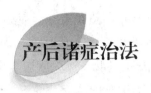

产后诸症治法

血块（第一）

【原文】

此症勿拘古方，妄用苏木、蓬、棱，以轻人命。其一应散血方、破血药俱禁用。虽山楂性缓，亦能害命，不可擅用。惟生化汤系血块圣药也。

生化汤原方

当归（八钱）　川芎（三钱）　桃仁（十四粒，去皮尖，研）　黑姜（五分）　灸草（五分）

用黄酒、童便各半，煎服。

又益母丸、鹿角灰，就用生化汤送下一钱。外用烘热衣服，暖和块痛处，虽大暑亦要和暖块痛处。有气不运而晕迷厥，切不可妄说恶血抢心，只服生化汤为妙。俗有生地、牛膝行血，山棱、蓬术败血，山楂、砂糖消块，蕲艾、椒酒定痛，反致昏晕等症，切不可妄用。二、三、四日内，觉痛减可揉，乃虚痛也，宜加参生化汤。

如七日内，或因寒凉食物，结块痛甚者，加入肉桂八分于生化汤内。如血块未消，不可加参、芪，用之则痛不止。总之，慎勿用峻利药，勿多饮姜椒艾酒。频服生化汤，行气助血，外用热衣以暖腹。如用红花以行之，苏木、牛膝以攻之则误。其胎气胀，用乌药、香附以顺之，枳壳、厚朴以舒之，甚有青皮、枳实、苏子以下气定喘，芩、连、栀子、黄柏以退热除烦。至于血结更甚，反用承气汤下之而愈结；汗多小便短涩，反用五苓散通之而愈秘。非徒无益，而又害之也。

【眉批：肉桂一作三分。】

凡儿生下，或停血不下，半月外尚痛，或外加肿毒，高寸许，或身热，减饮食，倦甚，必用生化汤加三棱、蓬术、肉桂等，攻补兼治，其块自消。如虚甚，食少泄泻，只服此帖定痛，且健脾胃，进食止泻，然后服消块汤。

加味生化汤 【眉批：治血块日久不消，半月后方可用之。】

川芎（一钱） 当归（三钱） 肉姜（四分） 桃仁（十五粒） 三棱（醋炒，六分） 元胡（六分） 肉桂（六分） 炙草（四分）

【解析】

产后由瘀血引起的小腹疼痛不要拘泥于古方，乱用苏木、莪术、三棱，以致伤害人的性命。其中的原因之一是因为散血方、破血药，全是产后禁用药。山楂虽然性缓，但是也能伤害人命，不可以乱用，只有生化汤才是治疗产后腹痛的有效方。

生化汤原方

当归24g 川芎9g 桃仁（去皮尖，研）14粒 炮姜炭1.5g 炙甘草1.5g

用黄酒，童便各半，水煎服。

还可以配合益母丸、鹿角灰，用生化汤送服3g，外用热的衣服，暖和腹痛的地方，即使是在大暑时节也要温暖此处。因气血虚弱运行不畅而引起的眩晕、神志昏迷、四肢厥逆，千万不可以胡乱的认为是产后瘀血上逆而引起的恶血冲心，只要服生化汤就可以取得很好的疗效。通常用生地、牛膝行血；三棱、莪术败血；山楂、砂糖消块；艾叶、椒酒定痛，这反而会致昏晕等症，切记不可乱用。若产后2~4日内，自觉疼痛减轻可以用手按揉的，这是虚证引起的疼痛，适宜用加参生化汤。

如在产后7日内，因食寒凉食物，导致血瘀少腹疼痛加剧的，可在生化汤内加入肉桂2.4g。如血瘀没有消除，不可加人参、黄芪，用了疼痛反而不会减少。总之，产后要谨慎不用峻利药，不要多饮姜椒艾酒，应该频服生化汤，行气助血，外用热衣以温暖小腹。如用红花行血，苏木、牛膝破血，那么就错了。若少腹气胀，用乌药、香附顺气；枳壳、厚朴疏肝行气，更严重的用青皮、枳实、苏子下气定喘，黄芩、黄连、栀子、黄柏用以退热除烦。对于严重的血瘀，用承气汤攻下反而会加重闭结；对于汗多小便短涩的，用五苓散通利反而症状更严重，非但没有效果，反而会对产妇造成伤害。

【眉批：肉桂有的书中记载为0.9g。】

产后半个月左右，瘀血阻滞不下，仍是因为瘀血而导致的疼痛，或伴有肿毒，高出皮肤一寸多，或者发热，饮食不佳，倦怠乏力，必须用生化汤加三棱、莪术、肉桂等，攻补兼治，这样瘀块自然就会消除。如果是虚象比较明显的，饮食过少伴随泄泻，不可只服生化汤止痛，还要健脾胃、止泻，然后服用消块汤。

加味生化汤 【眉批：治血块日久不消，半个月后才可以用。】

川芎3g　当归9g　肉姜1.2g　桃仁15粒　三棱（醋炒）1.8g　元胡1.8g　肉桂1.8g　炙甘草1.2g

【心悟】

本条论及的"血块"，是指在新产后，产妇常可出现因子宫的自行缩复而见小腹有块、疼痛，可用生化汤原方治疗，或配合益母丸。产后血虚寒凝、瘀血阻滞证，产后恶露不行，小腹疼痛等症皆可用之。虽然产后多虚，在治疗上仍以生化汤化瘀为先，同时强调"块痛未止，未可用芪、术"。为临床辨证治疗本病用生化汤奠定了良好的基础。

【医案诠释】

章某，30岁。婚后顺产3胎。现停经3个月，腰酸少腹滞痛，阴道少量流血，持续22天，突然大量出血，块下色紫，半日自止，5天后，又复大出血，而来院诊治。症见面唇苍白，腰酸少腹微痛，脉象软滑数，舌质红苔薄白，证属流产瘀阻气滞、残留未净，治宜调气活血、祛瘀生新，方以生化汤加味。当归15g，川芎9g，桃仁9g，炮姜5g，炙甘草6g，怀牛膝9g，炒蒲黄9g，酒炒五灵脂9g，益母草9g，红花5g。2剂，水煎服。

复诊：服1剂，即落下黏韧瘀块二枚，腰痛腹痛即除。2剂服后，出血渐止，照上方去桃仁、牛膝、失笑散，加黄芪12g、党参9g以补气生血，续服2剂而痊愈。

按：生化汤活血化瘀、温经止痛，此案加牛膝以达下，失笑散活血行瘀，益母草、红花收缩子宫，促使残留排下。

（医案摘自：浙江省中医研究所编．医林荟萃［M］．浙江省名老中医学术经验选编第四辑．浙江省卫生局，1981．）

血晕（第二）

【原文】

分娩之后，眼见黑花，头眩昏晕，不省人事者，一因劳倦甚而气竭神昏，二因大脱血而气欲绝，三因痰火乘虚泛上而神不守。当急服生化汤二三帖，外用韭菜细切，纳有嘴瓶中，用滚醋二盅冲入瓶内，急冲产母鼻中，即醒。若偏信古方，认为恶血抢心，而轻用散血之剂；认为痰火，而用无补消降之方，误甚矣。

如晕厥，牙关紧闭，速煎生化汤，挖开口，将鹅毛探喉，酒盏盛而灌之。如灌下腹中渐温暖，不可拘帖数。外用热手，在单衣上，从心揉按至腹，常热火暖之一两时。服生化汤，四帖完即神清。始少缓药，方进粥，服至十服而安。故犯此者，速灌药火暖，不可弃而不救。若在冬月，妇人身欠暖，亦有大害。临产时必预煎生化汤，预烧秤锤硬石子，候儿下地，连服二三帖。又产妇枕边行醋韭投醋瓶之法，决无晕症。又儿生时，合家不可喜子而慢母，产母不可顾子忘倦，又不可产讫即卧，或忿怒逆气，皆致血晕，慎之、慎之！

加味生化汤 【眉批：治产后三等血晕症。】

川芎（三钱） 当归（六钱） 黑姜（四分） 桃仁（十粒） 炙草（五分） 荆芥（四分，炒黑）

大枣，水煎服。

劳倦甚而晕，及血崩气脱而晕，并宜速灌两服。如形色脱，或汗出而脱，皆急服一帖，即加人参三四钱（一加肉桂四分），决不可疑参为补而缓服。痰火乘虚泛上而晕，方内加橘红四分；虚甚加人参二钱；肥人多痰，再加竹沥七分、姜汁少许。总不可用棱术破血等方。其血块痛甚，兼送益母丸，或鹿角灰，或元胡散，或独胜散，上消血块方，服一服即效，不必易方。从权救急。

加参生化汤 【眉批：治产后形色脱晕，或汗多脱晕。】

人参（三钱，有倍加至五钱者） 川芎（二钱） 当归（五钱） 炙草（四分） 桃仁（十粒） 炮姜（四分）

大枣，水煎服。

脉脱形脱，将绝之症，必服此方，加参四五钱，频频灌之。产后血崩血晕，兼汗多，宜服此方。无汗不脱，只服本方，不必加参。左尺脉脱，亦加参。此方治产后危急诸症，可通用。一昼一夜，必须服三四剂。若照常症服，岂能接将绝之气血，扶危急之变症耶！产后一二日，血块痛虽未止，产妇气血虚脱，或晕或厥，或汗多，或形脱，口气渐凉，烦渴不止，或气喘急，无论块痛，从权用加参生化汤。病势稍退，又当减参，且服生化汤。

加减法：血块痛甚加肉桂七分；渴加麦冬一钱，五味十粒；汗多加麻黄根一钱；如血块不痛，加炙黄芪一钱以止汗；伤饭食面食，加炒神曲一钱，麦芽五分炒；伤肉食，加山楂五个，砂仁四钱（炒）。

【解析】

产妇生产胎儿之后，出现休克的症状，如眼冒金星，头晕目眩，昏迷，四肢抽搐，意识不清，一是因为产程过长，在分娩过程中气血大伤而至休克；二是因为分娩时大出血造成，阳气伴随大出血而出现亡阳的休克症状；三是因为痰火乘虚上逆扰乱心神而引起的休克。应当赶快频服生化汤二三剂，外用韭菜细切，放入带嘴的瓶子中，用2盅滚醋冲入瓶内，急冲入产妇鼻中，马上就可以使产妇醒过来。如果偏信古方，认为这是产妇恶血冲心，而轻用散血之剂；或认为是外感温疫之邪，而用一些没有补益的、化瘀的、引导冲脉之气下降的方药，那就大错了。

如产后晕厥，牙关紧闭，速煎生化汤，拔开患者嘴巴，用鹅毛探喉，用酒盏装满煎好的生化汤灌下去。如果灌下后腹中逐渐温暖，不可拘泥于药物的剂数继续灌服，再外用热手放在单衣上，从心揉按到小腹处，常常要按摩到发热，暖和一两个时辰后，服用生化汤，服完4剂后，即可神志清醒。开始要少量服用，缓缓进药，然后才可以开始喝粥，服到10剂药一般就可治愈。所以遇上这种病症，要迅速灌生化汤再加按摩到发热暖和，不可以放弃不救。如果是在冬季，妇人素体不温，也是有害处的，临产时必须提前煎好生化汤，提前烧好秤锤和硬石子的炭火盆增加室温，等待胎儿娩出后，连续服用服生化汤二三剂。或者在产妇枕边，用醋韭菜投醋瓶的方法让产妇熏，就可以避免产妇发生晕厥。产妇分娩后，全家不能因为喜欢新生儿而怠慢母亲，产妇不可以只顾孩子而忘了自己的疲倦，也不可以产后立即卧下，或情绪忿怒使气机上逆，这些都可以导致血晕，必须谨慎，再谨慎！

加味生化汤 【眉批：治产后3种血晕症。】

川芎9g 当归18g 炮姜炭1.2g 桃仁10粒 炙甘草1.5g 荆芥炭1.2g

大枣，水煎服。

因劳倦过度而血晕，以及血崩气脱而血晕，服第1剂药如果效果不明显，立即把第2剂药灌服下去。如见脸色苍白而虚脱，或汗出过多而虚脱的，都可以立刻服 1 剂药，随即加人参 9 ~ 12g，（有一种说法是加肉桂 1.2g），决不可怀疑人参太补而缓服。痰火乘虚泛上而出现的晕厥，方内加橘红 1.5g。虚弱严重的加人参 6g。肥人多痰，再加竹沥 2.1g，姜汁少许，总之不可用三棱、莪术等破血方。其中产后瘀血不畅引起的少腹痛甚的患者，生化汤兼送益母丸，或鹿角灰、元胡散、独胜散之类，加消血块方，服 1 剂就见效，不必改方，这是产后急救的好方法。

加参生化汤 【眉批：治产后形色脱晕，或汗多脱晕。】

人参 9g（有倍加至 15g 者） 川芎 6g 当归 15g 炙甘草 1.2g 桃仁 10 粒 炮姜 1.2g

大枣，水煎服。

脉绝形脱，出血休克的症状，必须服此方，加人参 12 ~ 15g，频频灌之。产后血崩、血晕、兼汗多，适宜服用此方。无汗没有虚脱的，只服本方，不必加人参。左手尺脉脱，亦加人参。此方可治产后危急诸症，可以通用，一天一夜，必须服三四剂，如果按照平常服法，怎么能补益亏损到极点的气血，使之转危为安呢！产后一二日，仍有产后瘀血不畅引起的少腹疼痛，产妇气血虚脱，或晕或厥，或汗多，或休克，口气渐凉，烦渴不止，或气喘急，无论是否有少腹疼痛，都急用加参生化汤。紧急的病势好转后，又要减去人参，而且要服生化汤。

加减法：产后瘀血不畅引起的少腹痛甚者加肉桂 2.1g；口渴加麦冬 3g，五味子 10 粒；出汗多加麻黄根 3g。如少腹不痛，加炙黄芪 3g 以止汗；若过食饭面造成食滞，加炒神曲 3g、炒麦芽 1.5g；若过食肉食造成食滞，加山楂 5 个、炒砂仁 12g。

【心悟】

本条论述了产后血晕的三大病因病机，并指出治疗的方药以"急服生化汤"配合外治法为主。产后血晕多发生在产后数小时内，属于妇产科急危重症之一。若救治不及时，往往危及产妇生命。

【医案诠释】

吴某，41 岁，经停 4 个月，阴道持续流血 32 天，突然大出血，胚胎连同瘀块相续而下，出血渐止，后反复大量出血，又经半月多，服止血药无效。诊见面唇苍白，浮肿汗出，四肢厥冷，呼吸急促，脉象沉细如丝，阴血下夺，孤阳上亢，阴阳离决，迫在眉睫，急拟回阳救脱、扶正排残。人参30g，制附子3g（二味浓煎顿服），炒归身9g，炒白芍12g，炙黄芪30g，盐水炒怀牛膝12g，蒲黄9g，阿胶18g，益母草9g，炙甘草6g，煅牡蛎30g。1剂，水煎服。

复诊：昨晚汗止肢温，至下半夜，觉少腹急滞，欲解小便，落下胞衣一具，呼吸即缓，出血亦止，但面色依然苍白、浮肿，寐少心悸，照上方以党参15g易人参，以龙齿15g易龙骨，去附子加熟枣仁12g，服4剂而告痊愈。

按：本方取人参补气，附子壮阳，二味合用，力专效宏，对产后或经来暴崩，致血脱亡阳者咸宜。合用当归补血汤补气生血，佐牛膝、益母草达下；龙牡敛汗摄血而救逆，使阳回阴复，阳生阴长。

（医案摘自：浙江省中医研究所编．医林荟萃［M］．浙江省名老中医学术经验选编第四辑．浙江省卫生局，1981.）

厥症（第三）

【原文】

妇人产有用力过多，劳倦伤脾，故逆冷而厥，气上胸满，脉去形脱，非大补不可，岂钱数川芎、当归能回阳复神乎。必用加参生化汤倍参，进二剂则气血旺而神自生矣，厥自止矣。若服药而反渴，另有生脉散、独参代茶饮，救脏之燥。如四肢逆冷，又泄痢类伤寒阴症，又难用四逆汤，必用倍参生化汤加附子一片，可以回阳止逆，又可以行参、归之力。立二方于下分先后。

加参生化汤 【眉批：治产后发厥，块痛未止，不可加芪、术。】

川芎（二钱） 当归（四钱） 炙草（五分） 炮姜（四分，一作黑姜）桃仁（十粒，去皮尖，研） 人参（二钱） 枣，水煎。进二服。

滋荣益气复神汤 【眉批：治产后发厥，问块痛已除，可服此方。】

人参（三钱） 黄芪（一钱，蜜炙） 白术（一钱，土炒） 当归（三钱） 炙草（四分） 陈皮（四分） 五味（十粒） 川芎（一钱） 熟地（一钱） 麦芽（一钱）

枣一枚，水煎服。

手足冷，加附子五分；汗多，加麻黄根一钱，熟枣仁一钱；妄言妄见，加益智、柏子仁、龙眼肉；大便实，加肉苁蓉二钱。大抵产后晕厥二症相类，但晕在临盆，症急甚于厥，宜频服生化汤几帖，块化血旺，神清晕止，若多气促形脱等症，必加参、芪；厥在分娩之后，宜倍参生化汤，止厥以复神，并补气血也，非如上偏补气血而可愈也。要知晕有块痛，芪、术不可加；厥症若无块痛，芪、术、地黄并用无疑也。

【解析】

　　产妇有因生产时用力过度，耗损脾气，造成四肢厥冷而突然昏倒的，出现胸闷气急，脉微软无力、脸色苍白等休克症状，这时一定要大补气血，哪里是几克川芎、当归就能救回来的！必须用加参生化汤，人参剂量加倍，服用2剂后，患者就会气血转旺而精神逐渐恢复，四肢厥冷就开始好转了。如果服药后反而口渴，另外可加生脉散、独参汤代茶饮，可挽救脏腑津液亏乏导致的病症。如果出现四肢厥冷，又出现泄泻痢疾等类似于伤寒阴症的症状，就很难用四逆汤，必须用倍参生化汤，加附子一片，可以回阳救逆，又可以发挥人参、当归补血的作用。分先后设2张处方如下。

　　加参生化汤　【眉批：适用于治疗产后厥证发作，少腹血块瘀留疼痛未止的，不可以加黄芪、白术。】

　　川芎6g　当归12g　炙甘草1.5g　炮姜1.2g（其中有些地方写作黑姜）　桃仁（去皮尖，研）10粒　人参6g

　　大枣，水煎。进服2剂药。

　　滋荣益气复神汤　【眉批：适用于治疗产后厥证发作，而少腹血块瘀留疼痛已除的，可服用此方。】

　　人参9g　蜜炙黄芪3g　土炒白术3g　当归9g　炙甘草1.2g　陈皮1.2g　五味子10粒　川芎3g　熟地黄3g　麦芽3g

　　大枣1枚，水煎服。

　　遇手足不温的，加制附子1.5g；遇出汗多的，加麻黄根3g，熟枣仁3g；精神恍惚、胡言乱语的，加益智、柏子仁、龙眼肉；大便干结的，加肉苁蓉6g。一般来说，产后"晕"和"厥"二症是相类似的。但"晕"大多发生在临盆时，症状比厥证更急，应该频服几剂生化汤，使瘀血得化、气血旺盛，神志清而头晕止；如果出现气急明显、面色苍白、大汗淋漓等症，必须加人参、黄芪。"厥"是发生在分娩之后，用倍参生化汤，使"厥"停而精神恢复，必须气血同补，并非如上所说偏补气血就可以治愈的。要知道"晕"如果兼有少腹血块瘀留疼痛，不可加黄芪、白术；厥证如果不兼有少腹血块瘀留疼痛，黄芪、白术、熟地黄都是可以用的。

【心悟】

本条阐述了应用生化汤加减急救治疗产后厥证的方法和方药。产后厥证是产妇分娩时因气血大耗而引起的产妇休克，伴有四肢抽搐，属于产后三大病之一的产后痉证的范畴。本病是因产后亡气耗血，血虚不能养肝，肝风内动而引起。故傅氏治疗，宗"有形之血不能骤生，无形之气所当急固""气为血之帅，血为气之母"等原理，用加参生化汤急以益气补血，且遵"治风先治血，血行风自灭"的原则，故以加参生化汤和滋荣益气复神汤化裁治之。

血崩（第四）

【原文】

产后血大来，审血色之红紫，视形色之虚实。如血紫有块，乃当去其败血也，止留作痛，不可论崩。如鲜红之血，乃是惊伤心不能生血，怒伤肝不能藏血，劳伤脾不能统血，俱不能归经耳。当以崩治，先服生化汤几帖，则行中自有补。若形脱汗多气促，宜服倍参生化汤几帖以益气，非棕灰之可止者。如产后半月外崩，又宜升举大补汤治之，此症虚极，服药平稳，未见速效，须二十帖后，诸症顿除。

生血止崩汤 【眉批：治产后血崩。】

川芎（一钱） 当归（四钱） 黑姜（四分） 炙草（五分） 桃仁（十粒） 荆芥（五分，炒黑） 乌梅（五分，煅灰） 蒲黄（五分，炒）

枣，水煎。忌姜、椒、热物、生冷。

【眉批：凡止崩用荆芥，俱宜炒黑。】

鲜红血大来，荆芥穗炒黑、白芷各五分。血竭形败，加参三四钱；汗多气促，亦加参三四钱；无汗，形不脱，气促，只服生化汤，多服则血自平。有言归、芎但能活血，甚误。

升举大补汤 【眉批：滋荣益气。如有块动，只服前方，芪、术勿用。】

黄芪 白术 陈皮（各四分） 人参（二钱） 炙草 升麻（各四分） 当归 熟地（各二钱） 麦冬（一钱） 川芎（一钱） 白芷（四分） 黄连（三

分，炒） 荆芥穗（四分，炒黑）

汗多，加麻黄根一钱、浮麦炒一小撮；大便不通，加肉苁蓉一钱，禁用大黄；气滞，磨木香三分；痰，加贝母六分、竹沥、姜汁少许；寒嗽，加杏仁十粒、桔梗五分、知母一钱；惊，加枣仁、柏子仁各一钱；伤饭，加神曲、麦芽各一钱；伤肉食，加山楂、砂仁各八分，俱加枣，水煎。身热不可加连、柏，伤食怒气，均不可专用耗散无补药。凡年老虚人患崩，宜升举大补汤。

按：症虚极。注中有身热不可加连柏云云，后三页复神汤项下，注有宜用此汤少佐黄连坠火云云。设无火可坠，此方内并无热药，无须反佐。恐黄连未可轻用，此处最宜详慎。又注中寒嗽加有知母，既系寒嗽，知母亦未可擅用。此条疑原刊"寒"字有误。

【解析】

孕妇分娩后阴道大量出血，必须要辨别出血的颜色是鲜红还是紫暗，同时通过区分产妇的脸色和精神状态来辨别疾病的虚实。如阴道出血颜色紫暗而有瘀块的，应当用活血化瘀、祛瘀生新法来祛除胞宫中的瘀血，如果用止血的方法，就会使瘀血内流而引起小腹疼痛，这样的症状不可以运用治崩漏的方法来治疗。如阴道出血鲜红的，这是惊恐损伤心神，心不能生血；怒伤肝，肝不能藏血；劳伤脾，脾不能统血，全都是血不能归经的缘故，应当以血崩论治，先服几剂生化汤，这是祛瘀生新法中的补法。假如出现休克、汗多、气喘等症状，宜服倍参生化汤几剂以益气，并非单纯用棕灰之品就可以止血的。如果产后半月后出现血崩，应该用升举大补汤治疗了，出现这样的症状已经虚到极点了，服药后症状平稳，不会很快看到疗效的，必须20剂后，这些症状才会消除。

生血止崩汤 【眉批：治产后血崩。】

川芎3g 当归12g 炮姜炭1.2g 炙甘草1.5g 桃仁10粒 荆芥炭1.5g 乌梅（煅灰）1.5g 炒蒲黄1.5g

大枣，水煎服。忌服姜、椒和热性、生冷的食物。

【眉批：凡是治疗血崩用荆芥的地方，全都是要炒黑的。】

鲜红大出血时，用黑芥穗、白芷各1.5g。遇出血过多而休克的，加人参9～12g。遇汗多气促的，也加人参9～12g；遇不出汗，面色尚好的，伴有气急，只服用生化汤，多服几剂出血就会停止。有人说当归、川芎只能活血，这是错误的。

升举大补汤 【眉批：滋荣益气。如自觉小腹有瘀块推动，只服前方就可以，不用黄芪、白术。】

黄芪、白术、陈皮各1.2g　人参6g　炙甘草、升麻各1.2g　当归、熟地黄各6g　麦冬3g　川芎3g　白芷1.2g　炒黄连1.2g　黑芥穗1.2g

汗多，加麻黄根3g，浮麦炒一小撮；大便不通，加肉苁蓉3g，禁用大黄；有气滞，研磨木香粉0.9g；有痰，加贝母1.8g，竹沥、姜汁少许；有寒嗽，加杏仁10粒，桔梗1.5g，知母3g；有惊悸者，加酸枣仁、柏子仁各3g；有伤面食，加神曲、麦芽各3g；有伤肉食，加山楂、砂仁各2.4g；都加枣，水煎。有身体发热不可以加黄连、黄柏；有伤食怒气，不可专用耗散药而不用补药。凡是年老体虚之人患血崩，宜升举大补汤。

按语：症状虚到极点，注释中有"身热不可加连、柏"等等。后面的复神汤，注释中有宜用此汤"少佐黄连坠火"等等。假设无火可坠，此方内并无热药，不需要反佐。恐怕黄连不可以轻用，此处最应该详细谨慎。还有注释中寒嗽加有知母，既然是寒嗽，知母亦不可擅用。此条怀疑原刊"寒"字有误。

【心悟】

本条傅氏主要提出了产后血崩的病因，并强调要根据血的颜色和患者的形色来辨别虚实。凡产后血崩者推崇先用生化汤，该方行中有补，去瘀而不伤正，是产后首选之良方。

【医案诠释】

叶某，女，26岁，已婚，农民。1990年9月7日入院，足月住院待产，于9月8日产下一男婴。患者素体虚弱，腹肌收缩力不良，又因产时子宫收缩乏力，以致胎盘残留。产后7天，阴道反复多次大出血。中医会诊：症见小腹疼痛拒按，阴道流血量多，血色暗红而有大血块，面色㿠白，自汗，舌紫暗，脉弦涩。证乃瘀血内阻胞脉，致血暴崩而下，兼见气虚。治宜化瘀止血、益气固脱，方以：别直参10g（先煎兑服），生黄芪15g，当归20g，川芎9g，桃仁6g，炮姜6g，炙甘草3g，1日1夜服2剂。9月14日复诊：药后，大血块阵下，小腹痛缓解，宗前法上方别直参改为太子参15g，加炒白术10g，生白芍 10g，3 剂。9 月 17 日三诊：服上药后血块未见，血量减少，精神好转，面色转红润。上方减桃仁，加仙鹤草 10g，继服 6 剂以巩固疗效。

按：产后血崩，乃产后危急重证之一。《女科经纶》引陈无择云："血崩不是轻病，现产后有此，是谓重伤。"患者元气不足，子宫收缩乏力，瘀血内阻胞脉，胎盘残留致阴道大出血，为虚实夹杂证，治应寓补于攻，急用别直参益气固脱。重用当归既可补血和血，又可化瘀生新，使血气充沛，脉道盈满，血液环流畅行；川芎活血行气；桃仁化瘀生新；炮姜善助芍、桃温通血脉；炙甘草缓急止痛，调和诸药，全方行中有补，旧血已去，新血自生。

（医案摘自：程月仙．生化汤临床运用举隅 ［J］．浙江中医学院学报．1994，18（4）：24.）

气短似喘（第五）

【原文】

因血脱劳甚，气无所恃，呼吸止息，违其常度。有认为痰火，反用散气化痰之方，误人性命，当以大补血为主。如有块，不可用参、芪、术；无块，方可用本方，去桃仁，加熟地并附子一片；足冷加熟附子一钱，及参、术、陈皮，接续补气养荣汤。

加参生化汤 【眉批：治分娩后即患气短者。有块不可加芪、术。】

川芎（二钱） 当归（四钱） 炙草（五分） 黑姜（四分） 桃仁（十粒，去皮尖，研） 人参（二钱）

引加枣一枚，连进二三帖后，再用后方。

补气养荣汤 【眉批：治产后气短促。血块不痛，宜服此方。】

黄芪（一钱） 白术（一钱） 当归（四钱） 人参（三钱） 陈皮（四分） 炙草（四分） 熟地（二钱） 川芎（二钱） 黑姜（四分）

如手足冷，加熟附子一钱；汗多，加麻黄根一钱，浮麦一小撮；渴，加麦冬一钱，五味子十粒；大便不通，加肉苁蓉一钱，麻仁一撮；伤面饭，加炒神曲一钱，炒麦芽一钱；伤肉食，加山楂、砂仁各五分。

按：麦芽有回乳之害，用者慎之！

【眉批：黄芪、白术一作各二钱。凡止汗用浮麦宜炒。】

【解析】

分娩时出血过多或劳累过度，因出血过多而出现了元气没有依托而喘息，失去了正常的呼吸节奏。有人误认为这是由于痰火郁结，反而应用散气化痰的药物，这样治疗是会贻误产妇性命的，应该用大补气血的方法。如果大出血中夹有瘀块的，不可以用人参、黄芪、白术；没有血块的，立即应用本方，去桃仁，加熟地黄以及制附子一片；对下肢发冷的，加制附子3g，以及人参、白术、陈皮，接着服补气养荣汤。

加参生化汤 【眉批：治疗分娩后就有气短症状的。如有瘀块的，就不可以加黄芪、白术。】

川芎6g　当归12g　炙甘草1.5g　炮姜炭1.2g　桃仁（去皮尖，研）10粒　人参6g

大枣1枚为引，连进二三剂后，再用后方。

补气养荣汤 【眉批：治疗产后气短气喘，没有少腹疼痛的，宜服此方。】

黄芪3g　白术3g　当归12g　人参9g　陈皮1.2g　炙草1.2g　熟地黄6g　川芎6g　炮姜炭1.2g

如手足冷，加熟附子3g；汗多，加麻黄根3g，浮麦一小撮；渴，加麦冬3g，五味子10粒；大便不通，加肉苁蓉3g，麻仁一撮；因吃面饭过多而造成食积的，加炒神曲3g，炒麦芽3g；因吃肉类过多而造成食积的，加山楂、砂仁各1.5g。

按：麦芽有回乳的功能，应用的时候要慎重！

【眉批：黄芪、白术另有一种说法是各6g。凡止汗宜用炒浮小麦。】

【心悟】

本段论的产后气短似喘症。病由血脱劳甚、气无所恃而致，因此常同血晕、血崩等症先后并见，属产后的危重之症。治法自然与前边所述的血块、血晕、血崩相联系。本条提出了加参生化汤或补气养荣汤对病人虚实不同的治疗运用，这两张处方是治疗产后大出血引起休克心力衰竭的常用急备方，为中医中药治疗产后急诊提供了有效的方法和措施。

妄言妄见（第六）

【原文】

由气血虚，神魂无依也。治当论块痛有无缓急。若块痛未除，先服生化汤二三帖，痛止，继服加参生化汤，或补中益气汤，加安神定志丸调服之。若产日久，形气俱不足，即当大补气血，安神定志，服至药力充足，其病自愈。勿谓邪祟，若喷以法水惊之，每至不救。屡治此症，服药至十数帖方效。病虚似邪，欲除其邪，先补其虚，先调其气，次论诸病。此古人治产后虚症，及年老虚喘，弱人妄言。所当用心也。

安神生化汤【眉批：治产后块痛未止，妄言妄见症，未可用芪、术。】

川芎（一钱） 柏子仁（一钱） 人参（一二钱） 当归（二三钱） 茯神（二钱） 桃仁（十二粒） 黑姜（四分） 炙草（四分） 益智（八分，炒） 陈皮（三分）

枣，水煎。

滋荣益气复神汤【眉批：块痛已止，妄言妄见，服此方即愈。】

黄芪 白术 麦冬 川芎 柏子仁 茯神 益智（各一钱） 人参 熟地（各二钱） 陈皮（三分） 炙草（四分） 枣仁（十粒，一钱） 五味子（十粒）莲子（八枚） 元肉（八个）

枣，水煎服。

产后血崩、血脱、气喘、气脱、神脱、妄言，虽有血气阴阳之分，其精散神去一也。比晕后少缓，亦危症也。若非厚药频服，失之者多矣。误论气实痰火者，非也。新产有血块痛，并用加参生化汤，行中有补，斯免滞血血晕之失也。其块痛止，有宜用升举大补汤，少佐黄连，坠火以治血脱，安血归经也；有宜用倍参补中益气汤，少佐附子，助参以治气脱，摄气归渊也；有宜用滋荣益气复神汤，少佐痰剂，以清心火，安君主之官也。

【解析】

妄言妄见是由于气血虚弱导致神魂无所依附所出现的幻觉、神志恍惚等一系列症状。治疗应当通过胞衣有否残留、宫内瘀血是否排尽、腹痛的缓急程度来进行辨证论治。若胞衣残留未除，胞宫瘀血伴有腹痛，先服生化汤二三剂，腹痛一般就会缓解，再加服加参生化汤，或补中益气汤，再加相关安神定志丸药调服。若产妇分娩后时间比较长了，仍然有精神面色状态不佳，应当大补气血，安神定志，服至药力充足，这种病就会痊愈。不要认为这是鬼邪作怪，若因迷信地喷法水去治疗，使产妇受到惊吓，这样常常会延误病情，无法救治。我已多次治疗这种疾病，服药到十几剂才会见效。凡是有了疾病，身体虚弱兼有病邪的，如果要清除病邪，必须先补益其虚弱，然后调和其气机，再考虑清除其他病邪。这是古人治疗产后虚证及年老虚喘、虚弱引起胡言乱语的治疗原则，应当说是用心良苦啊。

安神生化汤 【眉批：治产后血瘀腹痛未止，对妄言妄见症，不可以用黄芪、白术。】

川芎3g 柏子仁3g 人参3~6g 当归6~9g 茯神6g 桃仁12粒 炮姜炭1.2g 炙甘草1.2g 炒益智仁2.4g 陈皮0.9g

加枣，水煎服。

滋荣益气复神汤 【眉批：产后血瘀腹痛已止，妄言妄见，服此方就可以治愈了。】

黄芪、白术、麦冬、川芎、柏子仁、茯神、益智仁各3g 人参、熟地黄各6g 陈皮0.9g 炙甘草1.2g 枣仁10粒，3g 五味子10粒 莲子8枚 桂圆肉8个

加大枣，水煎服。

产妇分娩后出现血崩、血脱、气喘、气脱、神志昏迷、胡言乱语，虽然有血虚、气虚、阴虚、阳虚之分，但其精气涣散、神志不清的症状都是相同的。如晕厥后缓解，神志渐渐清晰，这样也是非常危险的。如果不是多次服用大补气血的药物，会因治疗失误造成多种危险的疾病。千万别误以为这是气实痰火造成的。产后不久有血瘀腹痛的，用加参生化汤，行中有补，这可以避免瘀血内阻引起的血晕证治疗的失误。产后不久无血瘀腹痛的，有的宜用升举大补汤，加入少量的黄连作辅助，泻火以治血脱，引血归经；有的宜用倍参补中益气汤，加入少量的附子，辅助人参以治气脱，摄气归源；有的宜用滋荣益气复神汤，加入少量的化痰药，以清心火，清心安神。

【心悟】

本段所论产后妄言妄见，其总的病机为气血大亏、心神失养、神无所归而致。治疗上当先化瘀血再大补气血，同时这也是治疗产后病虚中夹实

证的一个治疗原则。在本条中还特别提出不能把产后出现的妄言妄见之症当作"邪祟"，而用迷信的方法治疗，体现了治病的医学科学态度。

【医案诠释】

苏某，女，35岁，农民，1974年6月15日初诊。现病史：患者足月顺产后1月，因胎膜残留遂致突然晚期产后出血。在输液输血抗感染后，急行剖宫术，术后子宫出血渐止，所测血压为110/60mmHg。红细胞3.0×10^{12}/L，血红蛋白82g/L。面色少荣，心悸胆怯，语言错乱。舌象：质干淡紫。脉象：细弱而涩。辨证：冲任受损，脏虚血亏，兼挟瘀滞，神不内守。治法：益气血，化瘀滞，宁心神，通机窍。方药：太子参30g，茯苓、茯神各15g，西琥珀3g（分冲服），当归12g，川芎9g，桃仁泥9g，紫丹参12g，川、广郁金各12g，紫石英10g，石菖蒲5g。

治疗经过：上药连服7剂后，心悸胆怯，神志恍惚已减，惟有时仍感语音不清，舌淡红有紫气，脉细弱。再予上方将琥珀、西川芎、桃仁泥用量均减为3g，加黄芪15g、鸡血藤20g、熟枣仁12g、炙远志6g，嘱日间服1剂，连服1个月后，面色较佳，神志语音亦均为清，眠食皆可。复查时血压128/74mmHg，血红蛋白105g/L。症状基本消除，嘱平时服补心丹、归脾丸交替缓调，巩固疗效。

按：本例患者因冲任损伤，气血俱虚，内夹瘀滞，神无以附以致惊悸恍惚，语言错乱。盖产后瘀血不去，新血不生，故以祛瘀为先。盖产后瘀化而后言补，则补而不滞，心脉得以濡养。治以通补兼施以宁心神。前方以化瘀为主，养益为辅。后方以养益为主，化瘀为辅。故综观病情，产后出血，心神失守，妄言见邪，宜服生化汤加茯神、远志，慎不可作痰水论治，使行中有补，能生能化，从而心宁神安以竟全功。

（医案摘自：高新彦，袁惠霞. 古今名医妇科医案赏析［M］. 人民军医出版社，2006.）

伤食（第七）

【原文】

新产后禁膏粱，远厚味。如饮食不节，必伤脾胃。治当扶元，温补气血，健脾胃。审伤何物，加以消导诸药。生化汤加神曲、麦芽，以消面食，加山楂、砂仁以消肉食。如寒冷之物，加吴萸、肉桂，如产母虚甚，加人参、白术。又有块，然后消补并治，无有不安者。屡见治者不重产后之弱，惟知速消伤物，反损真气，益增满闷。可不慎哉。

加味生化汤 【眉批：治血块未消，服此以消食。】

川芎（二钱）　当归（五钱）　黑姜（四分）　炙草（五分）　桃仁（十粒）

问伤何物，加法如前，煎服。

健脾消食生化汤 【眉批：治血块已除，服此消食。】

川芎（一钱）　人参 当归（各二钱）　白术（一钱半）　炙草（五分）

审伤何物，加法如前。

如停寒物日久，脾胃虚弱，恐药不能运用，可用揉按，炒神曲熨之更妙。凡伤食误用消导药，反绝粥几日者，宜服此方。

长生活命丹

人参三钱，水一盅半，煎半盅。先用参汤一盏，以米饭锅焦研粉三匙，渐渐加参汤、焦锅粉，引开胃口。煎参汤用新罐或铜勺，恐闻药气要呕也。如服寒药伤者，加姜三大片煎汤。人参名活命草，锅焦名活命丹，此方曾救活数十人。

【解析】

产妇刚分娩后，千万不要吃大鱼大肉，辛辣油腻的食物。如果饮食不注意，就要损伤脾胃。治疗应当在补益元气的基础上，温补气血、健运脾胃。辨别饮食损伤的类型，加不同的药物助其消化。比如生化汤加神曲、麦芽以帮助消化因米面淀粉类食物引起伤食的病人；加山楂、砂仁以帮助消化因为吃大鱼大肉油腻的食品引起食滞的病人；如过吃了寒凉的食物或产妇受凉，应该加吴茱萸、肉桂温化寒邪；如果产妇气血大虚，应加人参、白术大补元气；如果有瘀血内阻，就应化瘀生新和补益气血同治，这样的治疗是有良好疗效的。经常看到有的医生不重视产妇产后的气血不足，只知道大量运用消食导滞的药物，反而损伤了正气，造成病人胃脘痞满。这样要谨慎啊！

加味生化汤 【眉批：治腹中瘀血未消的，服此以消食。】

川芎6g　当归15g　炮姜炭1.2g　炙甘草1.5g　桃仁10粒

要询问病人伤在哪类食物，按前面说的去加减，煎服。

健脾消食生化汤 【眉批：腹中瘀血已除的，服此方消食。】

川芎 3g　人参、当归各 6g　白术 4.5g　炙甘草 1.5g

要询问病人伤在哪类食物，按前面说的去加减。

如胃里寒冷的食物停留很久了，脾胃虚弱，恐怕就不能用药了，可以用揉按的方法，炒神曲熨之，效果会更好。凡是伤食误用了消导药，反而出现好几天不能进食的，适宜服此方。

长生活命丹

人参 9g，水 1 盅半，煎成半盅。先用参汤 1 盏，以焦米饭研粉 3 匙，渐渐加参汤、焦锅巴，先开胃口。煎参汤用新罐或铜勺，防止闻到药味就会出现呕吐。如果是服寒凉的药物而损伤的，加姜 3 大片煎汤。人参名活命草，锅焦名活命丹，这个方子曾救活数十人。

【心悟】

本条论述了产后伤食的治法。用药时需注意了解"伤何物"：面食、肉食，或寒冷之物等；其次还要结合腹痛血块的存在与否来辨证用药；对伤寒冷之物时间久者，还可用按摩热熨之外治法治疗。这种内外同时治疗产后病的经验方法，值得继承和发扬。

【医案诠释】

潘妇，年约 30 岁。新产 5 日，小腹尚感剧痛，恶露不多，忽觉恶风鼻塞，头痛如裂，遍身酸楚，中脘胀闷，嗳气频频，渴不引饮，舌苔白滑，脉象浮数，拟为子宫瘀滞不化，既挟食积，更感风邪，表里交阻，虚实相兼。用生新化瘀，祛风消食法。处方：当归、川芎、桃仁（去皮尖，研）各 9 克，炮姜炭 1.5 克，炙甘草 3 克，荆芥穗 5 克，山楂肉、益母草各 15 克。服药后，遍身微汗，头痛止，恶露多，小腹痛减。再服痊愈。

（医案摘自：陈语咬．生化汤临床运用的体会 [J]．福建中医药，1982.06：40 - 41.）

忿怒（第八）

【原文】

产后怒气逆，胸膈不利，血块又痛，宜用生化汤去桃仁。服时磨木香二分在内，则块化怒散，不相悖也。若轻产重气，偏用木香、乌药、枳壳、砂仁之类，则元气反损，益增满闷。又加怒后即食，胃弱停闷。当审何物，治法如前。慎勿用木香槟榔丸、流气引子之方，使虚弱愈甚也。

木香生化汤 【眉批：治产后血块已除，因受气者。】

川芎（二钱）　当归（六钱）　陈皮（三分）　黑姜（四分）

服时磨木香二分在内。此方减桃仁，用木香、陈皮。前有减干姜者，详之。

健脾化食散气汤 【眉批：治受气伤食，无块痛者。】

白术（二钱）　当归（二钱）　川芎（一钱）　黑姜（四分）　人参（二钱）　陈皮（三钱）

审伤何物，加法如前。大抵产后忿怒气逆及停食二症，善治者，重产而轻怒气消食，必以补气血为先。佐以调肝顺气，则怒郁散而元不损；佐以健脾消导，则停食行而思谷矣。若专理气消食，非徒无益，而又害之。

【眉批】陈皮一作三分。又有炙草四分，存参。

🌸【解析】

孕妇分娩后因肝郁气逆所致的胸胁胀满、腹中瘀血疼痛，应该用生化汤去桃仁治疗；服用时加木香粉 0.6g 在里面，则瘀块化而怒气散，不相违背的。如果忽略了产后病而只重视肝郁气逆，重用木香、乌药、枳壳、砂仁这类药物，则元气反而受损，更增加了产妇的胸膈满闷。本身胃气虚弱的，再因为肝气不疏，造成胃气失常而致胃脘胀满。应当问清是被什么饮食所伤，治法如前。要谨慎运用木香槟榔丸、流气引子这类香窜破气的药方，会使虚弱更加严重。

木香生化汤 【眉批：治产后瘀血块已除，却因生气而导致的疾病。】

川芎6g　当归18g　陈皮0.9g　炮姜炭1.2g

服时磨木香0.6g在内。此方减去桃仁，用木香、陈皮。前面有减干姜的，可对比看一下。

健脾化食散气汤 【眉批：治受气伤食没有瘀块疼痛的。】

白术6g　当归6g　川芎3g　炮姜炭1.2g　人参6g　陈皮9g

问清是被什么饮食所伤，按前面讲的方法加减。经验丰富的医生治疗产后肝郁气逆以及停食而导致的消化不良的病症，必定以补益气血为治疗原则，辅助以疏肝理气、降气散郁而不伤元气；同时佐以健脾消导，则停食行而胃口开。如果只是理气消食，非但徒劳无益，而且还害了病人。

【眉批：陈皮另有一张方用的是 0.9g。又有加炙甘草 1.2g 的，放在这里作为参考。】

【心悟】

傅氏认为产后肝气郁结、气滞血瘀造成的腹痛应该用生化汤治疗。妇人由于特殊的生理，常常是有余于气、不足于血。犹在新产之后，产妇多心情不悦，稍受外界刺激即可影响肝之疏泄，如果在肝气郁逆的同时还有伤食症状，合理的治疗方法应该以补气血为先，辅以疏肝理气、和胃消食，如果单单采用疏肝理气的方法治疗，会有损产妇的健康。

【医案诠释】

钱某，女，28 岁。农民。1993 年 12 月 24 日诊治。患者人工流产 1 次，足月顺产 1 胎，产前 3 天与丈夫口角，吵闹，悲哭。精神抑郁，产后小腹疼痛拒按，得热稍减，胸胁胀满，恶露量少，涩滞不畅，色紫暗有块。舌质暗，苔白滑，脉弦涩。此肝郁气滞，血行不畅，迟滞而痛。治宜活血化瘀止痛，佐以行滞。处方：当归15g，川芎6g，桃仁12g，炙甘草6g，益母草30g，枳壳9g，广木香6g。水煎 2 次分服。服 3 剂恶露增多，腹痛减轻，上方去益母草，继服 2 剂，腹痛消失。

按：本案产妇，产前情志不畅，肝气郁结，疏泄失常，气机不宣，瘀血内停，恶露当下不下，以致腹痛。笔者以生化汤加减，方中当归、川芎活血行血止痛；桃仁活血化瘀；甘草和中缓痛；加益母草以助活血散瘀之力；枳壳、乌药、木香以理气行滞消胀，合为活血化瘀止痛、理气行滞之剂。

（医案摘自：蒋经纬．生化汤在产后病中的应用［J］．江苏中医，1994.16（4）：36 - 37.）

类疟（第九）

【原文】

产后寒热往来，每日应期而发，其症似疟，而不可作疟治。夫气血虚而寒热更作，元气虚而外邪或侵，或严寒，或极热，或昼轻夜重，或日晡寒热，绝类疟症。治当滋荣益气，以退寒热。有汗急宜止，或加麻黄根之类。只头有汗而不及于足，乃孤阳绝阴之危症，当加地黄、当归之类。如阳明无恶寒，头痛无汗，且与生化汤，加羌活、防风、连须葱白数根以散之。其柴胡清肝饮等方，常山、草果等药，俱不可用。

滋荣养气扶正汤【眉批：治产后寒热有汗，午后应期发者。】

人参（二钱） 炙黄芪 白术 川芎 熟地 麦冬 麻黄根（各一钱） 当归（三钱） 陈皮（四分） 炙草（五钱）

枣，水煎。

加减养胃汤【眉批：治产后寒热往来，头痛无汗，类疟者。】

炙草（四分） 白茯苓（一钱） 半夏（八分，制） 川芎（一钱） 陈皮（四分） 当归（三钱） 苍术（一钱） 藿香（四分） 人参（一钱）

姜引煎服。

有痰加竹沥、姜汁、半夏、神曲，弱人兼服河车丸。凡久疟不愈，兼服参术膏以助药力。

参术膏

白术一斤，米泔浸一宿，锉焙，人参一两。用水六碗，煎二碗，再煎二次，共计六碗，合在一处，将药汁又熬成一碗，空心米汤化半酒盏。

【解析】

孕妇产后反复出现恶寒发热，每天定时发作，其症状很像疟疾，但是这不可以把它当作是肝胆之实热证或疟疾来治疗。因气血虚弱而寒热发作更甚，元气虚而外邪容易侵袭，有的寒冷明显、有的出现高热、有的出现发热昼轻夜重，或每天午后3~5点出现恶寒发热，非常类似于疟疾，治疗应当用补血益气的药来治疗恶寒发热、寒热往来的疾病。临证治疗时当注意有汗无汗。有汗的应该立即止汗，可以加麻黄根之类的药物；只是头有汗而足没有汗，这是产后阴阳离决、阴不能维阳、虚阳上逆的危险症状，往往出现在休克和休克前的阳虚自汗，应当加地黄、当归之类；如病在阳明经，没有恶寒、头痛、无汗，可用生化汤，加羌活、防风、连须葱白数根以疏风散热。这样的症状像柴胡清肝饮等方及常山、草果等药物，都不可以用。

滋荣养气扶正汤【眉批：治疗产后寒热有汗，午后定时发作的患者。】

人参6g 炙黄芪、白术、川芎、熟地黄、麦冬、麻黄根各3g 当归9g 陈皮1.2g 炙甘草1.5g

加枣，水煎服。

加减养胃汤 【眉批：治产后寒热往来，头痛无汗类似疟疾的患者。】

炙甘草1.2g　茯苓3g　制半夏2.4g　川芎3g　陈皮1.2g　当归6g
苍术3g　藿香1.2g　人参3g

用姜为引，水煎服。

有痰的，加竹沥、姜汁、半夏、神曲；虚弱的人，兼服河车丸。凡长久发生这种类似疟疾而不愈的，兼服参术膏以助药力。

参术膏

白术500g（放在米泔水中浸泡一宿，焙干研磨），人参30g。用6碗水，煎取2碗，再煎2次，共煎成6碗药汁，合在一起，再将药汁熬成一碗，用空心米汤送服半酒杯。

【心悟】

傅氏认为产后寒热往来，千万不要把这种病证当作疟疾或肝胆之实热证来治疗，这是气血虚弱，营卫不和，卫气不能抵御外寒而使外寒内侵所造成的，病患多恶寒发热交替出现，白天轻夜晚重，治疗应当补益气血来驱逐外邪，这是扶正祛邪的方法。本病临证时应予以高度的重视，排除产褥期感染，必要时可中西医并用。

【医案诠释】

孟某，女，24岁，1995年1月10来诊。患者主诉：产后十余日出现时寒时热，身痛难耐，在就近诊所按感冒治疗无效。即至本农场医院就诊。经查：抗"O"高，血沉增快，白细胞计数亦高，其他检查均未见异常。诊为风湿病收治入院。经用地塞米松、青霉素等经治疗二十余日，病情时好时坏，反反复复，针药仍不能止，止则病发，如满月脸、水牛背之弊端接踵而至。其父经邻里告知，遂抱一试心理求治于余。诊见：面色不华，多汗乏力，舌质暗淡，舌边尖有少量瘀点，苔白微腻，脉弦缓。诊断：产后寒热身疼。辨证：缘由产时耗气伤血，荣卫不调，气血失和，复受风寒所致。治则：调和荣卫，温补气血，疏通经脉，加以解表。处方：当归、人参、炙甘草、白术、独活、牛膝、荆芥各15g，白芍、干姜、肉桂各10g，黄芪25g，桑寄生、薏苡仁各20g。水煎，每日1剂，早晚分服。1月13日二诊：药后诸症悉减，药症相符，遂守上方继进6剂，寒热退。身疼止，其病告愈。1年后追访，病未复发。

按：本例患者病发产后，此系气血衰少，荣卫不和，阴阳相乘，卫表失固，开合不利，故易受邪，风寒入侵，脉络受阻。气虚血少，筋脉失养，故发寒热身疼。且正气不足，无力驱邪外出，以致病情缠绵，迁延难愈。予调和荣卫，补益气血，通经活络解表，药证合拍，故能获效。

（医案摘自：吴庆忠，高权国，吴广辉. 产后寒热身疼治验二则［J］. 中医药学报，1997.1：54）

类伤寒二阳症（第十）

【原文】

产后七日内，发热头痛恶寒，毋专论伤寒为太阳症；发热头痛胁痛，毋专论伤寒为少阳症。二症皆由气血两虚，阴阳不和而类外感。治者慎勿轻产后热门，而用麻黄汤以治类太阳症，又勿用柴胡汤以治类少阳症。且产母脱血之后，而重发其汗，虚虚之祸，可胜言哉。昔仲景云：亡血家不可发汗。丹溪云：产后切不可发表。二先生非谓产后真无伤寒之兼症也，非谓麻黄汤、柴胡汤之不可对症也，诚恐后辈学业偏门而轻产，执成方而发表耳。谁知产后真感风感寒，生化中芎、姜亦能散之乎。

加味生化汤【眉批：治产后三日内发热头痛症。】

川芎 防风（各一钱）　当归（三钱）　炙草（四分）　桃仁（十粒）羌活（四分）

查刊本去桃仁。然必须问有块痛与否，方可议去。服二帖后，头仍痛，身仍热，加白芷八分、细辛四分。如发热不退，头痛如故，加连须葱五个、人参三钱。产后败血不散，亦能作寒作热，何以辨之？曰：时有刺痛者，败血也；但寒热无他症者，阴阳不和也。刺痛用当归，乃和血之药。若乃积血而刺痛者，宜用红花、桃仁、归尾之类。

【眉批：一本无桃仁，有黑姜四分。】

【解析】

孕妇产后七天内，出现发热、头痛、恶寒等症状，不要误认为这是伤寒太阳症；出现发热、头痛、胁痛等症状，不要误认为这是伤寒少阳证。其实上述两种症状全是由于气血两虚导致阴阳不和引起的，只不过症状类似于外感病而已。治疗者千万不要轻视产后发热，误用麻黄汤来治疗类似于太阳症的疾病；也不要用柴胡汤来治疗类似于少阳证的疾病。产妇大出血之后本已血虚，还重发其汗，就虚上加虚了，哪里还有治好的可能！仲景曾经说过："亡血家不可发汗。"丹溪云："产后切不可发表。"二位先生没有说产后没有伤寒之兼症，也没有说麻黄汤、柴胡汤之类不可对症治疗，只担心后辈学业偏门而忽视了产后病的特点，拿着成方去发表散寒。哪里知道产后病真的受风感寒，生化汤中芎、姜也能疏散的！

加味生化汤 【眉批：治产后3日内发热头痛症。】

川芎、防风各3g　当归9g　炙甘草1.2g　桃仁10粒　羌活1.2g

查阅其他的版本有去桃仁的。然而必须要问清楚患者有无血块，是否疼痛，才可以去掉。服用2剂药后，头仍然疼痛，身上仍然发热，加白芷2.4g、细辛1.2g；如果发热不除，仍然头痛，加连须葱5个，人参9g。生产之后的瘀血不去，也能够引起寒热之症，怎么样辨证呢？曰：经常有刺痛的感觉，是瘀血导致的；只有寒热之症而无其他症状，是阴阳不相协调导致的。刺痛用当归，是取和血的药物；如果仍然有积血而导致刺痛，应该用红花、桃仁、当归尾之类的药物。

【眉批：有的版本没有桃仁，有炮姜炭1.2g。】

【心悟】

本段讲述若产后出现类似于《伤寒论》中的太阳或少阳证，多为产后气血两虚，阴阳不和，营卫不调所致。强调了产后发热的治法不同于常人外感病的治法，切勿运用麻黄汤或柴胡汤等来治疗。产后大出血，如果发汗过度，就会有使气血更加虚弱，甚者有危及生命的危险。如果真的是产后遇到风寒而致外感，生化汤中的川芎、炮姜炭也是能够疏风散寒的，如果用加味生化汤，疗效更好。

【医案诠释】

潘妇，年约35岁。新产4日，恶露甚少，小腹尚痛，忽觉恶风头痛，鼻塞痰白、咳嗽频作，气微喘，身疼痛，脘胀闷，脉浮数。拟为新产瘀滞未化，胃气尚滞，更兼风邪袭肺，痰气不化。用生新化瘀，祛风平逆法。处方：苏梗、苏子各5g，生紫苑、当归、川芎各9g，桃仁（去皮）14粒，炮姜2g，炙甘草3g，益母草15g。

（医案摘自：陈谘岐. 生化汤临床运用的体会 ［J］. 福建中医药，1982.06：40－41）

【原文】

潮热有汗，大便不通，毋专论为阳明症；口燥咽干而渴，毋专论为少阴症；腹满液干，大便实，毋专论为太阴症。又汗出谵语便闭，毋专论为肠胃中燥粪宜下症。数症多由劳倦伤脾，运化稽迟，气血枯槁，肠腑燥涸，乃虚症类实，当补之症。治者勿执偏门轻产，而妄议三承气汤，以治类三阴之症也。间有少壮产后妄下，幸而无妨；虚弱产妇亦复妄下，多致不救。屡见妄下成膨，误导反结。又有血少，数日不通，而即下致泻不止者，危哉。《妇人良方》云：产后大便秘，若计其日期，饭食数多，即用药通之，祸在反掌。必待腹满觉胀，欲去不能者，反结在直肠，宜用猪胆汁润之。若日期虽久，饮食如常，腹中如故，只用补剂而已。若服苦寒疏通，反伤中气，通而不止，或成痞满，误矣。

养正通幽汤 【眉批：治产后大便秘结类伤寒三阴症。】

川芎（二钱半） 当归（六钱） 炙草（五分） 桃仁（十五粒） 麻仁（二钱，炒） 肉苁蓉（酒洗去甲，一钱）

汗多便实，加黄芪一钱，麻黄根一钱，人参二钱；口燥渴，加人参、麦冬各一钱；腹满溢便实，加麦冬一钱，枳壳六分，人参二钱，苁蓉一钱；汗出谵语便实，乃气血虚竭，精神失守，宜养荣安神，加茯神、远志、苁蓉各一钱，人参、白术各二钱，黄芪、白芷各一钱，柏子仁一钱。

以上数等大便燥结症，非用当归、人参至斤数，难取功效。大抵产后虚中伤寒，口伤食物，外症虽见头痛发热，或胁痛腰痛，是外感宜汗，犹当重产亡血禁汗。惟宜生化汤，量为加减，调理无失。又如大便秘结，犹当重产亡血禁下，宜养正助血通滞，则稳当矣。

又润肠粥 【眉批：治产后日久，大便不通。】

芝麻一升，研末，和米二合，煮粥食，肠润即通。

【解析】

孕妇产后潮热出汗，大便不通，不要误认为这是阳明症；口燥咽干而渴，不要误认为这是少阴证；脘腹胀满，津液干枯，大便秘结，不要误认为这是太阴证；兼有汗出、谵语、便闭，不要误认为这是肠胃中燥粪宜下症。这些症状大多是由于劳倦伤脾，运化功能失调，导致气血枯少，肠腑失润，这就是至虚有盛候，应当补益。医生不要片面地以实证治疗，而轻视产后病的特点，而妄用三承气汤，去治疗类三阴证。曾看到有给年青身体壮实的产妇治产后病误用下法的，幸好还没什么大碍；给虚弱的产妇也误用下法，结果导致大多不可救治。所以经常看见有误用下法反而造成脘腹胀满、胸脘满闷不舒，错误的运用消导之法治疗反而导致大便闭结。还有血少，数日大便不通，运用泻下之法而突然腹泻不止的，这都是很危险的！《妇人良方》载有：产后大便秘，如果时间比较长了，饮食也较多的，就用药物通下，造成危害就在顷刻之间。一定是等到腹满觉胀，想解而又解不出的，是大便秘结在直肠，宜用猪胆汁润之。如果便秘日久，而饮食如正常，腹中没有感到胀满，只要用补剂就可以了。此时如服苦寒疏通之剂，反会伤了中气，导致泻下不止，或形成痞满，是错误的治法！

养正通幽汤　【眉批：治产后大便秘结类伤寒三阴证。】

川芎 7.5g　当归 18g　炙甘草 1.5g　桃仁 15 粒　炒麻仁 6g　肉苁蓉（酒洗去甲）3g

出汗多而大便干结的，加黄芪 3g、麻黄根 3g、人参 6g；口燥渴的，加人参、麦冬各 3g；腹胀满而大便干结的，加麦冬 3g、枳壳 1.8g、人参 6g、苁蓉 3g；汗出、谵语、大便干结的，这是气血虚竭，导致精神失守，宜养荣安神，加茯神、远志、肉苁蓉各 3g，人参、白术各 6g，黄芪、白芷各 3g，柏子仁 3g。

上面的多种大便燥结症，如果不把当归、人参用到 500g 以上，这是很难取效的。大多数产妇因为产后体虚中了伤寒，口伤食物，表面上见头痛发热，或胁痛腰痛，好像是外感证应该发汗，尤其应当重视产后病出血多而禁用汗法。只有用生化汤，量可以加减，调理没有失误的。又如大便秘结，尤其应当重视产后病出血多而要禁用下法，治疗宜养正助血通滞，这样治疗就稳当了。

又有润肠粥　【眉批：可以治疗产后日久大便不通。】

芝麻 1 升研末，和米 2 合，煮粥食，肠润大便就通了。

【心悟】

产妇出现潮热出汗、大便秘结不通，不要轻易认为是阳明证；口燥咽干而渴，不要轻易认为是少阴证；脘腹胀满，津液干枯，大便秘结不要轻易认为是太阴证；汗出、胡言乱语不要轻易认为是温病的津液亏少而用下法，这些病症都是虚到了极点而出现了类似于实证的证候，治疗上应该用补法。不明所以的医生乱用三承气类来治疗三阴证，除非年纪轻、体质好的产妇才能幸免于难，一般妄下后多致伤命。产后用下法会对产妇造成极大危害，傅氏应用养正通幽汤来益气养血、润肠通便方为正法。

🪷【医案诠释】

杨某，女，23岁，1995年1月13日初诊。产后大便不通已7天，经治疗收效不显。症见：口咽干燥，腹满胀痛，手足心热，纳食一般，神疲，小便正常，舌红，苔微黄而干，脉细数。辨证：气血津伤。治则：益气养阴润便。拟生化汤加味：当归15g，桃仁12g，干姜3片，甘草10g，西洋参15g，肉苁蓉15g，郁李仁15g，北沙参12g，麦冬12g。水煎用蜜调服。3剂而大便正常。

按：产后亡血伤津，瘀血内阻，多虚多瘀，应据"勿拘于产后，也勿忘于产后"的原则，采用攻补兼施方法。但因产后，虽有腹痛实证，也不可用硝黄峻下攻之，宜用甘润郁李仁、肉苁蓉、桃仁既能活血祛瘀，又能润肠通便，当归补血也有润肠作用，西洋参益气生津，与沙参、郁李仁、麦冬生津配合，共起益气养血、养阴润便之效，故临床收效满意。

（医案摘自：陈镇洲. 产后大便难验案2则［J］. 江西中医药，1995年增刊：13.）

类中风（第十二）

【原文】

产后气血暴虚，百骸少血濡养，忽然口噤牙紧，手足筋脉拘搐等症，类中风痉痓。虽虚火泛上有痰，皆当以末治之。勿执偏门，而用治风消痰之方，以重虚产妇也。治法当先服生化汤，以生旺新血。如见危症，三服后即用加参，益气以救血脱也。如有痰火，少佐橘红、炒芩之类，竹沥、姜汁亦可加之。黄柏、黄连切不可并用，慎之。

滋荣活络汤　【眉批：治产后血少，口噤项强、筋搐类风症。】

川芎（一钱半）　当归　熟地　人参（各二钱）　黄芪　茯神　天麻（各一钱）　炙草　陈皮　荆芥穗　防风　羌活（各四分）　黄连（八分，姜汁炒）

有痰加竹沥、姜汁、半夏，渴加麦冬、葛根。有食，加山楂、砂仁以消肉食，神曲、麦芽以消饭食。大便闭，加肉苁蓉一钱半，汗多加麻黄根一钱，惊悸加枣仁一钱。

天麻丸　【眉批：治产后中风，恍惚语涩，四肢不利。】

天麻（一钱）　防风（一钱）　川芎（七分）　羌活（七分）　人参 远志 柏子仁 山药 麦冬（各一钱）　枣仁（一两）　细辛（一钱）　南星曲（八分）　石菖蒲（一钱）

研细末，炼蜜为丸，辰砂为衣，清汤下六七十丸。

【眉批：一本枣仁用一钱，细辛用四分，存参。】

【解析】

孕妇产后气血大脱，四肢百骸经脉缺少气血的濡养，而突然出现口噤牙紧、手足筋脉拘急抽搐等症，这是产后类似中风痫痉的症状，虽然气血虚弱，心火上扰，肝风内动，兼有痰饮，但按照中风来治疗是错误的，这种不懂产科的医生用了治风化痰的药。而懂产科的医生应该知道这是产后的气血虚弱，应当先服生化汤，以补气养血。如出现惊厥这样的危险证候，应当先频频服用生化汤益气，3剂后，立即加用人参，益气以救血脱；如果辨证中兼有痰火，少佐橘红、炒黄芩之类，竹沥、姜汁也是可以用的，但黄柏、黄连万万不可一起使用，应该谨慎！

滋荣活络汤　【眉批：治产后血少，口噤项强、筋脉抽动类似于中风的病证。】

川芎4.5g　当归、熟地黄、人参各6g　黄芪、茯苓、天麻各3g　炙甘草、陈皮、荆芥穗、防风、羌活各1.2g　姜汁炒黄连2.4g

有痰，加竹沥、姜汁、半夏；口渴，加麦冬、葛根；有食积，加山楂、砂仁以消肉食，神曲、麦芽以消饭食；大便闭，加肉苁蓉4.5g；汗多，加麻黄根3g；惊悸，加枣仁3g。

天麻丸　【眉批：治产后中风，神志恍惚，语言不利，四肢不利。】

天麻3g　防风3g　川芎2.1g　羌活2.1g　人参、远志、柏子仁、山药、麦冬各3g　枣仁30g　细辛3g　南星曲2.4g　石菖蒲3g。

研细末，炼蜜为丸，朱砂为衣，清汤送下六七十丸。

【眉批：另有一个版本枣仁用3g、细辛用1.2g，放在这里作为参考。】

本条论述的产后类中风，乃为产后突然出现口噤、牙关紧闭、手足抽搐，或筋脉拘挛的症状。临床表现有轻重之分，重者常在新产之内伴有血脱或津伤的症候，属危急之象；轻者四肢手足时时有拘挛之感。症状虽然与虚火夹痰证相似，但治疗中要以益气养血为主。古人云"治风先治血，血行风自灭"，产后痉厥必须在益气养血的基础上养血柔肝，经脉得气血滋养，才能风息痉止。

【医案诠释】

郁某，女，24岁。胎前面浮足肿，胸闷心悸，新产气血暴虚，痉厥抽搐，一日夜13次，发时目定口噤，醒来颧红，不纳不饥不便，恶露不多，肢酸身痛无力，转侧维艰，诊脉弦细数，察舌薄白质淡。脉证合参，属胎前肝肾不足，产后气血虚弱，肾水不涵肝木，肝阳因而上亢，血不濡养经络，筋脉因而抽搐。阴血亏于下，孤阳亢于上，不但项强痉厥，并有阴阳离决之危，病情颇为严重。持有一线生机者，幸喜脉象未见弦劲洪大，宗《脉经》产后脉来沉细附骨不绝者生，勉拟大补气血以培本，滋肾柔肝而镇痉，方取《傅青主女科》滋荣活络汤加减，嘱服一剂，以观消息。生熟地黄各12g，炙黄芪12g，煅牡蛎30g，当归10g，荆芥炭12g，炒防风6g，党参12g，枸杞子12g，益母草12g，炒川芎6g，天麻6g，炙甘草6g。

复诊：上方补气益血、滋肾柔肝，痉厥大减，上午1次抽搐，程度亦缓，颧红渐退，面色未荣，胃纳略思，3日之大便未解，头晕如醉，艰以起坐，脉象弦细，舌质淡白。气血有来复之机，病有向愈之兆，治从上章去防风，加柏子仁12g，嘱服2剂。

三诊：两投大补气血、滋养肝肾，佐以润肠通腑、平肝潜阳，痉厥已止，大便解而不畅，瘀露行而不多，少腹隐隐作痛，头部时时眩晕，脉象软细，舌质淡白。气血渐复，肝阳已潜，方从上方去荆芥炭，加紫石英12g，续服6剂而安。

按：本例胎前面浮足肿，产后痉厥抽搐，痉厥颧红，不用羚羊、钩藤之清肝息风，而用生熟地黄之滋水涵木，参、芪之益气生血者，盖颧红属阴虚阳亢之虚火，非外受风热之实火，肝木得肾水之滋养则风息，络脉得血液之濡润而痉止。幸恶露不多，阴血无下夺之机，虽孤阳上亢，无喘汗交作之象，

《傅青主女科》临证解析

然此严重之症，得以顺利地出险就夷，亦全赖审证求因，药中病的。

（医案摘自：浙江省中医研究所编．医林荟萃［M］．浙江省名老中医学术经验选编第四辑．浙江省卫生局，1981.）

类痉（第十三）

【原文】

产后汗多，即变痉者，项强而身反，气息如绝，宜速服加减生化汤。

加减生化汤 【眉批：专治有汗变痉者。】

川芎 麻黄根（各一钱） 当归（四钱） 桂枝（五分） 人参（一钱）炙草（五分） 羌活（五分） 天麻（八分） 附子（一片） 羚羊角（八分）

如无汗类痉者中风，用川芎三钱，当归一两酒洗，枣仁、防风俱无分量。

【眉批：一本引用生姜一片，枣一枚。】

【解析】

孕妇产后大出血后，出现了大汗淋漓，就变成了痉证。颈项强直、角弓反张引起的呼吸暂停，应该立刻服用加减生化汤。

加减生化汤 【眉批：专治有汗变痉者。】

川芎、麻黄根各 3g 当归 12g 桂枝 1.5g 人参 3g 炙甘草 1.5g羌活 1.5g 天麻 2.4g 制附子 1 片 羚羊角 2.4g

如果没有出汗而出现类似痉证症状，是产妇感受了风邪，加用川芎 9g、酒洗当归 30g，枣仁、防风可视症状轻重而无定量。

【眉批：有的医书用生姜 1 片、枣 1 枚作为药引。】

【心悟】

本段论述的痉证属产后三大病之一，乃产后气血亏虚，过汗耗气伤阴所致，经脉失养，肝风内动，故颈项强直、角弓反张。辨证治疗应注意有汗无汗，若由于汗出较多而致痉者，病情往往较重。治宜采用扶正祛邪之法，在益气养血的基础上，佐以息风止痉。对于痉证，应当注意发病原因，若系破伤风感染而引起的痉证，应采取中西医结合治疗的方法更为妥当。

朱某，女，26岁，工人，1964年8月6日初诊。患者爱人代述：产后7天，突然颈项强直，角弓反张，牙关紧闭。患者口眼抽动，四肢抽搐，两手紧握，皮肤干燥。舌淡苔白，脉弦细而紧。治法：补血祛风镇痉，用滋荣活络汤加减。处方：川芎5g，当归10g，熟地黄10g，党参10g，黄芪10g，茯神10g，天麻10g，炙甘草6g，陈皮4g，荆芥6g，防风10g，羌活4g。共3剂。二诊：服上方3剂后，颈项强直、角弓反张、牙关紧闭、口眼抽动、四肢抽搐、两手紧握的症状已停止。再服3剂而愈。

按： 本案由于失血过多，筋脉失养，肝风内动，而出现四肢抽搐，头项强直、角弓反张、牙关紧闭等一派血不荣筋之征象。故方中以补血为主，佐以补气祛风，合之达到血旺风灭之功。

（医案摘自：高新彦，袁惠霞．古今名医妇科医案赏析［M］．人民军医出版社，2006．）

出汗（第十四）

【原文】

凡分娩时汗出，由劳伤脾，惊伤心，恐伤肝也。产妇多兼三者而汗出，不可即用敛汗之剂，神定而汗自止。若血块作痛，芪、术未可遽加，宜服生化汤二三帖，以消块痛，随继服加参生化汤，以止虚汗。若分娩后倦甚，濈濈然汗出，形色又脱，乃亡阳脱汗也。汗本亡阳，阳亡则阴随之，故又当从权，速灌加参生化汤，倍参以救危，毋拘块痛。妇人产多汗，当健脾以敛水液之精，益荣卫以嘘血归源，灌溉四肢，不使妄行。杂症虽有自汗、盗汗之分，然当归六黄汤不可治产后之盗汗也，并宜服加参生化汤及加味补中益气二方。若服参、芪而汗多不止，及头出汗而不至腰足，必难疗矣。如汗出而手拭不及者，不治。产后汗出气喘等症，虚之极也，不受补者，不治。

麻黄根汤 【眉批：治产后虚汗不止。】

人参（二钱） 当归（二钱） 黄芪（一钱半，炙） 白术（一钱，炒） 桂枝（五分） 麻黄根（一钱） 粉草（五分，炒） 牡蛎（研，少许） 浮麦（一大撮）

虚脱汗多，手足冷，加黑姜四分，熟附子一片。渴加麦冬一钱，五味十粒。肥白人产后多汗，加竹沥一盏，姜汁一小匙，以清痰火。恶风寒加防风、桂枝各五分，血块不落加熟地三钱。晚服**八味地黄丸**。

山茱萸　山药　丹皮　云苓（各八钱）　泽泻（五钱）　熟地（八钱）　五味子（五钱）　炙黄芪（一两）

炼蜜为丸。阳加于阴则汗，因而遇风，变为痉疭者有之，尤难治。故汗多，宜谨避风寒。汗多小便不通，乃亡津液故也，勿用利水药。

【解析】

产妇分娩过程中汗出者，都是由于劳倦伤脾、惊悸伤心、恐惧伤肝所致。产妇大多数汗出是因为以上 3 种原因，不可马上用敛汗的药物，心神安定而使大汗自止。假如有瘀血腹痛的症状，不可以马上加用黄芪、白术，应该服用生化汤二三剂，化瘀消块止痛，然后再服用加参生化汤，这样可以治虚汗。假如分娩后出现气血大虚、劳倦过甚，出现汗出如油，精神萎靡、面色㿠白这样的症状，我们称为亡阳证的脱汗；汗出过多本来就可以损伤阳气，阳气消耗过多则阴液随之耗损，所以治疗这类出汗应阴阳互补，相互兼顾，需尽快灌服加参生化汤，并且加倍用人参来缓解急症，可以暂时不考虑瘀血腹痛，不要拘泥于有瘀血未下而不能用人参。妇女分娩时出汗过多，应该益气健脾以敛汗，补血固卫而致阴血来复，滋养四肢，不至于出汗太多。有的把它当作内科杂症中的自汗和盗汗来治疗，用当归六黄汤治疗妇女产后的盗汗，这是不可以的，这类盗汗只可以服用加参生化汤及加味补中益气这两个方；假如服用人参、黄芪后仍汗出不止，出汗部位从头开始不超过腰部，治疗非常困难；假如大汗淋漓甚至都来不及擦拭属于危急症状，恐怕无法救治。妇女产后如出现汗出不止，呼多吸少喘息症状，这是虚弱之极，虚不受补的表现，也属于危急症状，恐怕无法救治。

麻黄根汤　【眉批：治产后虚汗不止。】

人参 6g　当归 6g　炙黄芪 4.5g　炒白术 3g　桂枝 1.5g　麻黄根 3g　炙甘草 1.5g　牡蛎（研）少许　浮小麦一大撮

假如虚脱汗多，手足厥冷，加炮姜炭 1.2g，制附子 1 片；口渴加麦冬 3g，五味子 10 粒。肥胖的妇女产后多汗，加竹沥一盏，姜汁一小匙，以清肃痰火。如果恶风恶寒，加防风、桂枝各 1.5g；假如瘀血不下，加熟地黄 9g，临睡前服用八味地黄丸。

山茱萸、山药、丹皮、茯苓各 2.4g　泽泻 1.5g　熟地黄 2.4g　五味子 1.5g　炙黄芪 30g

用蜜调和炼制成丸剂。中医认为阳精煎熬阴液是出汗的原因，如果汗出感受风邪，有的产妇会出现口眼歪斜等症状，治疗起来尤为困难。所以产后汗出，应该避风，谨防受凉。出汗过多而导致小便不爽，是津液枯竭的原因，不可使用利尿的药物。

【心悟】

本条论述的出汗，简述了分娩时汗出的常见原因：劳、惊、恐。产后汗出过多，治疗不当，会引起许多其他变证，从而危及生命，傅氏认为治疗上当采用益气血、固营卫的止汗方法，产毕可服生化汤。若汗出不止，有亡阳之象，宜速灌加参生化汤救危。

【医案诠释】

何某，女，30 岁。2011 年 8 月 14 日初诊。患者产后 5 个月，主诉因胎儿较大，分娩时产程较长，出血量多，并自觉受凉，产后自汗盗汗并作，汗出如雨，一日更换内衣数十次，伴畏风怕冷，面色苍白，四肢无力，头晕，周身骨节酸楚，胃脘胀满，口干，纳食少，大便溏稀，日二三次，舌质淡、舌苔薄白，脉细弱。患者曾多处就诊，未能获效，无法正常工作，今前来求医。证属气血虚损、营卫不和、卫外不固，予中药大补气血，调和营卫，温阳固表治疗。处方：炒党参、炒白术、煅龙骨、煅牡蛎、糯稻根、炒杜仲各 15g，黄芪、炒白芍各 30g，炒防风 3g，麦冬、稽豆衣各 10g，炙桂枝 8g，炮姜、陈皮、甘草各 6g。7 剂。二诊，病人出汗十减其七，头晕、周身骨节酸楚好转，但仍便溏，前方炮姜加量到 10g，加补骨脂 10g，7 剂。药后患者渐汗止，再调补 2 月，余症皆除，面色转红润，大便日 1 次。

按：产后多虚，因产程较长，失血耗气，卫阳不固，腠理空虚而汗出；汗出过多，伤及阴液，阴损及阳，使脾肾阳虚而现畏寒、大便溏稀；复因出血量多，阴血虚于下而虚阳浮于上，迫汗外泄而致产后自汗、盗汗，汗出不止。此时应顾及产后气阴两虚的特殊情况，兼调气血，以使营卫气血阴阳平衡，腠理固密则汗止。

（医案摘自：葛蓓芬．陈学奇产后病治验［J］．浙江中医杂志，2013.48（12）：914－915.）

盗汗（第十五）

【原文】

产后睡中汗出，醒来即止，犹盗瞰人睡，而谓之盗汗，非汗自至之比。《杂症论》云：自汗阳亏，盗汗阴虚。然当归六黄汤又非产后盗汗方也，惟兼气血而调治之，乃为得耳。

止汗散　【眉批：治产后盗汗。】

人参（二钱）　当归（二钱）　熟地（一钱半）　麻黄根（五分）　黄连（五分，酒炒）　浮小麦（一大撮）　枣（一枚）

又方

牡蛎（煅细末，五分）　小麦面（炒黄，研末）

【眉批：一本牡蛎、小麦炒黄，各五分，空心调服。】

【解析】

妇女产后睡着就出汗，睡醒出汗就止，这就是所谓的盗汗，而并非自汗。《杂症论》认为："自汗阳亏，盗汗阴虚。"但是当归六黄汤并不适合治疗产后盗汗，只有益气补血，气血兼顾的调理方法才可以达到疗效。

止汗散　【眉批：治产后盗汗。】

人参6g　当归6g　熟地黄4.5g　麻黄根1.5g　酒炒黄连1.5g　浮小麦一大撮　枣1枚

还有一个方子。

煅牡蛎1.5g（细粉）　炒黄小麦（研末）

【眉批：还有一本书中记载牡蛎和小麦炒黄，各1.5g，空腹服之。】

【心悟】

本条主要论述了盗汗的命名由来及发病特点，且引用了古人所言盗汗的发病机制。但在治法上提出与内科杂病盗汗有所不同，一般盗汗患者可用当归六黄汤治疗，而产后盗汗应该采取气血双补、固卫敛汗的方法治之。

口渴兼小便不利（第十六）

《傅青主女科》临证解析

【原文】

产后烦躁，咽干而渴，兼小便不利，由失血汗多所致。治当助脾益肺，升举气血，则阳升阴降，水入经而为血为液，谷入胃而气长脉行，自然津液生而便调利矣。若认口渴为火，而用芩、连、栀、柏以降之；认小便不利为水滞，而用五苓散以通之，皆失治也。必因其劳损而温之益之，因其留滞而濡之行之，则庶几矣。

生津止渴益水饮

人参 麦冬 当归 生地（各三钱） 黄芪（一钱） 葛根（一钱） 升麻 炙草（各四分） 茯苓（八分） 五味子（十五粒）

汗多加麻黄根一钱、浮小麦一大撮，大便燥加肉苁蓉一钱五分，渴甚加生脉散，不可疑而不用。

【解析】

孕妇产后出现心烦、情绪急躁，口干舌燥并且伴有小便不利的症状，这是由于失血出汗太多而引起的。治疗的原则是助脾益肺，升举气血。这样可以使阳升阴降，水液注入经脉变化为血液，水谷精微得脾胃运化而使气息稳定脉象平和，这样可以使肌体产生津液，二便自然通调。如果认为口干是由火引起而使用芩、连、栀、柏等药来降火止渴，看到小便不利认为是水湿停滞而用五苓散利尿，这是误诊乱治。事实上，口干舌燥是因为气血亏虚所致，应该按"虚则补之"的原则温补调理；小便停滞是因气血亏虚、水湿运化无权所致，应滋补气血而使小便通利，这才是正确的治疗方法。

生津止渴益水饮

人参、麦冬、当归、生地黄各9g 黄芪3g 葛根3g 升麻、炙甘草各1.2g 茯苓2.4g 五味子15粒

如果出汗多，加麻黄根3g，浮小麦一大撮；大便干燥，加肉苁蓉4.5g；口渴严重，加生脉散，这样的随症加减不容置疑。

【心悟】

傅氏认为产后口渴与产后小便不利常同时兼见，这是一种虚症，多因

气血不足，津亏液少。治疗上不能用内科杂病的清热通利之法，应该治以补益气血、通调三焦，使津液得以输布，气血升降如常，方能病愈，创制了生津止渴益水饮的方子，为后人治疗本病奠定了方药基础。

遗尿（第十七）

【原文】

气血太虚，不能约束，宜八珍汤加升麻、柴胡，甚者加熟附子一片。

【解析】

产后气血亏虚，以致约束水道的功能失常，使产妇出现遗尿的症状，应服用八珍汤加升麻、柴胡治疗。如果病情严重，加熟附子一片。

【心悟】

本段论述的相当于产后尿失禁，多由于气血虚弱、中气下陷、肾气不固、膀胱气化失约所导致，气血双虚是其发病机制，因此选用古方八珍汤治疗，以升提脾肺之气，来约束水道功能。

【医案诠释】

王某，女，31岁。2009年9月6日初诊。患者5月前产钳助娩，产后小便自出无感觉，每天靠尿不湿维持，医院检查未发现器质性病变，出院后复诊，医生告知产后会慢慢恢复。但产后5月余，小便仍无知觉，自流不禁，病人非常痛苦，于是前来求助中医。诊见：面色无华，腰酸畏寒，下肢发麻，大便偏干，舌红、苔薄，脉细弱。证属元气不足，肾虚不摄。先予中药大补元气，补肾固摄治疗。处方：炙黄芪、炒山药、金樱子、芡实各30g，炒白术、炒白芍、益智仁、桑螵蛸、瓜蒌皮各15g，炙升麻、龟甲、熟地黄、制附子各10g，炒黄柏9g，肉桂3g，乌药、甘草、炒枳壳各6g。14剂。

二诊：药后病人小便仍无知觉，下肢仍发麻，但面色不华、腰酸畏寒好转，大便转常，舌红苔薄，脉细弱。前方去瓜蒌皮，加紫河车粉3g，14剂。三诊：病人小便略有知觉，但仍自流不禁，下肢发麻好转，腰酸畏寒逐步好转，原方再进14剂。四诊：病人小便明显有知觉，可略有控制，下肢发麻明显好转，腰酸畏寒已除。原方炙黄芪加到45g，加炒党参、炒杜仲各15g，制山茱萸10g，去制附子、肉桂，再进14剂。五诊：病人小便明显可控制，下肢发麻已除。再调治半月余后，病人小便摄纳有司，精神恢复如前，适值冬令，再予膏方调补巩固治疗。1年后回访，患者身体健康。

按：该产妇自然分娩困难，故上产钳助之，产后气血耗损，元气大伤，肾虚不摄，膀胱失约则小便失禁，肾气虚则面色无华、畏寒；肾精不足肾阴虚则腰酸、大便偏干；舌红苔薄，脉细弱均为肾气虚、肾阴不足之象。方中以补中益气汤、八珍汤大补元气以补后天，使膀胱得以气化；以缩泉丸合桑螵蛸散补肾固泉；加用金樱子、芡实、炒杜仲、制山茱萸等补肾固摄；且此患者产后五脏俱虚，奇经八脉不养，病久缠绵难愈，任督虚寒，真阳不能振奋温煦，宜用血肉有情之品紫河车、龟甲补血益精、滋肾阴而通补奇经，制附子、肉桂温补肾阳，熟地黄补血益精、滋肾阴，制山茱萸敛阴固肾，山药补脾益肾，炒黄柏清妄行之热，枳壳、瓜蒌皮润肠理气通便。此溯本求源之法，诸药合用使后天元气得补，先天肾气得固，故收效明显。

（医案摘自：葛蓓芬. 陈学奇产后病治验［J］. 浙江中医杂志，2013.48（12）：914－915.）

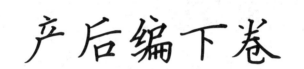

产后编下卷

误破尿胞（第十八）

【原文】

产理不顺，稳婆不精，误破尿胞膀胱者，用参、芪为君，归、芎为臣，桃仁、陈皮、茯苓为佐，猪羊尿胞煎药，百服乃安。又方云：用生黄丝绢一尺，白牡丹皮根为末，白及末各二钱，水二碗，煮至绢烂如饴，服之。宜静卧，不可作声，名补脬饮。神效。

【眉批：胞破，女科下卷另有方，极妥且效。】

【解析】

生产时不顺利，或接生的人手艺不精湛，不小心将膀胱弄破了，治疗上用人参、黄芪作为君药，当归、川芎作为臣药，桃仁、陈皮、茯苓作为佐药，配合猪或羊的尿胞煎汤，服用一百剂左右才能治愈。还有一个方子：用生黄丝绢一尺，白牡丹皮根和白及研末各6g，用两碗水煎煮丝绢，煮到丝绢烂的像饴糖一样服用。然后安静平躺，不要发出声音，名叫补脬饮，有神奇的疗效。

【眉批：膀胱破裂，女科下卷另外有方，极其稳妥并且有效。】

【心悟】

本段主要论述了分娩时由于调理不慎，接生技术不当，致使膀胱损伤。傅氏提出用补气健脾化瘀之法，方用补脬饮，用猪羊的膀胱进行治疗是采取以脏补脏之意。临床中，产妇膀胱损伤，轻者一般无须特殊处理，嘱其多饮水，适当休息，重者应及时进行手术治疗。

患淋（第十九）

【原文】

由产后虚弱，热客于脬中，内虚频数，热则小便淋涩作痛，曰淋。

茅根汤 【眉批：凡产后冷热淋并治之。】

石膏（一两） 白茅根（一两） 瞿麦 白茯苓（各五钱） 葵子 人参 桃胶 滑石（各一钱） 石首鱼头（四个）

灯心水煎，入齿末，空心服。

【眉批：一本小注载：症由内虚，方用石膏一两，无此治法，不可拘执陈方以致误人。

一本石膏作一钱，无滑石。

一作各等分。】

又方：【眉批：治产后小便痛淋血。】

白茅根　瞿麦　葵子　车前子　通草以上俱无分量　鲤鱼齿（一百个）

水煎服。亦入齿末。

按：齿末，疑均是鲤鱼齿。

【解析】

由于产后虚弱，邪热侵犯膀胱，里虚就会引起小便频数，里热就会引起小便淋涩作痛，这种情况称为淋证。

茅根汤　【眉批：凡是产后的冷淋或热淋都可治疗。】

石膏30g　白茅根30g　瞿麦15g　茯苓15g　冬葵子3g　人参3g

桃胶3g　滑石3g　石首鱼头4个

灯芯水煎服，加入齿末，空腹服用。

【眉批：另外一个版本小注记载：此病是由于里虚，这个方用石膏30g，实际上没有这样的治法，不能拘泥于书中记载的方剂组成对里虚证治疗也用石膏30g，从而使对病人的治疗不正确以致误人。

另外一个版本中有石膏3g，没有滑石。

另外一个版本各等份。】

又方：【眉批：治疗产后小便痛淋血。】

白茅根　瞿麦　冬葵子　车前子　通草（以上俱无剂量）　鲤鱼齿100个

水煎服。加入鲤鱼齿末。

按：齿末，推断就是鲤鱼齿末。

【心悟】

本节论述了由于产后虚弱，热邪侵入膀胱，体内元气虚弱导致的小便频数，傅氏采用清热利湿之法，方用茅根汤进行治疗。在临床实践中，使用茅根汤治疗产后小便频数，淋漓涩痛，有一定的疗效。但方中使用石膏

30g，对产妇来说药性有些过于寒凉，所以在使用中需要谨慎对待。

【医案诠释】

刘某，女，27岁，2013.10.25初诊，患者于产后3个月发生尿频、尿急、尿痛1个月，曾口服尿感宁颗粒，效果不明显，今日查尿常规白细胞（＋＋），无其他明显不适，舌淡苔白润，舌根苔薄黄，脉细滑。诊断：产后淋证（气虚夹湿热）。治则：益气清淋。处方：茅根汤加赤小豆。方药：石膏15g，白茅根30g，瞿麦15g，茯苓15g，冬葵子10g，人参6g，桃胶10g，滑石10g，鱼脑石10g，灯心草6g，赤小豆15g。服用5贴后痊愈。

按：石膏清气分之热而不伤胃气，白茅根乃淋家要药，瞿麦、茯苓、冬葵子利水通淋，合桃胶、滑石、灯心草、鱼脑石为使，人参为正虚而设，因脉细，加入赤小豆补血利湿通淋。看此方，利湿而不伤阴，配伍严谨，不失为产后淋家的良方。

（肖承悰．傅青主女科［M］．北京：人民卫生出版社，2015.）

便数（第二十）

【原文】

由脬内素有冷气，因产发动，冷气入脬故也。用赤石脂二两为末，空心服。

又方：治小便数及遗尿，用益智仁二十八枚为末，米饮送下二钱。

又桑螵散

桑螵蛸（三十个）　人参　黄芪　鹿茸　牡蛎　赤石脂（各三钱）

为末，空心服二钱，米饮送下。

【解析】

由于膀胱平素有虚寒，因为生产而诱发是因为冷气进入膀胱的原因。用赤石脂60g研末，空腹服用。

还有一个方子，治小便数和遗尿，用益智仁28枚研末，用米汤送服6g。

还可以用桑螵散

桑螵蛸30个，人参、黄芪、鹿茸、牡蛎、赤石脂各9g

研成细末，空腹服用，用米汤送下。

【心悟】

本段主要阐述了产妇小便频数的发病机制是由于素体膀胱虚寒，因产程发动，凉气客于膀胱，不能制约水道。用赤石脂60g研末，需空腹时服用。亦可用益智仁或桑螵散进行治疗。现代西医所指的产后尿失禁或膀胱阴道瘘可参照本病进行辨证治疗。

【医案诠释】

陈某，女，28岁，2012年4月8日初诊，自诉一月前生育一胎儿后即出现小便频数清长，夜间尤甚，影响休息，查尿常规无异常，观其面白体瘦，舌淡苔白，脉沉细，予桑螵蛸30g、党参30g、黄芪30g、生牡蛎30g、赤石脂30g研末，每日2次，一次9g冲服，服用一周后尿频明显减轻，服半月后痊愈。

笔者认为本病的发病机制，主要是膀胱气化失司所致。《内经》云："膀胱者，州都之官，津液藏焉，气化则能出焉。""膀胱不利为癃。不约为遗溺。"肾主封藏，肾与膀胱相表里，肾阳不足，命门火衰，膀胱不温，不能气化，故尿频清长，夜间尤甚，故用桑螵蛸为君，温肾缩尿，人参、黄芪补气，牡蛎收敛固涩，赤石脂温下焦并有收涩作用，共成温肾益气、固涩缩尿之剂，效果显著。

泻（第二十一）

【原文】

产后泄泻，非杂症有食泄、湿泄、水谷注下之论，大率气虚食积与湿也。气虚宜补，食积宜消，湿则宜燥。然恶露未净，遽难骤燥，当先服生化汤二三帖，化旧生新，加茯苓以利水道。俟血生，然后补气以消食，燥湿以分利水道，使无滞涩虚虚之失。若产旬日外，方论杂症，尤当论虚实而治也。如痛下清水，腹鸣，米饮不化者，以寒泄治。如粪水黄赤，肛门作痛，以热泄治之。有因饮食过多，伤脾成泄，气臭如败卵，以食积治之。又有脾气久虚少食，食下即鸣，急尽下所食之物方觉快者，以虚寒泄治之。治法寒则温之，热则清之，脾伤食积，分利健脾，兼消补虚，善为调治，无失也。产后虚泻，眠昏人不识，弱甚形脱危症，必用人参二钱，白术、茯苓各二钱，附子一钱，方能回生。若脉浮弦，按之不鼓，即为中寒，此盖阴先亡而阳欲去，速宜大补气血，加附子、黑姜以回元阳，万勿忽视。

加减生化汤　【眉批：治产后块未消患泻症。】

川芎（二钱）　茯苓（二钱）　当归（四钱）　黑姜（五分）　炙草（五分）　桃仁（十粒）　莲子（八枚）

水煎，温服。

健脾利水生化汤　【眉批：治产后块已除，患泻症。】

川芎（一钱）　茯苓（一钱半）　归身（二钱）　黑姜（四分）　陈皮（五分）　炙草（五分）　人参（三钱）　肉果（一个，制）　白术（一钱，土炒）　泽泻（八分）

寒泻加干姜八分，寒痛加砂仁、炮姜各八分，热泻加炒黄连八分。泻水腹痛，米饮不化，加砂仁八分，麦芽、山楂各一钱。泻有酸嗳臭气，加神曲、砂仁各八分。脾气久虚，泻出所食物方快，以虚寒论。泻水者，加苍术一钱以燥湿。脾气弱，元气虚，必须大补，佐消食清热却寒药。弱甚形色脱，必须第一方，参、术、苓、附必用之药也。诸泻俱加升麻（酒炒），莲子十粒。

【解析】

产后泄泻，不像杂症有食泻、湿泄、水谷注下的分别，这些病症是由气虚食积与湿邪停滞引起的。气虚宜补，食积宜消，湿则宜燥。但是产后恶露不净，不可迅速用燥湿的药物，应当先用生化汤二三剂，化旧生新，加用茯苓通利水道。等新血化生，然后再补气消食，燥湿分利水道，避免滞涩加重虚证。这样产后十余日，才能按杂症来论，尤其应当辨虚实而治疗。如果腹痛泻下清水，肠鸣，米饮不化，按寒泄治疗；如是粪水黄赤，肛门作痛，按热泄治疗；有的因为饮食过多，损伤脾胃而致的泄泻，气臭如败卵，则按食积来治疗；又有脾气久虚饮食减少，食下就出现腹痛肠鸣，急迫泄尽所食之物，方能感觉痛快的，要按虚寒泄治疗。治疗大法是寒泄用温热药治疗，热泄用清热药治疗。脾伤同时伴有食积，应该分利健脾、消食与补虚同步，这样妥善治疗，就可以避免失误。产后虚泻，昏眠不能识人，虚弱过度形脱的危症，必须用人参6g，白术、茯苓各6g，制附子3g，才能回生。若是脉浮弦，按之鼓动无力，这就是所谓的中寒，这是阴精亡失亏虚，无力敛阳而出现阳欲脱的症状，宜立刻大补气血，加制附子、炮姜炭以回元阳，万万不能忽视。

加减生化汤 【眉批：治疗产后血块没有消，患有泄泻病症。】

川芎6g　茯苓6g　当归12g　炮姜炭1.5g　炙甘草1.5g　桃仁10粒
莲子8枚

用水煎，温服。

健脾利水生化汤 【眉批：治疗产后血块已经消除，伴有泄泻的病症。】

川芎3g　茯苓4.5g　当归6g　炮姜炭1.2g　陈皮1.5g　炙甘草
1.5g　人参9g　制豆蔻1个　土炒白术3g　泽泻2.4g

寒泻加用干姜2.4g；寒痛，加用砂仁、炮姜各2.4g，热泻，加用炒黄连2.4g。泄下如水而腹痛，米饮不能消化，加用砂仁2.4g，麦芽、山楂各3g；泻有酸嗳臭气，加神曲、砂仁各2.4g。脾气久虚，泻出所食食物才能痛快，按虚寒治；泻水的，加用苍术3g来燥湿；脾气虚弱，元气亏虚，必须大补，佐用消食清热驱寒药。虚弱较重而形色俱脱，必须用第一方，人参、白术、茯苓、附子，是必用的药物。治疗各种泄泻都加用酒炒升麻，莲子10粒。

【心悟】

本节主要论述的产后泻病发病机制是由于产后气血耗损，食物积滞，湿邪过重所引起。治疗上采用补益元气，健脾消积，祛邪化湿之法。临床上治疗产后瘀血块未清而患泄泻者，采用加减生化汤治疗。若产后瘀血块已清除者，患有泄泻的病症可用健脾利水生化汤治疗。若见到产后严重的泄泻，出现四肢厥逆、精神萎靡、脉微如绝，属于危重症，应及时就诊，采取中西医结合的方法，配合补液等，以防虚脱休克。

【医案诠释】

患者，女，39岁，已婚，门诊病历。1976年6月12日初诊。产后旬半，恶露甚少，小腹阵痛，肠鸣泄泻，日行三四次，完谷不化，纳呆腹胀，肢体困重，关节作痛，舌苔厚腻，脉濡缓。证属产后瘀血内阻，劳伤气血，脾虚不运，湿困中土。治宜活血祛瘀，健脾燥湿。方用当归10g，白芍6g，桃仁6g，炮姜3g，党参15g，茯苓15g，苍白术各10g，莲子10g，甘草3g。水煎服。原方进退连服9剂，腹泻止，恶露行，诸症悉解。

（医案摘自：沙明荣．生化汤加味临床运用举隅［J］．天津中医学，1987.05：37－38.）

完谷不化（第二十二）

【原文】

因产后劳倦伤脾，而运转稽迟也，名飧泄。又饮食太过，脾胃受伤，亦然，俗呼水谷痢是也。然产方三日内，块未消化，此脾胃衰弱，参、芪、术未可遽加，且服生化汤加益智、香、砂，少温脾气。俟块消后，加参、芪、术补气，肉果、木香、砂仁、益智温胃，升麻、柴胡清胃气，泽泻、茯苓、陈皮以利水，为上策也。

加味生化汤 【眉批：治产后三日内完谷不化，块未消者。】

川芎（一钱） 益智（一钱） 当归（四钱） 黑姜（四分） 炙草（四分） 桃仁（十粒） 茯苓（一钱半）

【眉批：一本，当归作三钱，有枣一枚。】

参苓生化汤 【眉批：治产后三日内块已消，谷不化，胎前素弱患此症者。】

川芎（一钱） 当归（二钱） 黑姜（四分） 炙草（五分） 人参（二钱） 茯苓（一钱） 白芍（一钱，炒） 益智（一钱，炒） 白术（二钱，土炒） 肉果（一个，制）

泻水多，加泽泻、木通各八分，腹痛加砂仁八分，渴加麦冬、五味子。寒泻加黑姜一钱，木香四分；食积加神曲、麦芽消饭面，砂仁、山楂消肉食。产后泻痢日久，胃气虚弱，完谷不化，宜温助胃气，六君子汤加木香四分，肉果一个（制）。

【眉批：一本有莲子八枚（去心），枣三枚。】

【解析】

因为生产后劳倦伤脾，脾气运转延迟，名为飧泄；饮食太过，脾胃受伤，也会这样，俗称水谷痢。然而产后3天内，血块未消，这时候脾胃虚弱，人参、黄芪、白术不能骤然加入，先服用生化汤加益智仁、木香、砂仁，少温脾气；血块消后，加人参、黄芪、白术补气，豆蔻、木香、砂仁、益智仁温胃，升麻、柴胡清胃气，泽泻、茯苓、陈皮利水，方为上策。

加味生化汤 【眉批：治产后3天内完谷不化，血块没有消的患者。】

川芎3g　益智仁3g　当归12g　炮姜炭1.2g　炙甘草1.2g　桃仁10粒　茯苓4.5g

【眉批：另外一个版本中有当归9g，有枣1枚。】

参苓生化汤 【眉批：治产后3天内血块已消，水谷不化，生产前体质虚弱患此病的患者。】

川芎3g　当归6g　炮姜炭1.2g　炙草1.5g　人参6g　茯苓3g　炒白芍3g　炒益智仁3g　土炒白术6g　制豆蔻1个

泻下水分多，加泽泻、木通各2.4g；腹痛，加砂仁2.4g；口渴，加麦冬、五味子。寒泻，加炮姜炭3g，木香1.2g；食积，加神曲、麦芽消米饭面食，砂仁、山楂消肉食。产后泻痢日久，胃气虚弱，完谷不化，宜温助胃气，六君子汤加木香1.2g，制豆蔻1个。

【眉批：另外一个版本加有莲子（去心）8枚，枣3枚。】

【心悟】

傅氏在本节所论的产后完谷不化，也属于产后泄泻的范畴。其发病机制在于脾胃虚弱，运化水谷功能降低，以至所食之物不能转化，而发为水谷痢。治疗以温运脾气为主，同时应注意产妇血块的消减情况，若发生于新产之内，血块未消，当先用生化汤加益智仁、茯苓的加味生化汤；若血块已消，常泻不消化之物，就应当加健脾益气的参苓生化汤治疗为宜，体现了产后多虚多瘀的病机变化。

【医案诠释】

刘某，女，31岁。流产后15天，阴道出血淋漓不断，色时红时淡，腰困背劳，四肢无力浮肿，纳差，少腹胀痛，五更泄泻，完谷不化，脉弦细，舌质紫，舌体胖，苔薄白。证属脾肾阳虚，兼有血瘀。治宜健脾补肾，养血活血。方用加味生化汤：当归12g，白芍6g，炮姜炭6g，桃仁9g，黄芪15g，党参15g，益母草15g，补骨脂15g，白术12g，陈皮9g，香附9g，川楝子9g。

二诊：服上药2剂，阴道出血明显减少，色淡，腰困、五更泄好转。上方加仙鹤草30g、续断炭15g，续服2剂。出血已止，大便正常。

（医案摘自：张玉芬，张晋峰. 生化汤在妇产科的临床应用［J］. 中医药研究，1990.05：18－22.）

痢（第二十三）

【原文】

产后七日内外，患赤白痢，里急后重频并，最为难治。欲调气行血而推荡痢邪，犹患产后元气虚弱；欲滋荣益气而大补虚弱，又助痢之邪。惟生化汤减干姜，而代以木香、茯苓，则善消恶露而兼治痢疾，并行而不相悖也。再服香连丸，以俟一二日后，病势如减，可保无虞。若产七日外，有患褐花色后重，频并虚痢，即当加补无疑。若产妇禀厚，产期已经二十余日，宜服生化汤加连、芩、厚朴、芍药行积之剂。

【眉批：一本作十数日。】

加减生化汤　【眉批：治产后七日内患痢。】

川芎（二钱）　当归（五钱）　炙草（五分）　桃仁（十二粒）　茯苓（一钱）　陈皮（四分）　木香（磨，三分）

红痢腹痛，加砂仁八分。

青血丸　【眉批：治噤口痢。】

香连为末，加莲肉粉，各一两半，和匀为丸。酒送下四钱。

凡产三四日后，块散，痢疾少减，共十症，开后依治。

一、产后久泻，元气下陷，大便不禁，肛门如脱，宜服六君子汤加木香四分，肉果一个（制），姜汁五分。

二、产后泻痢，色黄，乃脾土真气虚损，宜服补中益气汤加木香、肉果。

三、产后伤面食，泻痢，宜服生化汤，加神曲、麦芽。

【眉批：一本神曲、麦芽下有各一钱。】

四、产后伤肉食，泻痢，宜服生化汤，加山楂、砂仁。

五、产后胃气虚弱，泻痢，完谷不化，当温助胃气，宜服六君子汤加木香四分、肉果一个（制）。

六、产后脾胃虚弱，四肢浮肿，宜服六君子汤加五皮散。

【眉批：见后水肿。】

七、产后泻痢，无后重，但久不止，宜服六君子汤加木香、肉果。

八、产后赤白痢，脐下痛，当归、厚朴、黄连、肉果、甘草、桃仁、川芎。

九、产后久痢，色赤，属血虚，宜四物汤加荆芥、人参。

十、产后久痢，色白，属气虚，宜六君子汤加木香、肉果。

【解析】

产后 7 日左右，患赤白痢，里急后重频频发作，比较难治疗。想要调气行血，来推荡祛除痢邪，担心产后元气虚弱；想要滋荣益气，大补虚弱，又担心助长邪气，这时候用生化汤减去干姜，用木香、茯苓代替，既可以消除恶露，又可以兼治痢疾，补虚祛邪二者一起进行，而不相互冲突。再服用香连丸，过一二日后，病势如果减轻，就可以保全没有大碍了。如果产后超过七日，频频出现大便呈褐花色而有里急后重的感觉，这是虚证明显的痢疾，就当加用补药而不要迟疑。如果产妇禀赋较厚，产期已经过去二十余日，可以服用生化汤加黄连、黄芩、厚朴、芍药行消积滞的药物。

【眉批：另外一个版本是产后数十日。】

加减生化汤 【眉批：治疗产后 7 日内患痢。】

川芎 6g　当归 15g　炙甘草 1.5g　桃仁 12 粒　茯苓 3g　陈皮 1.2g　木香（磨）0.9g

红痢伴有腹痛，加砂仁 2.4g。

青血丸 【眉批：能治噤口痢。】

木香、黄连研为末，加莲肉粉，各用 45g，调和均匀作丸，用酒送服 12g。

凡产后三四日后，血块消散，痢疾症状减轻，共有 10 种病症，治疗方法如下。

一、产后久泻，元气下陷，大便不禁，肛门下坠好像要脱出一样，服用六君子汤，加木香 1.2g，制豆蔻 1 个，姜汁 1.5g。

二、产后泻痢，泻下色黄，是脾土真气虚损，服用补中益气汤，加木香、豆蔻。

三、产后伤面食，泻痢，服用生化汤，加神曲、麦芽。

【眉批：另外一个版本中神曲、麦芽后有剂量，各 3g。】

四、产后伤肉食，泻痢，服用生化汤，加山楂、砂仁。

五、产后胃气虚弱，泻痢，完谷不化，应当温助胃气，服用六君子汤加木香 1.2g、制豆蔻 1 个。

六、产后脾胃虚弱，四肢浮肿，服用六君子汤加五皮散。

【眉批：见后面水肿一论中。】

七、产后泻痢，没有后重感，但时间长而不停止，服用六君子汤，加木香、豆蔻。

八、产后赤白痢，脐下疼痛，用当归、厚朴、黄连、豆蔻、甘草、桃仁、川芎。

九、产后久痢，色红，属于血虚，用四物汤加荆芥、人参。

十、产后久痢，色清，属于气虚，用六君子汤，加木香、豆蔻。

【心悟】

傅氏本节阐述了产后七日内外，突发下痢里急后重是产后重症，应予以高度的重视。提出用生化汤去干姜，加木香、茯苓，补虚祛邪二者一并进行。本段傅氏又指出产后十种下痢的不同症状及用药，所以临证时不可一味扶正或单纯祛邪，应审证论治，方可收到好的疗效。

临床若见到剧烈腹痛、腹泻、里急后重、排脓血便，伴全身中毒症状的患者，如确诊为传染性痢疾，需要上报疫情，同时对患者所用的餐具器皿等要求隔离。

【医案诠释】

张某，45 岁，已婚。夏季生产后饮食不慎，以致腹痛下痢，一昼夜泻十余次，里急后重，所下为红白脓冻乳胶状，时有潮热，历经中西医治疗，仍属无效，拖延竟达 4 月余。精神疲乏，头目昏眩，面色萎黄，脉象细弱，舌质绛，苔薄白。诊为血亏气弱，湿滞未净。治疗宜止血挽脱，固本为主，驱邪为次。方药：生黄芪 9g，生地黄 12g，生白术 6g，黄连 3g，生甘草 4.5g，仙鹤草 12g，马齿苋 12g，无花果 9g，炒地榆 12g，藕节炭 9g。二诊：服药后腹痛、便痢已减，刻感头晕目眩，腰部酸楚，体质仍虚。治疗扶正固脱，药方：黄芪 9g，生地黄 12g，白术 6g，杜仲 9g，续断 9g，白头翁 12g，地榆炭 12g，茯苓 9g，脏连丸（《证治准绳》方：黄连、公猪大肠） 9g，茯苓 9g。三诊：10 月 8 日。头晕腰酸，胸闷心慌均瘥，精力稍充，便痢次数亦减，日仅二三次，正气渐复，当祛余邪。黄芪 9g，焦白术 6g，陈皮 6g，肉苁蓉 9g，白头翁 9g，黄柏炭 9g，生地黄 9g，焦山栀 9g，马齿苋 12g，脏连丸 3g（另吞）。四诊：10 月 7 日。痢疾痊愈，痔血已止，体尚虚

产后编下卷

弱，头眩膝软。治当以健脾固脱，巩固疗效。黄芪9g，白术6g，茯苓9g，陈皮6g，生地黄6g，无花果9g，槐花炭9g，白芍6g，煨诃子9g，煨粟壳6g，脏连丸3g（另吞）。

（朱南孙，朱荣达，朱小南．妇科经验选．北京：人民卫生出版社，2006.）

霍乱（第二十四）

【原文】

由劳伤气血，脏腑空虚，不能运化食物，及感冷风所致。阴阳升降不顺，清浊乱于脾胃，冷热不调，邪正相搏，上下为霍乱。

生化六和汤 【眉批：治产后血块痛未除，患霍乱。】

川芎（二钱） 当归（四钱） 黑姜 炙草 陈皮 藿香（各四分） 砂仁（六分） 茯苓（一钱）

姜三片，煎。

附子散 【眉批：治产后霍乱吐泻，手足逆冷，须无块痛方可服。】

白术（一钱） 当归（二钱） 陈皮 黑姜 丁香 甘草（各四分）

共为末，粥饮送下二钱。

【眉批：一本有附子五分。】

温中汤 【眉批：治产后霍乱，吐泻不止，无块痛者可服。】

人参（一钱） 白术（一钱半） 当归（二钱） 厚朴（八分） 黑姜（四分） 茯苓（一钱） 草豆蔻（六分）

姜三片，水煎服。

【解析】

因为产后劳伤气血，而导致脏腑空虚，不能运化食物，同时感受冷风，阴阳气机升降不顺畅，清浊扰乱于脾胃，冷热不协调，邪正相搏，上下逆乱形成霍乱病症。

生化六味汤 【眉批：治疗产后瘀血块、腹痛没有消除，同时患有霍乱。】

川芎6g 当归12g 炮姜炭1.2g 炙甘草1.2g 陈皮1.2g 藿香1.2g 砂仁1.8g 茯苓3g

生姜 3 片，水煎服。

附子散 【眉批：治疗产后霍乱吐泻，伴手足逆冷，没有块、没有痛才能服用。】

白术 3g　当归 6g　陈皮、炮姜炭、丁香、甘草各 1.2g

上药研末，粥饮送下 6g。

【眉批：另外一个版本有附子 1.5g。】

温中汤 【眉批：治疗产后霍乱吐泻不止，没有块、没有痛可以服用。】

人参 3g　白术 4.5g　当归 6g　厚朴 2.4g　炮姜炭 1.2g　茯苓 3g
草豆蔻 1.8g

生姜 3 片，水煎服。

【心悟】

本节论述了产后霍乱的发病机制，是因产妇劳伤气血，致脏腑功能虚弱，水谷运化失司，同时感受寒冷之邪，寒热失调，使阴阳之气升降不顺，邪正相互搏击从而形成霍乱。傅氏提出用附子散及温中汤健中焦脾胃予以治疗。霍乱是一种瘟疫，具有很强的传染性。一旦发现此种病情，应及时诊治，对患者进行隔离。

呕逆不食（第二十五）

【原文】

产后劳伤脏腑，寒邪易乘于肠胃，则气逆呕吐而不下食也。又有瘀血未净而呕者，亦有痰气入胃，胃口不清而呕者，当随症调之。

加减生化汤 【眉批：治产妇呕逆不食。】

川芎（一钱）　当归（三钱）　黑姜 砂仁 藿香（各五分）　淡竹叶（七片）

水煎，和姜汁二匙服。

温胃丁香散 【眉批：治产后七日外，呕逆不食。】

当归（三钱）　白术（二钱）　黑姜（四分）　丁香（四分）　人参（一钱）　陈皮（五分）　炙草（五分）　前胡（五分）　藿香（五分）

姜三片，水煎服。

石莲散 【眉批：治产妇呕吐，心冲目弦。】

石莲子（去壳，去心，一两半）　白茯苓（一两）　丁香（五分）

共为细末，米饮送下。

【眉批：一本有白术，无白茯苓，丁香作五钱。用者酌之。】

生津益液汤　【眉批：治产妇虚弱，口渴气少，由产后血少多汗内烦不生津液。】

人参　麦冬（去心）茯苓（各一两）　大枣　竹叶　浮小麦　炙草　栝蒌根

大渴不止，加芦根。

【眉批：一本人参一钱，麦冬、茯苓三钱，存参。】

【解析】

产后呕逆不能进食是因为劳伤脏腑，寒邪乘袭脾胃所致，也有瘀血没有干净引起的呕吐，和痰气入胃、胃口不清而引起的呕吐，应当随症治之。

加减生化汤　【眉批：治疗产后呕逆不能进食。】

川芎3g　当归9g　炮姜炭、砂仁、藿香各1.5g　淡竹叶7片

水煎，和姜汁二匙服用。

温胃丁香散　【眉批：治疗产后7日以后，呕逆不能进食。】

当归9g　白术6g　炮姜炭1.2g　丁香1.2g　人参3g　陈皮1.5g　炙甘草1.5g　前胡1.5g　藿香1.5g

姜3片，水煎服。

石莲散　【眉批：治疗产后呕吐，心火上冲，头晕目眩。】

石莲子（去壳，去心）45g　茯苓30g　丁香1.5g

共为细末，米饮送下。

【眉批：另外一个版本有白术，没有茯苓，丁香用15g。酌情使用此方。】

生津益液汤　【眉批：治疗产妇虚弱，口渴气少，这是由于产后血少多汗，内烦不生津液所致。】

人参、麦冬（去心）、茯苓各30g　大枣、竹叶、浮小麦、炙甘草、瓜蒌根

大渴不止，加芦根。

【眉批：另外一个版本中人参为3g，麦冬、茯苓为9g，供参考。】

本节傅氏阐述的产后呃逆不食或由于寒邪承袭脾胃，或由于瘀血留滞，或由于痰气入胃而引起，傅氏均采用加减生化汤来治疗。本病辨证当分清虚实。虚者多由产时失血过多，影响胃的降浊功能，致呕逆不食。实证多为感受外邪，或恶露未净，瘀血阻滞，上逆犯胃而发为呕吐。

咳嗽（第二十六）

【原文】

治产后七日内，外感风寒，咳嗽鼻塞，声重恶寒，勿用麻黄以动汗。嗽而胁痛，勿用柴胡汤；嗽而有声，痰少面赤，勿用凉药。凡产有火嗽，有痰嗽，必须调理半月后，方可用凉药，半月前不当用。

加味生化汤　【眉批：治产后外感风寒，咳嗽及鼻塞声重。】

川芎（一钱）　当归（二钱）　杏仁（十粒）　桔梗（四分）　知母（八分）

有痰加半夏曲，虚弱有汗咳嗽加人参。总之，产后不可发汗。

【眉批：知母一本作四分。】

加参安肺生化汤　【眉批：治产后虚弱，旬日内外感风寒，咳嗽声重有痰，或身热头痛，及汗多者。】

川芎（一钱）　人参（一钱）　知母（一钱）　桑白皮（一钱）　当归（二钱）　杏仁（十粒，去皮尖）　甘草（四分）　桔梗（四分）　半夏（七分）　橘红（三分）

虚人多痰，加竹沥一杯，姜汁半匙。

按：咳嗽论中，明示纵有火嗽，在半月前，犹不得轻用凉药，垂戒綦严。而第一与第二方中，均有知母，小注均有"外感风寒"云云。此必于既感之后，将蕴而为燥热，不得已而用之，小注未及申明。如谓不然，苟初感即用此凉品，岂不与前论显为枘凿。读者须会前人微意，庶不致用古方而自少权衡耳。

加味四物汤　【眉批：治半月后干嗽有声，痰少者。】

川芎　白芍　知母　瓜蒌仁（各一钱）　生地　当归（各二钱）　诃子（二钱）　冬花（六分）　桔梗（四分）　甘草（四分）　兜铃（四分）　生姜（一大片）

治产后 7 天内的咳嗽,外感风寒,症见咳嗽鼻塞,声重恶寒,不能用麻黄发汗;咳嗽伴胁痛,不能用柴胡汤;咳嗽有声,痰少面红,不能用凉药。产后有火嗽、有痰嗽,必须调理半月后,方可用凉药,半个月之内不能用。

加味生化汤 【眉批:治疗产后外感风寒咳嗽和鼻塞声重。】

川芎 3g 当归 6g 杏仁 10 粒 桔梗 1.2g 知母 2.4g

有痰加半夏曲,虚弱有汗咳嗽加人参。总之,产后不可发汗。

【眉批:知母另外一个版本中是 1.2g。】

加参安肺生化汤 【眉批:治产后虚弱,10 日内外感风寒,咳嗽声重有痰,或身热头痛,以及汗多的症状。】

川芎 3g 人参 3g 知母 3g 桑白皮 3g 当归 6g 杏仁(去皮尖)10 粒 甘草 1.2g 桔梗 1.2g 半夏 2.1g 橘红 0.9g

虚人多痰,加竹沥 1 杯,生姜汁半匙。

按: 咳嗽论中,明确表示纵然有火嗽,在半月内,不得轻用凉药,说的较严格。可是第一与第二方中,都有知母,并且均有"外感风寒"。这个地方必然是由于外感风寒之后,将要蕴而为燥热,不得已而用之。如果不是这样,刚感受风寒就用这样凉的药品,岂不是和前面的论述显然不一样。读者须要体会前人的意思,这样不至于用古方而不能自己权衡使用了。

加味四物汤 【眉批:治半月后干嗽有声,痰少者。】

川芎、白芍、知母、瓜蒌仁各 3g 生地黄、当归各 6g 诃子 6g,冬花 1.8g 桔梗 1.2g 甘草 1.2g 兜铃 1.2g 生姜 1 大片

【心悟】

傅氏本节所论述的证候是由于外感风寒所致,表现为咳嗽、鼻塞声重,傅氏用加味生化汤治疗。若产后虚弱,产后 10 日左右外感风寒,表现为咳嗽、声重、有痰,或发热、头痛、汗多的病人,用加参安肺生化汤。若产后干咳痰少的病人,用加味四物汤治疗。

【医案诠释】

患者,女,29 岁。2006 年 1 月 22 日初诊。患者产后 1 周,发热咳嗽,

经西医用头孢拉啶、枸橼酸喷托维林、溴己新口服，连用 3 天而咳愈甚。经拍胸片提示：右下肺支气管炎，又经用头孢曲松钠、地塞米松静脉滴注，连用 5 天而乏效，遂请中医诊治。诊见：咳嗽痰少，喉痒咽干，鼻塞不通，舌红苔薄白少津，脉浮细数微紧。此乃肺经燥热之体，又有风寒束表，肺失宣降所致。法当散寒宣肺，兼清肃和血为治，方选傅氏产后咳嗽中加味生化汤：当归 15g，川芎 10g，炒杏仁（捣）10g，桔梗 15g，知母 10g，生姜 5 片，水煎 2 次分服，每日 1 剂。

二诊：上方连服 2 剂，鼻塞通，咽痒减轻，咳嗽有痰，舌红苔白少津，脉浮细稍数。表邪虽见松解，仍宜宣肃肺气为治，上方增损续进：当归 15g，川芎 10g，杏仁（炒、捣）10g，桔梗 15g，知母 12g，款冬花 10g，桑白皮 10g，甘草 6g，水煎 2 次分服，每日 1 剂。三诊：上方进 3 剂，咳嗽大减而痰畅，脘闷纳差，舌红苔白而有津，脉趋和缓。上方加入运脾之剂，遵傅氏加参安肺生化汤之意：当归 15g，川芎 6g，炒杏仁（捣）10g，橘红 10g，半夏 6g，沙参 10g，知母 6g，款冬花 10g，桔梗 12g，甘草 6g，水煎 2 次分服，每日 1 剂，连服 3 剂而愈。

（医案摘自：仝宗景．傅青主女科产后咳嗽方应用体会［J］．山西医药，2007.36（05）：380.）

水肿（第二十七）

【原文】

产后水气，手足浮肿，皮肤见光荣色，乃脾虚不能制水，肾虚不能行水也。必以大补气血为先，佐以苍术、白术、茯苓补脾。壅满用陈皮、半夏、香附消之，虚人加人参、木通，有热加黄芩、麦冬以清肺金。健脾利水，补中益气汤。七日外，用人参、白术各二钱，茯苓、白芍各一钱，陈皮五分，木瓜八分，紫苏、木通、大腹皮、苍术、厚朴各四分。大便不通加郁李仁、麻仁各一钱。如因寒邪湿气伤脾，无汗而肿，宜姜皮、半夏、苏叶加于补气方，以表汗。

五皮散 【眉批：治产后风湿客伤脾经，气血凝滞，以致面目浮虚，四肢肿胀气喘。】

五加皮 地骨皮 大腹皮 茯苓皮（各一钱） 姜皮（一钱）

枣一枚，水煎服。

又云，产后恶露不净，停留胞络，致令浮肿。若以水气治之，投以甘遂等药，误矣。但服调经散，则血行而肿消矣。

调经散

没药（另研）　琥珀（另研，各一钱）　肉桂　赤芍　当归（各一钱）

上为细末，每服五分，姜汁、酒各少许，调服。

【眉批：此方能调经治腹痛。】

【解析】

产后水气内停，症见手足浮肿，皮肤光亮，这是由于脾虚不能制水，肾虚不能行水所致，必须先大补气血，佐以苍术、白术、茯苓补脾。壅满，用陈皮、半夏、香附消除；素体虚，加用人参、木通；有热，用黄芩、麦冬来清肺金。健脾利水，用补中益气汤。产后超过 7 日，用人参、白术各6g，茯苓、白芍各3g，陈皮1.5g，木瓜2.4g，紫苏、木通、大腹皮、苍术、厚朴各1.2g。大便不通加郁李仁、麻仁各3g。如果因为寒湿邪气伤脾，无汗而肿，宜用姜皮、半夏、苏叶加到补气方中，来解表发汗。

五皮散　【眉批：治疗产后风湿伤脾，气血凝滞，导致面目浮肿，四肢肿胀气喘。】

五加皮3g　地骨皮3g　大腹皮、茯苓皮各3g　姜皮3g

枣 1 枚，水煎服。

产后恶露不净，停留胞络，导致浮肿，如果按照水气治疗，使用甘遂等药，这属于误治。只需服用调经散，这样血液运行而肿就可以消除了。

调经散

没药（另研）、琥珀（另研）各3g　肉桂、赤芍、当归各3g

以上药物研为细末，每次服用 1.5g，用少许姜汁和酒来调服。

【眉批：这个方还可以调理月经治疗腹痛。】

【心悟】

本节所论述的产后水肿发病机制是由于产妇阳气耗损，脾阳不足，肾气虚弱而造成产后水肿。若风湿邪气损伤脾经，气血凝滞，傅氏用五皮散治疗。若产后秽浊败血不净，滞留胞络而引起的浮肿，傅氏用调经散治疗。

重点强调切勿使用甘遂等泄水逐饮之药。临床要同慢性肾小球肾炎，肾病综合征，内分泌失调所引起的水肿相鉴别。

流注（第二十八）

【原文】

产后恶露流于腰臂足关节之处，或漫肿，或结块，久则肿起作痛，肢体倦怠。急宜用葱熨法以治外肿，内服参归生化汤以消血滞，无缓也。未成者消，已成者溃。

葱熨法

用葱一握，炙热，捣烂作饼，敷痛处。用厚布二三层，以熨斗火熨之。

参归生化汤

川芎（一钱半）　当归（二钱）　炙草（五分）　人参（二钱）　黄芪（一钱半）　肉桂（五分）　马蹄香（二钱）

此症若不补气血，节饮食，慎起居，未有得生者。如肿起作痛，起居饮食如常，是病气未深，形气未损，易治；若漫肿微痛，起居倦怠，饮食不足，最难治。或未成脓，未溃，气血虚也，宜服八珍汤；憎寒恶寒，阳气虚也，宜服十全大补汤；补后大热，阴血虚也，宜服四物汤加参、术、丹皮；呕逆，胃气虚也，宜服六君子汤加炮姜、干姜；食少体倦，脾气虚也，宜服补中益气汤；四肢冷逆，小便频数，肾气虚也，补中益气汤加益智仁一钱。神仙回洞散治产后流注恶露，日久成肿，用此宜导其脓，若未补气血旺，不可服此方。

【解析】

产后恶露流于腰臂足关节之处，或者形成漫肿，或者形成结块，时间长了则肿起疼痛，肢体倦怠，急用葱熨法治外肿；内服参归生化汤以消散瘀血阻滞，不能迟缓。没有形成肿块的促进消散，已经形成肿块的促进破溃。

葱熨法

用葱一把，用火烤热，捣烂做成饼状，敷到痛处，用厚布二三层包裹，用熨斗熨它。

参归生化汤

川芎 4.5g　　当归 6g　　炙甘草 1.5g　　人参 6g　　黄芪 4.5g　　肉桂 1.5g

马蹄香 6g

产后流注如果不补气血，节制饮食，谨慎起居，很难保命无虞。如果肿起疼痛，起居饮食正常，是病气没有深入，形气没有损伤，容易治疗；如果漫肿微痛，起居倦怠，饮食不足，最为难治。没有成脓，没有破溃，属于气血两虚，宜服用八珍汤；憎寒恶寒，属于阳气虚，宜服用十全大补汤；服用补药后大热，是阴血虚，宜服用四物汤加人参、白术、丹皮；呕逆，是胃气虚，宜服用六君子汤加炮姜、干姜；食少体倦，是脾气虚，宜服用补中益气汤；四肢逆冷，小便频数，是肾气虚，用补中益气汤加益智仁 3g。神仙回洞散治疗产后流注恶露，日久成肿，用神仙回洞散导出脓液，如果没有事先补气血使气血旺盛，就不能用神仙回洞散。

【心悟】

傅氏本节阐述了由于产后恶露流于下肢关节之处，日久发为流注的病证。流注是外科常见的疾病之一，是发于肌肉深处的多发性脓肿。体虚而发脓肿的患者，傅氏采用葱熨法治疗，同时内服参归生化汤来活血行滞，没有成熟的就会消散，已经成熟的就会溃烂排出脓液。临床遇到此病，要考虑流注的部位，肿胀的情况，瘀结的程度，病情的长久，全面分析辨证治疗。

膨胀（第二十九）

【原文】

妇人素弱，临产又劳，中气不足，胸膈不利，而转运稽迟。若产后即服生化汤以消块止痛，又服加参生化汤以健脾胃，自无中满之症。其膨胀，因伤食而误消，因气郁而误散，多食冷物而停留恶露，又因血虚大便燥结，误下而愈胀。殊不知气血两虚，血块消后，当大补气血，以补中虚。治者若但知伤食宜消，气郁宜散，恶露当攻，便结可下，则胃气反损，满闷益增，气不升降，湿热积久，遂成膨胀。岂知消导坐于补中，则脾胃强，而所伤食气消散，助血兼行，大便自通，恶露自行。

如产后中风，气不足，微满，误服耗气药而胀者，**服补中益气汤**。

人参（五分）　当归（五分）　白术（五分）　白茯苓（一钱）　川芎（四分）　白芍（四分）　萝卜子（四分）　木香（三分）

【眉批：一本人参、白术俱作一钱，当归作二钱，有姜一片。】

如伤食，误服消导药成胀，或胁下积块，**宜服健脾汤**。

人参　白术　当归各三钱　白茯苓　白芍　神曲　吴萸（各一钱）　大腹皮　陈皮（各四分）　砂仁　麦芽（各五分）

【眉批：一本人参、白术作二钱。】

如大便不通，误服下药成胀，及腹中作痛，**宜服养荣生化汤**。

当归（四钱）　白芍（一钱）　白茯苓（一钱）　人参（一钱）　白术（二钱）　陈皮（五分）　大腹皮（五分）　香附（五分）　苁蓉（一钱）　桃仁（十粒，制）

块痛，将药送四消丸。屡误下，须用参、归半斤，大便方通，膨胀方退。凡误用消食耗气药，以致绝谷，长生活命丹屡效。【眉批：方见伤食条。】

【眉批：一本无桃仁。】

【解析】

患者素体虚弱，临产时又加上劳累，中气不足，胸膈不利，转运迟缓，如果是产后就服用生化汤来消散血块止痛，又服加参生化汤来健脾胃，自然不会有中满的病症，这种膨胀，是因为伤食而误用消法，因为气郁而误用疏散，多食冷物而导致恶露停留，又因为血虚大便燥结，误用下法而愈来愈胀；岂不知气血两虚，瘀血块消散后，应当大补气血，来补中虚。治疗的人若是只知伤食宜消，气郁宜散，恶露当攻，便结可下，反而损伤胃气，满与闷同时加重，气不升降，湿热积滞日久，于是形成膨胀。在补中加以消导，则脾胃增强，所伤的食气也可得以消散；补血中兼行血，则大便自通，恶露自行。

如果产后中风，气不足，微有胀满，误服耗气药而胀满的，服用补中益气汤。

人参1.5g　当归1.5g　白术1.5g　茯苓3g　川芎1.2g　白芍1.2g　莱菔子1.2g　木香0.9g

【眉批：另外一个版本人参、白术都是3g，当归6g，生姜1片。】

如果伤食误服消导药而引起胀满，或是肋下积块，宜服用健脾汤。

人参、白术、当归各9g　茯苓、白芍、神曲、吴茱萸各3g　大腹皮、陈皮各1.2g　砂仁、麦芽各1.5g

【眉批：另外一个版本中人参、白术6g。】

如果大便不通，误服下药而形成膨胀、腹中作痛，宜服养荣生化汤。

当归12g　白芍3g　茯苓3g　人参3g　白术6g　陈皮1.5g　大腹皮1.5g　香附1.5g　肉苁蓉3g　桃仁（制）10粒

如果有血块疼痛，就用药送服四消丸。多次误下的疾患，需要用人参、当归240g，大便方可通畅，膨胀方可消退。凡是误用消食耗气药，以至于不能饮食，长生活命丹有很好疗效。【眉批：方见伤食条目下。】

【眉批：另外一个版本没有桃仁。】

【心悟】

本节产后膨胀的发病机制是由于体虚过劳，中气不足，消化功能迟滞所致。产后膨胀，多与脾有关，"脾主大腹"，腹部膨隆，为脾不升清所致。若外感风邪，正气不足，腹部轻微饱胀，傅氏采用补中益气汤治疗；如果大便不通，误用下药造成膨胀，傅氏采用养荣生化汤；若产妇瘀血疼痛，傅氏采用四消丸治疗。

怔忡惊悸（第三十）

【原文】

由产忧惊劳倦，去血过多，则心中跳动不安，谓之怔忡。若惕然震惊，心中怯怯，如人将捕之状，谓之惊悸。治此二症，惟调和脾胃，志定神清而病愈矣。如分娩后血块未消，宜服生化汤，且补血行块，血旺则怔定惊平，不必加安神定志剂。如块消痛止后患此，宜服**加减养荣汤**。

当归（二钱）　川芎（二钱）　茯神（一钱）　人参（一钱）　枣仁（一钱，炒）　麦冬（一钱）　远志（一钱）　白术（一钱）　黄芪（一钱，炙）元肉（八枚）　陈皮（四分）　炙草（四分）

姜煎。

虚烦加竹沥、姜汁，去川芎、麦冬，再加竹茹一团。加木香即归脾汤。

养心汤【眉批：治产后心血不定，心神不安。】

炙黄芪（一钱）　茯神（八分）　川芎（八分）　当归（二钱）　麦冬（一钱八分）　远志（八分）　柏子仁（一钱）　人参（一钱半）　炙草（四分）　五味（十粒）

姜，水煎服。

【眉批：一本有元肉六枚。】

【解析】

由于产后忧惊劳倦，失血过多，引起心中跳动不安，称为怔忡；如果惕然震惊，心中怯怯，好像有人来抓捕的样子，称为惊悸。治疗这两种病，只有调和脾胃，安神定志，疾病才能痊愈。如果分娩后血块没有消散，宜服用生化汤，补益血液行散血块，血液旺盛，自然怔忡安定，惊悸等症平息，不需要加用安神定志药物。如果血块消、疼痛止后患此病，宜服用加减养荣汤。

当归6g　川芎6g　茯神3g　人参3g　炒枣仁3g　麦冬3g　远志3g　白术3g　炙黄芪3g　桂圆肉8枚　陈皮1.2g　炙甘草1.2g

加生姜煎药。

虚烦者加竹沥、生姜汁，去川芎、麦冬，再加竹茹一团。本方加木香，即是归脾汤。

养心汤　【眉批：治疗产后心血不定，心神不安。】

炙黄芪3g　茯神2.4g　川芎2.4g　当归6g　麦冬5.4g　远志2.4g　柏子仁3g　人参4.5g　炙甘草1.2g　五味子10粒

加生姜，水煎服。

【眉批：另外一个版本有桂圆肉6枚。】

【心悟】

傅氏本节阐述了产后怔忡惊悸病的发病机制是由于产妇分娩忧虑惊吓，疲劳困倦，失血过多，致使心中跳动不安，治疗上多以调和脾胃，安定神志为主。如果产后血块未净，傅氏用加减养荣汤治疗；若心中跳动，心神不安，傅氏采用养心汤治疗。

在临床上切勿一见惊悸怔忡的患者，就用行气重镇之品进行治疗。

骨蒸（第三十一）

【原文】

宜服保真汤。先服清骨散。

柴胡梅连汤【眉批：即清骨散作汤，速效。】

柴胡　前胡　黄连　乌梅（去核）

各二两，共为末听用。再将猪脊骨一条，猪苦胆一个，韭菜白十根，各一寸，同捣成泥，入童便一酒盏，搅如稀糊，入药末，再捣为丸，如绿豆大。每服三四十丸，清汤送下。如上膈热多，食后服。此方凡男女骨蒸皆可用之，不专治产妇。

保真汤

黄芪（六分）　人参（二钱）　白术（二钱，炒）　炙草（四分）　川芎（六分）　当归（二钱）　天冬（一钱）　麦冬（二钱）　白芍（二钱）　枸杞（二钱）　黄连（六分，炒）　黄柏（六分，炒）　知母（二钱）　生地（二钱）　五味（十粒）　地骨皮（六分）

枣三枚，去核，水煎服

【眉批：一本无麦冬、黄连。】

加味大造汤【眉批：治骨蒸劳热。若服清骨散、梅连丸不效服此方。】

人参（一两）　当归（一两）　麦冬（八分）　石斛（八分，酒蒸）　柴胡（六钱）　生地（二两）　胡连（五钱）　山药（一两）　枸杞（一两）　黄柏（七分，炒）

先将麦冬、地黄捣烂，后入诸药同捣为丸，加蒸紫河另捣，焙干为末，炼蜜丸。

【眉批：一本麦冬、石斛俱作八钱，柴胡五钱，黄柏四分，酒炒。】

【解析】

宜服用保真汤。先服用清骨散。

柴胡梅连汤【眉批：即清骨散做汤，可获得速效。】

柴胡、前胡、黄连、乌梅（去核）各60g，共研为末备用。再将猪脊骨1条，猪苦胆1个，韭菜白10根各1寸，一同捣成泥，加入童便一酒盏，搅成稀糊，加入药末，再捣，做成绿豆大的药丸，每次服用三四十丸，用清汤送下。如果上膈热多，则饭后服用。男女骨蒸都可以用柴胡梅连汤治疗，不是专门治疗产妇的。

保真汤

黄芪 1.8g　人参 6g　炒白术 6g　炙甘草 1.2g　川芎 1.8g　当归 6g　天冬 3g　麦冬 6g　白芍 6g　枸杞 6g　炒黄连 1.8g　炒黄柏 1.8g　知母 6g　生地黄 6g　五味子 10 粒　地骨皮 1.8g

枣 3 枚，去核，水煎服。

【眉批：另外一个版本没有麦冬、黄连。】

加味大造汤　【眉批：治疗骨蒸劳热。如果服用清骨散、梅连丸没有效果服用这个方。】

人参 30g　当归 30g　麦冬 2.4g　酒蒸石斛 2.4g　柴胡 18g　生地黄 60g　胡黄连 15g　山药 30g　枸杞 30g　炒黄柏 2.1g

先将麦冬、生地黄捣烂，然后入各药共同捣成丸，加蒸过的紫河车另捣，焙干研为末，炼成蜜丸。

【眉批：另外一个版本中有麦冬、石斛 24g，柴胡 15g，酒炒黄柏 1.2g。】

【心悟】

傅氏本节阐述了妇女产后骨蒸的发病机制是由于产后精血亏虚，阴虚生内热所致，傅氏采用柴胡梅连汤即清骨散作汤治疗，若服用此方没有效果，用加味大造汤治疗，若产妇气虚明显者服用保真汤。

心痛（第三十二）

【原文】

此即胃脘痛。因胃脘在心之下，劳伤风寒及食冷物而作痛，俗呼为心痛。心可痛乎？血不足，则怔忡惊悸不安耳。若真心痛，手足青黑色，旦夕死矣。治当散胃中之寒气，消胃中之冷物。必用生化汤，佐消寒食之药，无有不安。若绵绵而痛，可按止之，问无血块，则当论虚而加补也。产后心痛腹痛二症相似，因寒食与气上攻于心则心痛，下攻于腹则腹痛，均用生化汤加肉桂、吴萸等温散之药也。

加味生化汤

川芎（一钱）　当归（三钱）　黑姜（五分）　肉桂（八分）　吴萸（八

分）　砂仁（八分）　炙草（五分）

伤寒食加肉桂、吴萸，伤面食加神曲、麦芽，伤肉食加山楂、砂仁，大便不通加肉苁蓉。

【解析】

这里所言的心痛是指胃脘痛，傅氏认为胃脘正在心下，是由于劳伤风寒，或过食生冷而发生疼痛，俗称心痛。心怎么能痛呢？血不足，会出现怔忡惊悸不安。如果是真心痛，手足青黑色，早晨发病晚上就会死亡。治疗应当温散胃中的寒气，消化胃中的生冷食物。必须用生化汤，佐加消寒食的药物，没有治疗不好的。如果绵绵作痛，按压缓解，询问经血，若没有血块，就应当按虚证来治疗，在方中加补益药。产后心痛、腹痛，二者相似，因为寒食与气上攻于心，则心痛；下攻于腹，则腹痛，均用生化汤加肉桂、吴茱萸等温散的药物治疗。

加味生化汤

川芎3g　当归9g　炮姜炭1.5g　肉桂2.4g　吴茱萸2.4g　砂仁2.4g　炙甘草1.5g

伤寒食，加肉桂、吴茱萸；伤面食，加神曲、麦芽；伤肉食，加山楂、砂仁；大便不通，加肉苁蓉。

【心悟】

傅氏论述了产后胃脘痛和产后真心痛的不同，本文专指胃脘痛主要发病原因是疲劳过度而受风寒，以及食用生冷之物而发，所以应以消散胃中的寒气为主，诱导胃中的积滞，傅氏采用加味生化汤治疗。

【医案诠释】

房某，女，26岁，已婚。1988年1月21日就诊。10天前患者足月分娩，产程顺利。1周后渐感胃脘不适，内股疼痛难忍，恶露量少，小便短涩。舌淡暗，无瘀斑，唇色紫暗，脉弦涩。证属产后恶露不去，瘀血内停，上攻胃腑。治宜活血祛瘀，排秽止痛。仿生化汤加味。当归、白芍、熟地黄、红花、桃仁、炮姜、炙甘草、五灵脂、蒲黄（包煎）各10g，泽兰、益母草、生山楂、神曲各30g，红糖、童便为引。服药2剂后，胃脘疼痛减轻，但少腹疼痛加剧，坐卧不安，随之排出多量恶露，即感全身舒适，再进 2 剂，恶露继续排出，小腹疼痛逐渐减轻，胃脘已不痛，纳谷觉香，小便通利，唇已转红，脉趋缓和，再以上方调理一周痊愈。

（医案摘自：肖承惊．傅青主女科［M］．北京：人民卫生出版社，2015.）

腹痛（第三十三）

【原文】

先问有块无块。块痛只服生化汤，调失笑散二钱，加元胡一钱；无块则是遇风冷作痛，宜服加减生化汤。

川芎（一钱）　当归（四钱）　黑姜（四分）　炙草（四分）　防风（七分）　吴萸（六分）　白蔻（五分）　桂枝（七分）

痛止去之。随伤食物，所加如前。

【解析】

首先要问有没有血块。有血块而疼痛，只服用生化汤，调服失笑散6g，加元胡3g；没有血块而疼痛，就是遇风冷做痛，宜服用加减生化汤。

川芎3g　当归12g　炮姜炭1.2g　炙甘草1.2g　防风2.1g　吴茱萸1.8g　豆蔻1.5g　桂枝2.1g

疼痛停止就可以停药了。随着所伤食物的不同，加用药物同前。

【心悟】

傅氏本节所论的产后腹痛，发病机制是由于产妇瘀血凝滞或产后遇到风寒而引起。故对妇人产后腹痛不能一概而论，应辨证论治，因人制宜，但其病机总属气血不畅，血运受阻为主，治疗关键在于去瘀生新。如果腹痛伴有血块排出，可用生化汤合失笑散来活血化瘀止痛。若腹痛无血块，遇风寒之气腹痛加剧，则服用加减生化汤祛瘀散风。

【医案诠释】

患者，26岁。1998年10月5日在我院足月顺产一男婴。婴儿身体发育正常，产妇于产后第2天开始小腹疼痛，痛剧拒按，恶露涩少，色暗有块，烦躁不安，纳差，二便正常，舌红苔白稍腻，脉细涩。诊断：产后腹痛

（恶露不行，瘀血内阻）。治疗：活血化瘀，温经止痛。用生化汤加味：当归 10g、川芎 10g、炮姜 8g、桃仁 8g、炙甘草 6g、益母草 10g、元胡 10g、肉桂 10g、川楝子 10g、豆蔻（后下）6g、陈皮 10g、白芍 10g、枳壳 10g、鸡内金 10g。1 剂/天，水煎服。服药 3 剂后患者腹痛逐渐减轻，出血量多，色红，血块减少，烦躁消失，饮食增加。上方减益母草再服 3 剂，3 天后上述症状消失，精神转佳，恶露量中。嘱停中药水煎剂，服定坤丹 6 丸（1 丸/天），以巩固疗效。

按：产后腹痛系产科常见病之一。主要病机为产后气血运行不畅，"不通则痛"。有因产时失血过多，胞脉空虚而痛；有因产时摄生不慎，感受风寒、寒凝血滞而痛；有因产后饮食不节，食滞而痛。《景岳全书·妇人规》云："产后腹痛，最当辨察虚实。血有留瘀而痛者，实痛也；无血而痛者，虚痛也；大都痛而且胀，或上冲胸胁，或拒按而手不可近者，皆实痛也；宜行之散之；若无胀满，或喜揉按，或喜热熨，或得食稍缓者，皆虚痛，不可妄用推逐等剂。"治疗以调养气血为主。予"补血之中，以行逐瘀之法"，则气不耗而瘀亦尽消。本例患者小腹剧痛拒按，恶露涩少，为瘀血内阻、气机不畅所致。瘀阻胞脉，不通则见腹痛拒按，血瘀气滞则烦躁不安。治宜活血行瘀止痛，用生化汤加味最为合适。生化汤活血行瘀，温经止痛。加益母草活血祛瘀，助主方行瘀之效；金铃子散疏肝理气、缓急止痛；陈皮行气健胃、燥湿化痰；白芍和营敛阴，缓急止痛；肉桂温经散寒、枳壳行气消胀止痛，使气行血通、瘀滞解散。鸡内金健胃消食，豆蔻燥湿化浊，以防行气活血药伤胃。诸药合用，共奏活血、止痛、健胃之功效。之后服定坤丹以巩固疗效并补益气血。因而药到病除，功效卓著。

（医案摘自：王秀芳．定坤丹合生化汤临床运用举隅［J］．现代中西医结合杂志，2003.12（18）：1973－1974.）

小腹痛（第三十四）

【原文】

产后虚中，感寒饮冷，其寒下攻小腹作痛，又有血块作痛者，又产后血虚脐下痛者，并治之以**加减生化汤**。

川芎（一钱）　当归（三钱）　黑姜（四分）　炙草（四分）　桃仁（十粒）

有块痛者，本方中送前胡散，亦治寒痛。若无块，但小腹痛，亦可按而少止者，属血虚，加熟地三钱，前胡、肉桂各一钱，为末，名前胡散。

【解析】

产后中气亏虚，又感寒饮冷，寒气向下攻冲小腹发生疼痛，也有瘀血块作痛，或者产后血虚脐下痛的，治疗都可以用加减生化汤。

川芎 3g　当归 9g　炮姜炭 1.2g　炙甘草 1.2g　桃仁 10 粒

有血块疼痛的，本方送服前胡散，也能治疗寒痛。如果没有血块，但小腹痛，按压能稍微缓解的，属于血虚，加用熟地黄 9g，前胡、肉桂各 3g 为末，名为前胡散。

【心悟】

傅氏本节阐述了产后腹痛常见的三种发病机制：寒凝、血瘀、血虚。即产后中焦脾胃虚弱，外感风寒，食用寒凉食物，致使寒邪向下引起小腹部疼痛；宫腔瘀滞亦可引起疼痛，又有产后血虚也可引起下腹部疼痛，傅氏采用加减生化汤治疗。

【医案诠释】

梁某，30 岁，农民，1997 年 10 月 15 日诊。产后 7 天，腹痛，小腹满硬拒按，得温稍减，扪之有块，恶露甚少，四肢不温，面色青白，舌质紫暗，苔白滑，脉沉涩。该证属寒凝经脉，瘀血内结。拟散寒、祛瘀、止痛，佐以调气行滞为治。以生化汤合失笑散加味主之。处方：当归 15g，川芎 8g，荆芥 9g，乳香、五灵脂、桃仁各 5g，益母草 10g，蒲黄 6g，山楂 10g，元胡 9g，香附 10g，木香 3g，生姜 3g，炙甘草 5g。每日水煎服 1 剂，每日 2 次，连服 3 剂。10 月 19 日二诊：药已，无不适，腹痛等诸症减退。法已中的，药已见效，仍守原方嘱服 3 剂，后不再复诊。

按：产后腹痛可因血虚和血瘀所致，患者小腹满硬拒按，得温稍减，四肢不温，面色青白，舌质紫暗，苔白滑，脉沉涩，证为血瘀，乃寒凝使然。产后血室大开，胞脉空虚，若起居不慎，寒邪易乘虚入胞，血为寒凝，瘀胞阻中而腹痛。可见产后多虚多寒，治宜补宜温。谚云"产后一盆冰"，正是此意。方用生化汤合失笑散加味，活血祛瘀为主，以补代攻，攻不伤正，瘀血去，血得畅，则腹痛诸症自除。

（医案摘自：孙龙．生化汤产后运用举隅［J］．安徽中医临床杂志，2002. 14（6）：500.）

虚劳（第三十五）

【原文】

指节冷痛，头汗不止。

人参（三钱）　当归（三钱）　黄芪（二钱）　淡豆豉（十粒）　生姜（三片）　韭白（十寸）　猪肾（二个）

先将猪肾煮熟，取汁煎药八分，温服。

【眉批：一本有或用猪胃一个。先将胃略煮后，再煎汤煮药。】

【解析】

产后指头冷痛，头汗不止。

人参9g　当归9g　黄芪6g　淡豆豉10粒　生姜3片　薤白10寸　猪肾2个

先将猪肾煮熟，取汁煎药取8分，温服。

【眉批：另外一个版本有或者用猪胃一个。先将猪胃略煮后，再煎汤煮药。】

【心悟】

本节简单的论述了产后虚劳表现为指节冷痛、头汗不止之症，傅氏所选用的方子无名，以方测证，可知本病是由于产后虚弱、元气不复所致，故采用了扶助元气、补益精血之法。

遍身疼痛（第三十六）

【原文】

产后百节开张，血脉流散。气弱则经络间血多阻滞，累日不散，则筋牵脉引，骨节不利，故腰背不能转侧，手足不能动履，或身热头痛。若误作伤寒，发表出汗，则筋脉动荡，手足发冷，变症出焉，宜服**趁痛散**。

当归（一钱）　甘草　黄芪　白术　独活（各八分）　肉桂（八分）　桑寄生

《傅青主女科》临证解析

（一钱）　牛膝（八分）　薤白（五根）

姜三片，水煎服。

【眉批：一本无桑寄生。】

【解析】

产后关节全部开张，血脉流散，气血虚弱不足，气虚不能推动血液运行导致经络间血液多阻滞，多日不散，造成筋牵脉引，骨节不利，所以腰背不能转侧，手足不能行动，或出现身热头痛。如果误认为是伤寒，用发表出汗的方法治疗，会引起筋脉动荡，手足发冷，变症百出，这种情况宜服用趁痛散。

当归 3g　甘草 2.4g　黄芪 2.4g　白术 2.4g　独活 2.4g　肉桂 2.4g
桑寄生 3g　牛膝 2.4g　薤白 5 根

生姜 3 片，用水煎服。

【眉批：另外一个版本没有桑寄生。】

【心悟】

傅氏本节阐述了产后遍身疼痛的发病机制及治法，指出本证与平人身痛不同，不可当作伤寒病而用发汗解表的药物，否则会致痉。故治疗以大补气血为主，傅氏选用古方趁痛散。

【医案诠释】

韩某，女，25 岁，已婚。一个月前生产，因第一胎产程过长，失血颇多，且屈肢露体，风从外受，以致经络受阻，产后下肢麻木，全身骨节疼痛，弥月下床，两下肢拘急，屈伸不利，步履困难，恶露亦未净，苔薄白，脉细软。诊为产后身痛：证属血虚风袭，治宜养血舒经络，佐以生新。处方：当归炭 9g，炒白芍 9g，怀牛膝 9g，伸筋草 9g，络石藤 9g，益母草 9g，黄芪 12g，瓜蒌仁 12g，木瓜 6g，炒川芎 5g，炙甘草 5g。

7 剂药后恶露净，下肢疼痛略减。原法佐以养血温通：当归 9g，炒白芍 9g，怀牛膝 9g，木瓜 9g，黄芪 12g，桑寄生 12g，伸筋草 12g，独活 6g，秦艽 6g，川芎 6g，桂枝 3g，炙甘草 3g。上方出入调理月余，全身疼痛悉除，下肢活动自如。

（医案摘自：肖承惊. 傅青主女科［M］. 北京：人民卫生出版社，2015.）

腰痛（第三十七）

【原文】

由女人肾位系胞，腰为肾府，产后劳伤肾气，损动胞络，或虚未复而风乘之也。

养荣壮肾汤【眉批：治产后感风寒，腰痛不可转。】

当归（二钱）　防风（四分）　独活　桂心　杜仲　续断　桑寄生（各八分）

生姜三片，水煎服。两帖后痛未止，属肾虚，加熟地三钱。

【眉批：一本有川芎八分。】

加味大造丸【眉批：治产后日久，气血两虚，腰痛肾弱。方见骨蒸条。】

青娥丸

胡桃（十二个）　破故纸（八两，酒浸，炒）　杜仲（一斤，姜汁炒，去丝）

为细末，炼蜜丸。淡醋汤送六十九。

【眉批：胡桃，一本作二十个。】

【解析】

由于女人肾脏联系胞胎，腰为肾之腑，产后损伤肾气，损动胞络，或者机体虚弱没有恢复时风邪乘虚而入。

养荣壮肾汤【眉批：治疗产后感风寒，腰痛不能转侧。】

当归6g　防风1.2g　独活2.4g　肉桂2.4g　杜仲2.4g　续断2.4g
桑寄生2.4g

生姜3片，用水煎服。服用2剂后，疼痛未止，则属于肾虚，加用熟地黄9g。

【眉批：另外一个版本有川芎2.4g。】

加味大造丸【眉批：治疗产后日久，气血两虚，腰痛肾弱，方见骨蒸条。】

青娥丸

胡桃12个　补骨脂（酒浸，炒）240g　杜仲（姜汁炒，去丝）500g

研为细末，炼成蜜丸，用淡醋送服60丸。

【眉批：另外一个版本中胡桃是20个。】

【心悟】

傅氏本节阐述了产后腰痛的发病机制是由于产后劳伤肾气，损伤了胞脉，或产后体虚，风寒乘虚而入，发为腰痛。若属产后感受风寒，腰痛不能移动，服用养荣壮肾汤。若属气血两虚伴有肾虚者服用加味大造丸治疗。

【医案诠释】

朱某，女，27岁，已婚，工人。1959年10月间，第3胎产后月余，恶露已净，头晕目眩，心荡不宁，腰背酸痛，四肢软弱无力，精神疲惫，小溲清长。初诊：10月22日。产后35天，腰背酸痛，四肢软弱无力，小溲清长，脉象细弱，舌质淡苔薄白。证属多产伤肾，肝经少血。治宜调补气血，固肾壮腰。方以：当归9g，黄芪9g，川芎4.5g，熟地黄9g，远志9g，杜仲9g，续断9g，枸杞子9g，白术9g，白芍6g，茯苓9g，金匮肾气丸12g（包）。

二诊：10月25日。服药后腰酸背痛已减，精力渐充，胃口尚佳，白带连绵，肾亏则带脉不固。治当补养肝肾，健脾束带。方以：当归9g，川芎4.5g，肉苁蓉6g，狗脊9g，杜仲9g，续断9g，山药9g，山茱萸9g，白芍6g，桂枝4.5g。

三诊：10月27日。腰背酸痛已愈，带下亦少，再予补肝肾固带脉。方以：狗脊9g，巴戟天9g，桑寄生9g，当归9g，熟地黄9g，川芎4.5g，杜仲9g，茯苓9g，白术18g，菟丝子9g，海螵蛸9g。

（医案摘自：肖承悰. 傅青主女科［M］. 北京：人民卫生出版社，2015.）

胁痛（第三十八）

【原文】

乃肝经血虚气滞之故。气滞用四君子汤加青皮、柴胡，血虚用四物汤加柴胡、人参、白术。若概用香燥之药，则反伤清和之气，无所生矣。

补肺散 【眉批：治胁痛。】

山萸　当归　五味　山药　黄芪　川芎　熟地　木瓜　白术　独活

枣仁（各等分）

水煎服。

【眉批：一本山萸二钱，当归二钱，五味十粒，黄芪八分，川芎六分，熟地钱半，木瓜、白术各一钱，独活八分，枣仁一钱，姜一片，无山药，存参。】

【解析】

产后胁痛是由于肝经的血虚气滞引起的，气滞用四君子汤加青皮、柴胡，血虚用四物汤加柴胡、人参、白术。如果都用香燥的药物，反而会损伤清和之气，气血无所化生了。

补肺散 【眉批：治疗胁痛。】

山茱萸 当归 五味子 山药 黄芪 川芎 熟地黄 木瓜 白术独活 枣仁各等份

水煎服。

【眉批：另外一个版本有山茱萸6g，当归6g，五味子10粒，黄芪2.4g，川芎1.8g，熟地黄4.5g，木瓜3g，白术3g，独活2.4g，枣仁3g，姜1片，没有山药，供参考。】

【心悟】

傅氏本节阐述了产后胁痛的发病机制是由于产后血亏，肝经血液亏虚，肝气郁滞，发为胁痛。患者气滞较甚，用四君子汤加行气药；血虚，用四物汤加疏肝养血药。特别强调治疗产后胁痛不得过多使用辛燥的药物。以免损伤体内阳气，治疗方药用补肺散。

【医案诠释】

一产妇因怒，两胁胀痛，吐血甚多，发热恶寒，胸胁胀痛，此气血俱虚。用八珍汤加柴胡、丹皮、炮姜，而血顿止。又用十全大补汤，而寒热退。此病非用姜辛温，助脾肺以行药势，不惟无以失其功，而反补其胀耳。

（医案摘自：魏之绣. 续名医类案［M］. 北京：人民卫生出版社，1957.）

阴痛（第三十九）

【原文】

产后起居太早，产门感风作痛，衣被难近身体，宜用**祛风定痛汤**。

川芎（一钱） 当归（三钱） 独活 防风 肉桂 荆芥（各五分，炒黑）茯苓（一钱） 地黄（二钱）

枣二枚，煎服。

又附阴疳阴蚀。阴中疮曰匿疮，或痛或痒，如虫行状，浓汁淋漓。阴蚀几尽者，由心肾烦郁，胃气虚弱，致气血流滞。经云：诸疮痛痒，皆属于心。治当补心养肾，外以药熏洗。宜用**十全阴疳散**。

川芎 当归 白芍 地榆 甘草（各等分）

水五碗，煎二碗，去渣熏。日三夜四，先熏后洗。

一方，用蒲黄一升，水银二两，二味调匀搽。

一方，用虾蟆、兔粪等分为末，敷疮。

一方，治痔虫食下部及五脏。取东南桃枝，轻打头散，以绵缠之。

一方，用石硫黄末，将缚桃枝蘸而燃烟熏之。【眉批：按：此条宜与上条合看。】

一方，截一短竹筒，先纳阴中，以桃枝烧烟熏之。

【解析】

产后生活起居活动太早，产门受风而引起阴部疼痛，衣被难以近身，适宜用祛风定痛汤。

川芎3g 当归9g 独活1.5g 防风1.5g 肉桂1.5g 荆芥炭1.5g茯苓3g 生地黄6g

大枣2枚，用水煎服。

又附阴疳阴蚀。阴中生疮称为匿疮，时痛时痒，像小虫爬行的样子，浓汁淋漓。阴部溃烂几乎消尽，是由心肾烦郁，胃气虚弱，导致气血留滞。《内经》说："诸痛痒疮，皆属于心。"治疗应当补心养肾，外用药熏洗，宜用十全阴疳散。

川芎 当归 白芍 地榆 甘草各等份

用水5碗，煎取2碗，去渣外熏，白天3次，晚上4次，先熏后洗。

还有一种治疗方法，用蒲黄1000ml、水银60g，二味调匀外搽。

还有一种治疗方法，用虾蟆、兔粪等份研为末，外敷疮处。

还有一种治疗方法，治疗疳虫腐蚀下部和五脏。取东南桃枝，轻轻将头打散，以棉丝缠绕。

还有一种治疗方法，用石硫黄末，用缚棉丝的桃枝蘸取燃烟外熏。【眉批：此条宜与上条合看。】

还有一个治疗方法，截一个短竹筒，先放入阴道中，用桃枝烧烟熏。

【心悟】

傅氏本节阐述了产后阴痛的发病机制是由于产妇分娩后，阴道外口感受风邪而发生疼痛，采用祛风定痛汤治疗阴痛，达化瘀祛风之效。本节又附带论述阴疳、阴蚀之病，治疗以补心养肾之法治之，方用十全阴疳散熏洗。阴疮主要由热毒炽盛，或寒湿凝滞，侵蚀外阴部肌肤所致，治疗上需要内外合法，假如阴疮已化脓，必要时结合外科手术切开引流。

【医案诠释】

一妇人脾胃虚弱，兼有肝火，产后阴门肿痛，寒热作渴，呕吐不食，敷大黄等药，服驱之剂，肿及于臀，虚症蜂起，此真气虚而邪气盛也。先用六君子汤以固脾胃，乃以补中益气汤以升阳气，不数剂而愈。

（医案摘自：江瓘．名医类案［M］．北京：人民卫生出版社，1982．）

恶露（第四十）

【原文】

即系裹儿污血。产时恶露随下，则腹不痛而产自安。若腹欠温暖，或伤冷物，以致恶露凝块，日久不散，则虚症百出。或身热骨蒸，食少羸瘦，或五心烦热，月水不行，其块在两胁，动则雷鸣，嘈杂晕眩，发热似疟，时作时止。如此数症，治者欲泄其邪，先补其虚，必用补中益气汤送三消丸，则元气不损，恶露可消。

加味补中益气汤

人参（一钱）　白术（二钱）　当归（三钱）　黄芪（一钱，炙）　白芍（一钱）　广皮（四分）　甘草（四分）

姜、枣煎服。

三消丸 【眉批：治妇人死血、食积、痰三等症。】

黄连（一两，一半用吴萸煎汁去渣浸炒，一半用益智仁炒，去益智不用） 莱菔子（一两五钱，炒） 川芎（五钱） 桃仁（十粒） 山栀 青皮 三棱 莪术（各五钱，俱用醋炒） 山楂（一两） 香附（一两，童便浸炒）

上为末，蒸饼为丸。食远服，用补中益气汤送下五六十丸；或用白术三钱，陈皮五钱，水一盅，煎五分送下亦可。

【眉批：此方治产后伤食，恶露不尽。若初产恶露不下，宜服生化汤加楂炭三钱。每日一帖，连服四剂，妙。】

【解析】

恶露就是包裹胎儿的污血。生产时恶露随着胎儿而下，腹部就不会疼痛而生产自安。如果腹部不够温暖，或是冷物损伤，导致恶露凝结成块，时间长了不消散，这样会出现很多虚证。或者身热骨蒸，食欲下降身体瘦弱，或者五心烦热，经水不行，两胁有肿块，腹部时有雷鸣作响，嘈杂眩晕，发热像疟疾一样，时作时止。这样多的症状，治疗时如果想要清泄邪气，应该先补虚，可以用补中益气汤送三消丸，这样不损耗元气，恶露也可消除。

加味补中益气汤

人参 3g　白术 6g　当归 9g　炙黄芪 3g　白芍 3g　陈皮 1.2g　甘草 1.2g

姜、枣煎服。

三消丸 【眉批：治疗妇人死血、食积、痰三种病症。】

黄连（一半用吴茱萸煎汁去渣浸炒，一半用益智仁炒，去益智仁不用）30g　炒莱菔子 45g　川芎 15g　桃仁 10 粒　栀子、青皮、三棱、莪术（俱用醋炒）各 15g　山楂 30g　香附（童便浸炒）30g

上药研为末，蒸饼做成丸。饭后隔一段时间服用，用补中益气汤送服五六十丸；或是用白术 9g，陈皮 15g，水 1 盅，煎取 1.5g 服也可以。

【眉批：这个方治疗产后伤食，恶露不尽。如果刚生产恶露不下，可以服用生化汤加山楂炭 9g。每日 1 剂，连服 4 剂，效果非常好。】

【心悟】

本节论述的产后恶露是由于产妇分娩时感受寒邪，或过食生冷而引起的，并指出若产后恶露凝块不散可导致多种变证。治疗当先补虚，可采用加味补中益气汤，大补元气，清除污浊败血，而后根据病情，消补结合，可选三消丸消食、痰、血三积。

🪷【医案诠释】

曹某，女，30岁，已婚，工人。1976年9月25日初诊。第二胎足月顺产后至今71日恶露淋滴不尽，开始量多，现已减少，色淡红，无臭气，无血块无腹痛，自觉头昏神疲，纳呆，缺乳，睡眠尚可，面色不泽，舌暗红，尖有小瘀点，苔白，脉弦细弱。诊断：产后恶露不尽。证属冲任受损，气虚不能摄血。治则：益气健脾养血，佐以收涩止血。方药：党参20g，白术15g，炙甘草9g，艾叶9g，血余炭9g，桑寄生30g，益母草15g，制首乌30g，3剂，日1剂。9月29日二诊，药后恶露已净，余症好转。仍守前法，服3剂以巩固疗效。

（医案摘自：肖承悰. 傅青主女科［M］. 北京：人民卫生出版社，2015.）

乳痈（第四十一）

【原文】

乳头属足厥阴肝经，乳房属足阳明胃经。若乳房臃肿，结核色红，数日外肿痛溃稠脓，脓尽而愈，此属胆胃热毒，气血壅滞，名曰乳痈，易治。若初起内结小核，不红不肿不痛，积之岁月，渐大如巉岩石，破如熟榴，难治。治法：痛肿寒热宜发表散邪，痛甚宜疏肝清胃，脓成不溃用托里。肌肉不生，脓水清稀，宜补脾胃；脓出及溃，恶寒发热，宜补血气；饮食不进，或作呕吐，宜补胃气。乳岩初起，用益气养荣汤加归脾汤，间可内消。若用行气破血之剂，速亡甚矣。

瓜蒌散【眉批：治一切痈疽，并治乳痈。痈者，六腑不和之气，阳滞于阴则生之。】

瓜蒌（一个，连皮捣烂） 生甘草（五分） 当归（三钱） 乳香（五分，灯心炒） 没药（五分，灯心炒） 金银花（三钱） 白芷（一钱） 青皮（五分）

水煎，温服。

回脉散 【眉批：乳痈未溃时服此，毒从大便出，虚人不用。】

大黄（三钱半）　白芷（八分）　乳香（五分）　木香（五分）　没药（五分）　穿山甲（五分，蛤粉拌炒）

共为末，人参二钱煎汤，调药末服。

【眉批：一本大黄作三钱，有人参三钱。】

十全大补汤

人参 白术 黄芪 熟地（各三钱）　茯苓（八分）　甘草（五分）　川芎（八分）　金银花（三钱）

泻加黄连、肉果，渴加麦冬、五味，寒热往来用马蹄香捣散。凡乳痈服薏苡仁粥好。

又方，用乌药软白香辣者五钱，研，水一碗，牛皮胶一片，同煎七分，温服。如孕妇腹内痛，此二方可通用。

【眉批：一本人参四味各二钱。】

又有乳吹，乃小儿饮乳，口气所吹，乳汁不通，壅结作痛。不急治则成痈，宜速服瓜蒌散，更手揉散之。

【解析】

乳头属于足厥阴肝经，乳房属于足阳明胃经。如果乳房臃肿，结核颜色发红，数日后肿痛溃烂而且脓液是稠的，脓排干净就会痊愈，这是由于胆胃热毒，气血壅滞，名为乳痈，是容易治疗的。如果刚开始时皮肤内结有小核，不红不肿不痛，积累日久，渐渐增大，坚如岩山，溃破后像熟透的石榴，治疗是比较难的。治疗方法上肿痛寒热，宜用发表散邪，病势较重宜用疏肝清胃，脓成后不溃破，用托里之法。肌肉不生长，脓水清稀，宜补肝清胃；脓出溃烂，恶寒发热，宜补益血气；饮食不进，或是呕吐，宜补益胃气。乳岩刚发生，用益气养荣汤加归脾汤，短时间内可能消散。如果用行气破血的药，会加速恶化。

瓜蒌散 【眉批：治疗一切痈疽，并能治疗乳痈。痈，是六腑不和之气，阳滞于阴而生的。】

瓜蒌（连皮捣烂）1个　生甘草1.5g　当归9g　乳香（灯心炒）1.5g　没药（灯心炒）1.5g　金银花9g　白芷3g　青皮1.5g

用水煎，温服。

回脉散 【眉批：乳痈没有溃破时服用此方，毒邪可以从大便排出，体

虚之人不能用。】

大黄10.5g　白芷2.4g　乳香1.5g　木香1.5g　没药1.5g　穿山甲（蛤粉拌炒）1.5g

共研为末，用人参6g煎服，调药末服用。

【眉批：另外一个版本中大黄为9g，有人参9g。】

十全大补汤

人参9g　白术9g　黄芪9g　熟地黄9g　茯苓2.4g　甘草1.5g　川芎2.4g　金银花9g

腹泻加用黄连、豆蔻，口渴加用麦冬、五味子，寒热往来用马蹄香捣散。凡是乳痈服薏苡仁粥比较好。

还有一个方子，用软白香辣的乌药15g，研为末，用水1碗，牛皮胶1片，一同煎为7分，温服，如果孕妇腹内有痛，这两个方子可以通用。

【眉批：另外一个版本中人参、白术、黄芪、熟地黄这四味药各6g。】

又有乳吹的病症，这是由于小儿饮乳，口气吹拂，乳汁不通，壅结作痛。如果不紧急治疗就会成痈，宜迅速服用瓜蒌散，更要用手揉散。

【心悟】

傅氏本节阐述了产后乳痈的发病机制是由于产妇肝胆胃热毒郁结而致，笔者认为乳痈多见于新产妇人，临床常见乳房部结块、肿胀疼痛，伴有全身发热，溃后脓出稠厚。治疗上对于初期发病者应解表散邪。乳痈加重者应当疏肝清胃，脓已成熟不溃破时，用托毒外出法治疗。

本节所论的乳痈也即西医的乳腺炎，若成脓后应采用西医切开引流之法。临床上本病应与西医的乳腺癌相鉴别，若确诊为乳腺癌要尽早采取手术治疗。

【医案诠释】

王某，女，25岁，1964年11月26日就诊，诊断为乳痈，部位在右乳上部，如鸡子大，红肿坚硬，痛如锥刺，兼有憎寒症状，脉诊两寸沉紧微涩。病因为小儿吹乳致结。处方：瓜蒌60g，金银花15g，白芷6g，青皮9g，当归18g，乳香9g，没药9g，蒲公英30g，穿山甲6g，王不留行12g，甘草9g，葱白3寸，加白酒50ml同煎。服药后用热毛巾外托。服2剂后，化坚为软，色深红为淡红，共服5剂，核消痛止而痊愈。

体会：瓜蒌散原方系傅青主创立。虽不加注释，但其组成配伍及君臣佐使，不难理解。加穿山甲、王不留行、蒲公英三味，取名加味瓜蒌散。《本草纲目》载，穿山甲炒用，止疼痛，通经络，下乳汁，消痈肿，排脓血，通窍，杀虫；王不留行走血分，乃阳明冲任之药，能行月经，下乳汁。加此两味能行血通乳，系一举两得。蒲公英归肝、胃经，能清热解毒、消痈散结，为治乳痈的要药。

（医案摘自：董翠兰，梁海洋．加味瓜蒌散治疗乳痈［J］．山东中医杂志，2005.24（5）：302.）

风甚（第四十二）

【原文】

用山羊血取色新者，于新瓦上焙干，研末，老酒冲下五六分为度。重者用至八分，其效如神。

又用抱不出壳鸡子，瓦上焙干，酒调服。

如治虚寒危症，用蓝须子根刮皮，新瓦上焙干，研末，温服一钱为度。虽危可保万全。

【解析】

治疗产后风甚，用新鲜的山羊血，在新瓦上焙干，研为末，用老酒冲下1.5g、1.8g左右，病重的用到2.4g，疗效如神。

也可用孵化但不出壳的鸡子，在瓦上焙干，用酒调服。

如果治疗虚寒危症，用蓝须子根皮，在新瓦上焙干，研为末，温服3g，虽病危但可保万全。

【心悟】

傅氏本节阐述了产后风甚的发病机制是由于产妇分娩失血伤津，阴虚内热，筋无所养，产时损伤，感染邪毒或外感风寒所致；亦有素体阳虚，加之产后出现虚劳之证，也为本病。产后风甚，也叫产后痉挛病。属于现代医学的产后破伤风，产褥期重症感染，或严重的低钙血症，失血性贫血等产后病。临床上此病亦属危重病症，必要时要采取中西医结合治疗，以防病情不测。

不语（第四十三）

【原文】

乃恶血停蓄于心，故心气闭塞，舌强不语，用**七珍散**。

人参 石菖蒲 川芎 生地（各一两） 辰砂（五分，研） 防风（五钱）
细辛（一钱）

共为细末，用薄荷汤下一钱。因痰气郁结，闭口不语者，用好明矾一
钱，水飞过，沸汤送下。

一方治产后不语。

人参 石莲子（去心） 石菖蒲（各等分）

水煎服。

《妇人良方》云：产后喑，心肾虚不能发声，七珍散。脾气郁结，归脾
汤，脾伤食少，四君子汤。气血俱虚，八珍汤，不应，独参汤，更不宜急
加附子，盖补其血以生血。若单用佛手散等破血药，误矣。

【解析】

产后不语是恶血停蓄在心，心气闭塞，所以舌强不语，用七珍散。

人参30g 石菖蒲30g 川芎30g 生地黄30g 朱砂（研）1.5g 防
风15g 细辛3g

共同研为细末，用薄荷汤送下3g。因为痰气郁结，闭口不语，用水飞
过的明矾3g，用沸汤送服。

还有一个方子治疗产后不语。

人参、石莲子（去心）、石菖蒲3种药各等份

用水煎服。

《妇人良方》说：产后不语，是心肾亏虚不能发声，用七珍散治疗。脾
气郁结，用归脾汤治疗，脾伤食少，用四君子汤治疗。气血俱虚，用八珍
汤治疗，没有反应，用独参汤治疗，更不应急加附子，补血而生血，若单
用佛手散等破血的药，就错了。

【心悟】

傅氏本节阐述了产后不语的发病机制是由于产妇分娩后，污血停留聚

集在心经，使心气闭塞不通，舌头僵硬不能言语发为本病。治疗采用七珍散。傅氏重点强调不能急用附子，应该是通过补血的办法来生血。

【医案诠释】

一妇，产后不语。脉数弦浮软涩。此气亏血涩，夹风邪而心气闭塞，神机不能鼓舞也。用七珍散，一剂而能发言，三服如故。后因劳而不语，内热脯热，肢体怠倦，饮食不进。脉软微数。此心脾火虚，夹热而神机不能开发也。用加味归脾汤为主，佐以七珍散而愈。后复因怒而不语，口噤发搐，腰背反张，或小便见血，或面赤，或青或黄，脉数弦浮，重按绵软。余以为心血太虚而不能化气，致见心脾肝三经之色。用八珍汤加钩藤、茯神、远志，四剂而渐渐能言。又用加味归脾汤，百余剂而病不再发矣。

（医案摘自：徐灵胎．女科医案［M］．沈阳：辽宁科学技术出版社，2012．）

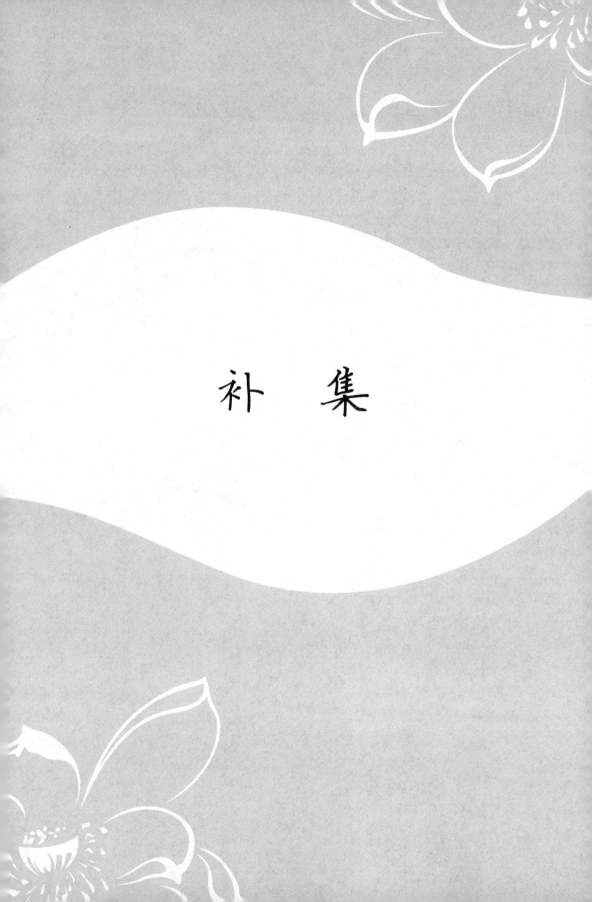

补　集

产后大便不通

【原文】

用生化汤内减黑姜，加麻仁。胀满加陈皮，血块痛加肉桂、元胡。如燥结十日以上，肛门必有燥粪，用蜜枣导之。

炼蜜枣法

用好蜜二三两，火炼滚，至茶褐色，先用湿桌，倾蜜在桌上，用手作如枣样。插肛门，待欲大便，去蜜枣，方便。

又方，用麻油，口含竹管入肛门内，吹油四五口，腹内粪和即通。或猪胆亦可。

【解析】

产后大便不通可用生化汤减去炮姜炭，加麻仁。胀满加陈皮，血块痛加肉桂、元胡。如果大便燥结10日以上，肛门必有燥粪，用蜜枣导之。

炼蜜枣法

用上好蜂蜜30~60g，火炼滚至茶褐色，先用湿桌，把蜜倒在桌上，用手做成大枣的样子。插入肛门，待到想去大便的时候，取下蜜枣，再行大便。

还有一种方法用麻油，口含竹管入肛门内，吹油四五口，腹内粪和就通了。或者用猪胆亦可。

【心悟】

傅氏本节阐述了产后大便不通的发病机制是产妇气虚津亏，肛门内粪便干燥结滞所为。治疗采用炼蜜枣法，插入肛门，以行润肠通便之法。傅山先生在这里提供了产后大便难的外治之法，至今百姓仍在使用，有较好的临床指导价值。在临床上治疗产后大便难，现在可以使用开塞露、灌肠，即可起到较好的润肠通便效果。

【医案诠释】

李某，女，29岁，2003年6月8日初诊。足月侧切分娩后第4天，腹胀如鼓，叩之无声，无腹疼，大便 5 日未行，小便短涩，纳差欲呕，自汗涔涔，舌红，苔黄，脉沉，证属产后气血大虚，热邪内蕴，腹气不通，辨证气血亏虚，热邪内蕴。治宜养血活血，泻热通便。药用：当归 12g，川芎 25g，桃仁 15g，益母草 25g，泽兰 25g，酒大黄 6g，丹参 24g，炙甘草 6g，服药 2 剂，二便通利，腹胀呕恶明显减轻，饮食大增，继服 4 剂，1 周后痊愈。

按：产后鲜用大黄，但此案宗仲景承气汤之旨，取生化汤活血祛瘀，加入酒大黄，软坚攻下，通腑泄热，直达病灶。一味丹参胜四物，使瘀血得破，燥屎得下，邪热得清而病自愈。此证虽在产后，正气不足，但属实热。补益正气则助邪势而病重，不急祛其邪，"壮火食气"则正气更伤，故投攻下之味，使邪去正复，此乃"祛邪即所以扶正也"。

（医案摘自：赵勇，余加友．浅议产后易服生化汤 [J]．河南中医，2008.28.6：75.）

治产后鸡爪风

【原文】

桑柴灰（三钱，存性）　鱼胶（三钱，炒）　手指甲（十二个，炒）

共为末，黄酒送下，取汗即愈。

【解析】

治产后鸡爪风的方药是：桑柴灰（存性）9g，炒鱼胶 9g，炒手指甲 12 个。

以上药物共同研为细末，用黄酒送服，汗出即可痊愈。

【心悟】

傅氏本节阐述了产后鸡爪风的发病机制是由于产妇血虚受风，阴津不足，筋脉失于濡养，使手指呈鸡爪样，故名鸡爪风。采用三味中药共为末，煎汤送下，取汁即愈。临床应用上药治疗也有一定的疗效。但更需依据病情加减变化才可取得良效。本病类似现代医学的产褥期因风湿、类风湿所引起的关节疼痛，甚则手指关节变形等症。

保产无忧散

补
集

【原文】

当归（钱半，酒洗） 川芎（钱半） 炒黑芥穗（八分） 艾叶（七分，炒） 面炒枳壳（六分） 炙黄芪（八分） 菟丝子（钱四分，酒炒） 羌活（五分） 厚朴（七分，姜炒） 川贝母（一钱，去心） 白芍（钱二分，酒炒） 甘草（五分）

姜三片，温服。

上方保胎，每月三五服。临产热服，催生如神。

【解析】

当归4.5g 川芎4.5g 黑芥穗2.4g 炒艾叶2.1g 面炒枳壳1.8g 炙黄芪2.4g 酒炒菟丝子1.2g 羌活1.5g 姜炒厚朴2.1g 川贝母（去心）3g 酒炒白芍3.6g 甘草1.5g

生姜3片，温服。

上方用于保胎，每月服用三五剂即可。临产时趁热服下，催生非常好。

【心悟】

保产无忧散，有"十三太保"方之称。具有安胎、催生的功效。本方适用于孕妇晚期胎动不安，腰酸腹痛，以及难产之症。临床上常可用于纠正胎位不正。也可用于妊娠恶阻，心中郁闷，头重目眩等病。此方中有活血行气之品，临床上要慎重、斟酌使用，要详审病情，仔细辨证，因病立法，对症处方，保产无忧散也并不是胎产通用之效方。

治遍体浮肿

【原文】

是脾虚水溢之过。凡浮肿者可通用，俱神效。

真缩砂仁（四两），莱菔子（二两四钱），研末，水浸浓取汁，浸砂仁，候汁尽，晒干，研极细末。每服一钱，渐加至二钱为度，淡姜汤送下。

【解析】

遍体浮肿是脾虚不运，水湿泛滥所致。凡是浮肿可以通用下方进行治疗，都有神效。

真缩砂仁120g，莱菔子72g，将莱菔子研为细末，用水浸取浓汁，用所取的汁液浸泡砂仁，浸泡一段时间，等到汁液耗净，晒干，研为极细的粉末。每次服用3g，逐渐增加到6g为度，用淡姜汤送服。

【心悟】

傅氏本节阐述了产后遍体浮肿的发病机制是由于脾气不足，运化失司，水湿停滞造成的。采用缩砂仁、莱菔子一起研成末，用淡姜汤送服，健脾行气，以助脾胃运化。临床使用有一定的疗效，凡脾虚而致的浮肿皆可通用，但还需要辨证施治，加减变化，才可取得较满意的效果。

保产神效方

【原文】

未产能安，临产能催。偶伤胎气，腰疼腹痛，甚至见红不止，势欲小产，危急之际，一服即愈，再服全安。临产时交骨不开，横生逆下，或子死腹中，命在垂危，服之奇效。

全当归（一钱五分，酒洗）　真川芎（一钱五分）　紫厚朴（七分，姜汁炒）　菟丝子（一钱五分，酒泡）　川贝母（二钱，去心，净煎好，方和入）　枳壳（六分，面炒）　川羌活（六分）　荆芥穗（八分）　黄芪（八分，蜜炙）　蕲艾（五分，醋炒）　炙草（五分）　白芍（一钱二分，冬用二钱，酒炒）

生姜三片，水二盅，煎八分，渣水一盅，煎六分。产前空心预服二剂，临产随时热服。此乃仙传奇方，慎勿以庸医轻加减其分两。

按：保产无忧散、保产神效方，与编首治产秘验良方，俱相同，特引论略别，并存参看可也。

【解析】

服用这个方没有生产时能安胎，临产时能催生。偶尔伤到胎气，腰疼腹痛，甚至出现见红不停止，快要小产危急的时候，一服用就好了，再次服用就更安全了。临产的时候耻骨不开，横生逆下，或者子死腹中，性命垂危的时候，服用有神奇疗效。

酒洗当归4.5g　川芎4.5g　姜汁炒厚朴2.1g　酒泡菟丝子4.5g　川贝母（去心，净煎好，方和入）6g　面炒枳壳1.8g　羌活1.8g　荆芥穗2.4g　蜜炙黄芪2.4g　醋炒艾叶1.5g　炙甘草1.5g　酒炒白芍3.6g（冬用6g）

生姜3片，水2盏，煎8分，渣水1盏，煎6分，产前空腹预先服用2剂，临产随时热服。这个方神奇，谨慎使用，不要认为药剂量小而轻易加减。

按：保产无忧散、保产神效方，与编首治产秘验良方是相同的，这个地方也引用，可以相互参考使用。

【心悟】

保产无忧散、保产神效方、治产秘验良方，三方所用药物大抵相同。傅氏认为三方药均具有安胎、催生、转胎之效，被古人誉为"安胎之妙剂"。但方中均有当归、川芎活血之品，又有厚朴、枳壳等行气之药，《品汇精要》中记载：厚朴妊娠不可服。笔者认为，这些药物孕早期胎元尚不稳固之际，切不可轻易服用，对于孕晚期气机不利，瘀阻胞脉，而致胎动不安或难产等堪称良方妙药，具有安胎、催生的作用，值得今人深入研究。

补集

方 剂 索 引

方剂索引